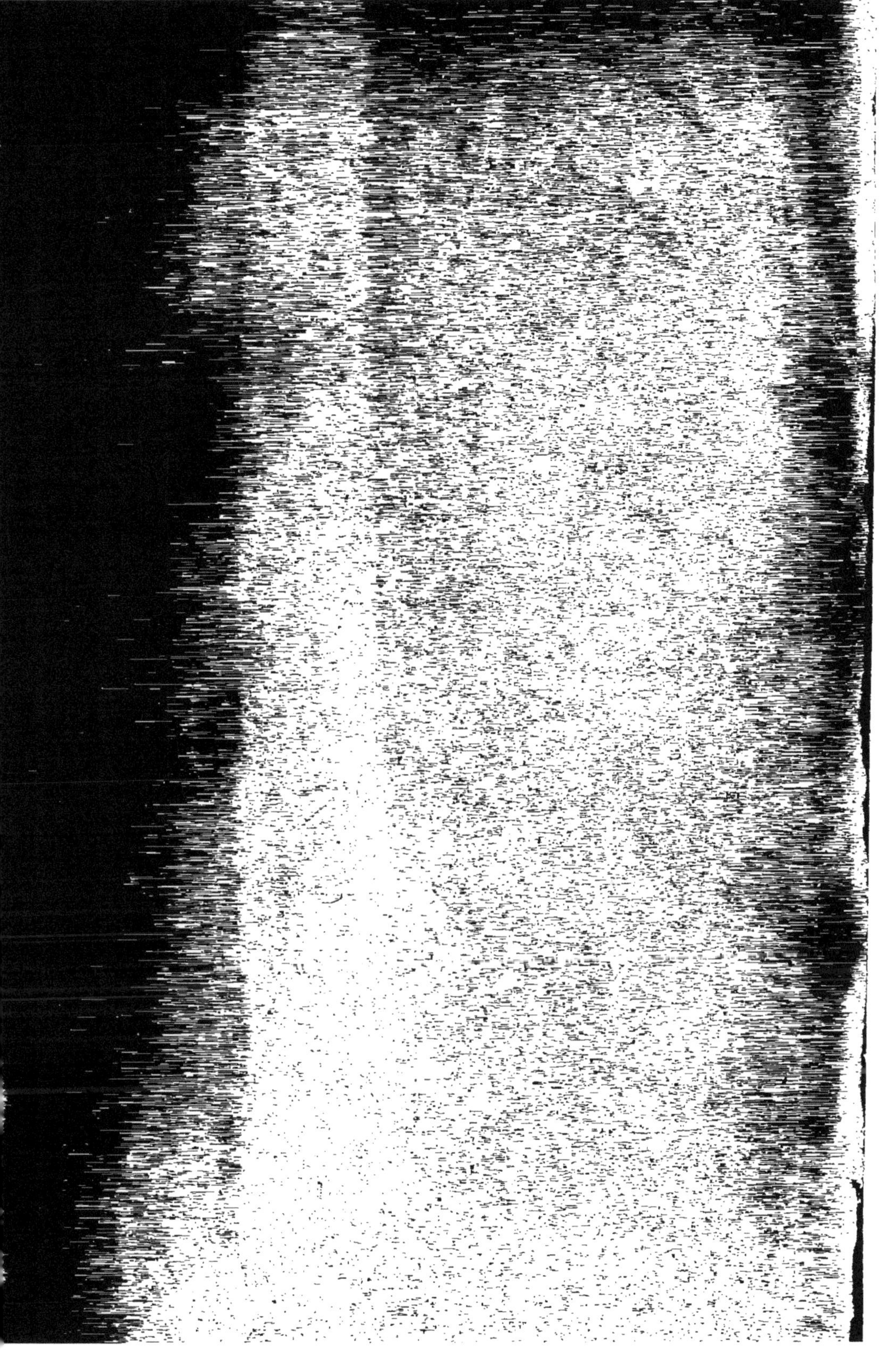

COURS

D'HYGIÈNE GÉNÉRALE

ET INDUSTRIELLE

VOLUMES PARUS DE LA MÊME COLLECTION

SECTION COMMERCIALE

Titre	fr.	c.
Notions de Physique	3 fr.	»
Cours de Chimie	4	»
Eléments de Marchandises. — T. I. Bois, Matériaux, etc.	3	»
— T. II. Métallurgie, Métaux	3	»
— T. III. Produits chimiques	2	»
— T. IV. Matières alimentaires	2	50
— T. V. Matières grasses, textiles et diverses	3	25
Essais chimiques des marchandises	3	»
Cours de Géographie commerciale	4	»
— **d'Histoire contemporaine**, t. I	2	50
— — — t. II	3	»
Notions de Commerce	4	»
Précis de Législation usuelle et commerciale	4	50
Morceaux choisis	3	50
First Book of Business English	4	50
Fred and Maud (Premier livre d'anglais usuel)	3	25
Across the Channel (Second livre d'anglais usuel)	3	»
Primer curso de lengua castellana	2	75
Segundo curso de lengua castellana	4	50
Vademecum español del comerciante	3	50
Allemand commercial	3	50

SECTION INDUSTRIELLE

Titre	fr.	c.
Cours d'Arithmétique	4	75
Problèmes et Exercices d'Arithmétique avec solutions	6	»
Éléments d'Algèbre	3	50
Cours de Géométrie, t. I	3	50
— t. II	4	50
Géométrie descriptive appliquée au dessin	2	50
Eléments de Physique	3	50
Cours de Chimie industrielle	3	75
Cours de Mécanique industrielle, t. I	4	»
— — t. II	4	50
— — t. III	2	50
Cours d'Electricité industrielle	4	50
Travaux pratiques d'Electricité industrielle. — T. I. Mesures	3	»
— T. II. Machines électriques	3	50
Technologie. — T. I. Bois : généralités	4	50
— T. II. Bois : travail mécanique	5	»
Géographie industrielle	4	50
Législation ouvrière et industrielle	3	50
Hygiène générale et industrielle	5	»

Tous les volumes de cette collection sont vendus séparément. Les différents tomes d'un même ouvrage peuvent être également achetés séparément.

BIBLIOTHÈQUE DE L'ENSEIGNEMENT TECHNIQUE

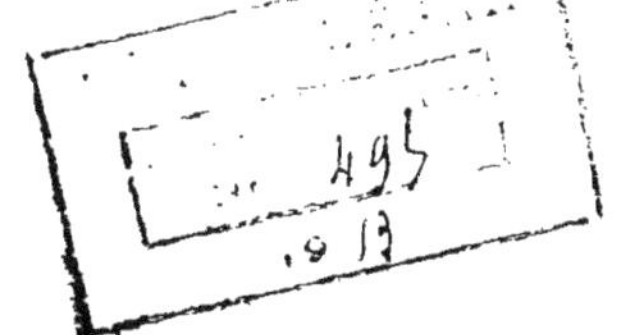

COURS D'HYGIÈNE GÉNÉRALE ET INDUSTRIELLE

PAR LE

Dr A. BATAILLER

OFFICIER DE L'INSTRUCTION PUBLIQUE
PROFESSEUR A L'ÉCOLE PRATIQUE DE COMMERCE ET D'INDUSTRIE DE CETTE

ET

E. TRESFONT

DOCTEUR EN DROIT
AVOCAT A LA COUR D'APPEL DE MONTPELLIER

PARIS
H. DUNOD ET E. PINAT, ÉDITEURS
47 ET 49, QUAI DES GRANDS-AUGUSTINS (VIe ARRt)

1913

AVANT-PROPOS

Si nous nous en étions strictement tenus aux indications du programme actuel d'hygiène de l'Enseignement technique des Écoles pratiques de Commerce et d'Industrie; si nous avions pensé qu'il était possible de donner aux élèves des notions suffisantes de cette science dans les douze leçons d'une heure prévues par l'emploi du temps, nous eussions composé un petit aide-mémoire dans lequel nous n'aurions pu indiquer, quel qu'eût été notre désir de parler de choses essentielles, la plupart des données actuelles de l'hygiène. Le programme, en effet, court par lui-même, touche à toutes les questions importantes concernant la santé publique et celle des travailleurs. On ne veut consacrer que peu de temps à l'étude de l'hygiène, mais on veut tout apprendre aux élèves, et l'on dirait que le nombre des matières imposées n'est là que pour sauver les apparences et montrer qu'on a pensé à tout.

Nous avons envisagé les choses sous un autre aspect, et sans nous demander si le professeur aurait le temps de voir toutes les parties du programme, nous avons tenu à lui présenter des chapitres complets de façon que ses élèves puissent connaître à fond ce qu'il pourra leur apprendre. Un jour viendra, nous l'espérons, où le cours d'hygiène reprendra, dans les Écoles de Commerce et d'Industrie, la place à laquelle il a droit. L'importance que prend à notre époque l'hygiène dans la vie sociale, la gravité des problèmes qu'elle pose dans les diverses branches de l'activité commerciale et industrielle, nous permettent d'entrevoir des temps meilleurs pour son enseignement.

C'est en prévision de cette réhabilitation que nous avons essayé de consigner toutes les données essentielles de l'hygiène générale et industrielle. Nous avons tenu à dire beaucoup en peu de mots et, sans nous perdre dans les détails, nous n'avons rien négligé des questions importantes. Nous présentons un travail que nous nous sommes efforcés de mettre au courant des derniers perfectionnements de l'hygiène et de la législation la plus récente.

Notre ambition est que ce livre plaise aux maîtres et aux élèves ; dans ce but, nous avons voulu parler un langage simple et éviter les expressions techniques trop abstraites. Les notions d'anatomie elles-mêmes ont été résumées le plus simplement possible, mais sans oublier les points essentiels. L'hygiène générale, l'hygiène alimentaire, l'hygiène de l'habitation [1] ont été traitées d'une façon aussi complète que possible. Quant aux maladies infectieuses et à l'hygiène industrielle, nous avons cru devoir leur accorder l'importance qu'elles méritent.

Nous souhaitons que notre travail soit lu avec profit par tous ceux auxquels il est destiné, trop heureux si,

[1] L'hygiène de l'habitation a été mise au point grâce au bienveillant concours de M. Castel, architecte de la ville de Cette.

après être sortis de l'école, une fois lancés dans le torrent de la vie, les anciens élèves voulaient bien de temps en temps le consulter pour y puiser les idées directrices de leur santé personnelle et de l'édification d'un foyer domestique sain où ils élèveraient des générations robustes de travailleurs.

COURS D'HYGIÈNE

PARTIE PRÉPARATOIRE

NOTIONS SOMMAIRES D'ANATOMIE ET DE PHYSIOLOGIE HUMAINE

On distingue dans le corps de l'homme trois parties principales : *la tête*, *le tronc* et *les membres*.

A. Dans la *tête* se trouvent :

1° le *cerveau*, le *cervelet*, le *bulbe* qui sont logés dans une boîte osseuse appelée *cavité cranienne*, qui constitue la partie supérieure de la tête ;

2° Les principaux *organes des sens*, l'orifice supérieur du *tube digestif* et de *l'arbre aérien* qui occupent les différentes cavités de la partie antérieure, la *face*.

B. Le *tronc* est constitué par une vaste cavité limitée dans sa partie supérieure par la *cage thoracique*, paroi osseuse recouverte de muscles puissants, et dans sa partie inférieure par une série de muscles qui circonscrivent la *cavité abdominale*.

La cage thoracique contient le *cœur* et les *poumons*. Elle est séparée par une paroi transversale musculaire appelée *diaphragme*, de la cavité abdominale, dont la plus grande partie est occupée par *les intestins* et qui contient, en outre, *l'estomac*, *le foie*, *les reins*, *la vessie*, etc.

Les *membres*, au nombre de quatre, se divisent en deux groupes pairs et symétriques : *les membres supérieurs* et *les membres inférieurs*.

A chacun des organes du corps de l'homme est dévolu un

travail qui lui est particulier. On groupe les divers organe qui coopèrent à l'accomplissement d'un même acte complexe appelé *fonction* et ils constituent ainsi un *appareil.*

On distingue deux sortes de fonctions :

1° Les *fonctions de nutrition*, qui assurent la conservation de l'individu ;

2° Les *fonctions de relation*, qui ont pour but de permettre à l'homme d'entrer en rapport avec le monde extérieur, d'éprouver des sensations et d'effectuer des mouvements.

CHAPITRE PREMIER

FONCTIONS DE NUTRITION

Les fonctions de nutrition entretiennent la vie humaine en incorporant à notre corps des matériaux appelés *aliments* empruntés au monde extérieur, en les transformant pour qu'ils puissent être *assimilés*, c'est-à-dire incorporés aux tissus mêmes de l'organisme et en rejetant au dehors les produits de déchet.

Ces fonctions sont au nombre de quatre : la digestion, la respiration, la circulation et l'élimination.

I. — Digestion.

La digestion est un ensemble d'actes par lesquels les aliments sont transportés dans toute la longueur du *tube digestif* et modifiés pendant leur parcours dans les diverses parties de ce tube de manière à devenir assimilables.

L'appareil digestif comprend (*fig.* 1) :

1° Le *tube digestif* proprement dit, dont les diverses parties sont : la *bouche*, le *pharynx*, l'*œsophage*, l'*estomac* et l'*intestin ;*

2° Les *glandes annexes* qui sont : les *glandes salivaires*, le *pancréas* et le *foie*.

Cet ensemble d'organes effectue :

I. Des *actes mécaniques : préhension* des aliments, *mastication*, *insalivation*, *déglutition*, *mouvements péristaltiques de l'estomac* et de *l'intestin*, *défécation*.

II. Des *actes chimiques* consistant en des transformations plus ou moins complexes et bien définies pour chaque espèce d'aliment.

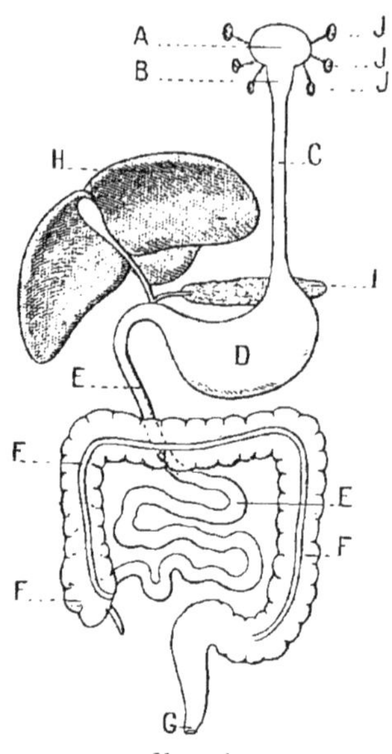

Fig. 1.
Schéma de l'appareil digestif.
A, bouche; B, pharynx; C, œsophage; D, estomac; E, intestin grêle; F, gros intestin; G, anus; H foie; I. pancréas; J, glandes salivaires.

Nous étudierons ces diverses transformations au fur et à mesure que nous parcourrons le tube digestif, mais nous pouvons dès maintenant diviser les *actes chimiques* en: *digestion buccale*, *digestion gastrique* et *digestion intestinale*, cette division correspondant aux diverses modifications apportées aux aliments au cours de leur passage dans ces diverses régions.

Tube digestif.

Bouche. — La bouche est une cavité située à la partie inférieure de la face. Elle est limitée en haut par la *voûte palatine* et le *voile du palais*, en bas par la *langue* et le *plancher de la bouche*, en dehors par les *joues*. Elle communique en arrière avec le *pharynx* ou *arrière-bouche* par l'*isthme du gosier*. En avant, la bouche est limitée par les *lèvres*, voiles mobiles qui bornent sa face antérieure. Les lèvres servent par leurs mouvements à la préhension des aliments et à la mastication. L'intérieur de la cavité buccale est tapissé par une membrane appelée *muqueuse*.

A l'intérieur de la bouche se trouvent les *mâchoires* et la *langue* (*fig.* 2).

Mâchoires. — On donne le nom de mâchoires à deux arcs osseux qui supportent les *dents*, et qui forment les leviers et la surface résistante dans l'acte de la mastication.

La mâchoire supérieure, ou *maxillaire supérieur*, est immobile et soudée aux autres os de la tête. La mâchoire inférieure ou *maxillaire inférieur* est, au contraire, mobile. Elle peut effectuer les mouvements d'élévation, d'abaissement et de déplacement latéral. L'ensemble de ces mouvements constitue la *mastication*.

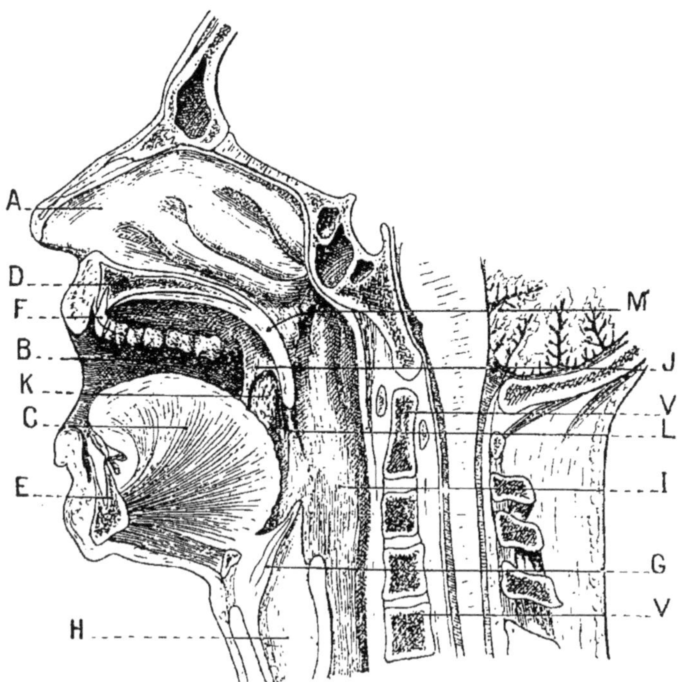

Fig. 2. — Coupe de la face du cou.

A, fosses nasales ; B. cavité buccale ; C, langue ; D. voûte palatine ; E. maxillaire inférieur ; F, dents ; G. épiglotte ; H. larynx ; I, œsophage ; J, palier antérieur de l'amygdale ; K, amygdale ; L, palier postérieur de l'amygdale . M, voile du palais ; V, section des vertèbres.

Les mâchoires sont recouvertes par la muqueuse buccale qui prend le nom de *gencive*.

Dents. — Les *dents* sont des organes durs, implantés dans les mâchoires et qui servent à diviser les aliments pendant la mastication pour qu'ils subissent plus facilement l'action des divers ferments au cours des diverses phases de la digestion (*fig*. 3).

On distingue dans les dents, quant à leur conformation extérieure, deux parties : l'une invisible, la *racine*, contenue dans des cavités correspondantes des maxillaires appelées *alvéoles ;* l'autre, visible, la *couronne*, qui déborde l'alvéole. Un rétrécissement appelé *collet* sépare la couronne de la racine.

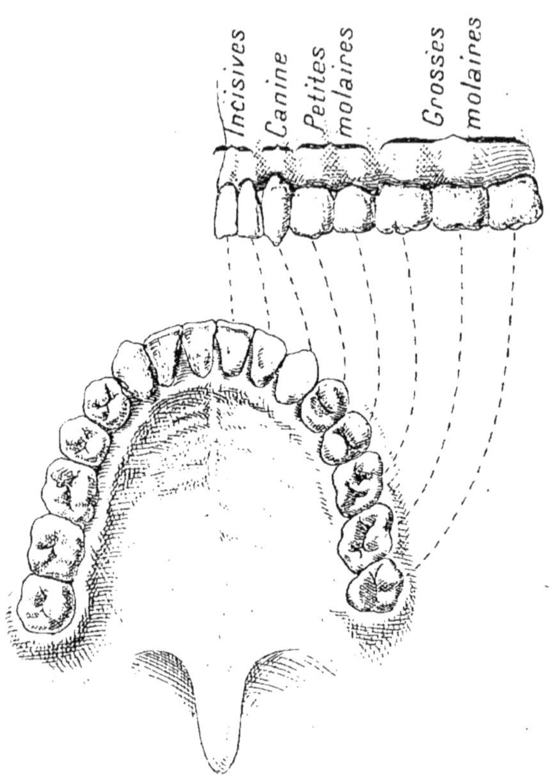

FIG 3. — Implantation des dents dans la mâchoire.

D'après la forme de la couronne, on divise les dents en *incisives*, *canines* et *molaires* (*fig. 4*).

Les *incisives* sont caractérisées par une couronne dont le bord libre est tranchant ; elles servent, comme leur nom l'indique, à couper les aliments. Elles sont au nombre de *quatre* à chaque mâchoire et sont situées en avant et au milieu.

Les *canines* ont une couronne épaisse, conique, à pointe très aiguë. Elles servent à déchirer les aliments et sont au nombre de deux à chaque mâchoire, une de chaque côté en dehors des incisives.

Les *canines* et les *incisives* n'ont qu'une racine simple.

Les *molaires* se divisent en *petites* et *grosses molaires*. Elles sont situées en dehors des canines. Les *petites molaires* sont caractérisées par une couronne à deux tubercules. Les *grosses molaires* ont une couronne épaisse cubique à surface très irrégulière. Les unes et les autres sont destinées à broyer les aliments ; il y en a dix à chaque mâchoire, cinq de chaque côté; les deux petites molaires après les canines, puis les trois grosses molaires.

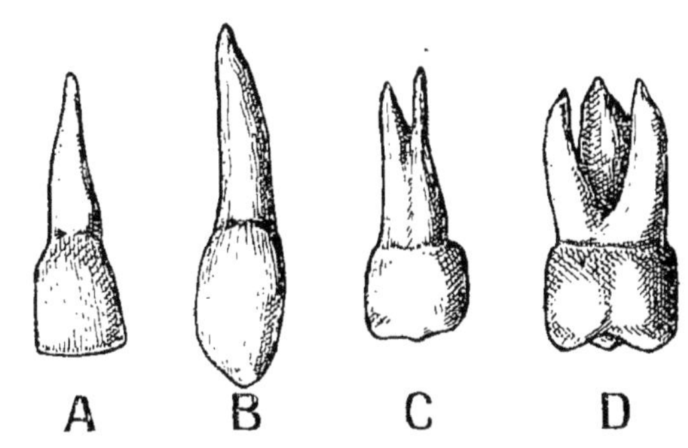

Fig. 4. — Conformation extérieure des dents.
A, incisive, B, canine ; C, petite molaire ;
D, grosse molaire.

Les petites molaires ont une ou deux racines ; les grosses molaires en ont deux ou trois.

L'homme adulte possède donc à chaque mâchoire :

4 incisives, 2 canines, 4 petites molaires, 6 grosses molaires, soit en tout 32 *dents*.

Chez l'enfant les dents ne sont pas aussi nombreuses. Les dents de première dentition, ou dents de lait, apparaissent vers le sixième mois (incisives) et jusqu'à la troisième année (canines et molaires). Elles sont au nombre de *vingt*, dix pour chaque mâchoire : 4 incisives, 2 canines, 2 petites molaires.

Vers l'âge de six ans, ces dents tombent et sont remplacées par les dents correspondantes définitives, auxquelles viennent s'ajouter : à *sept ans* la première grosse molaire, à *quatorze ans* la deuxième grosse molaire, vers la *vingtième année* la troisième grosse molaire ou *dent de sagesse*.

Structure des dents. — Les dents sont constituées par un tissu dur appelé *ivoire* ou *dentine*, qui forme la masse de la dent, aussi bien de la racine que de la couronne, mais qui est revêtu de *cément* sur la racine et d'*émail* sur la couronne.

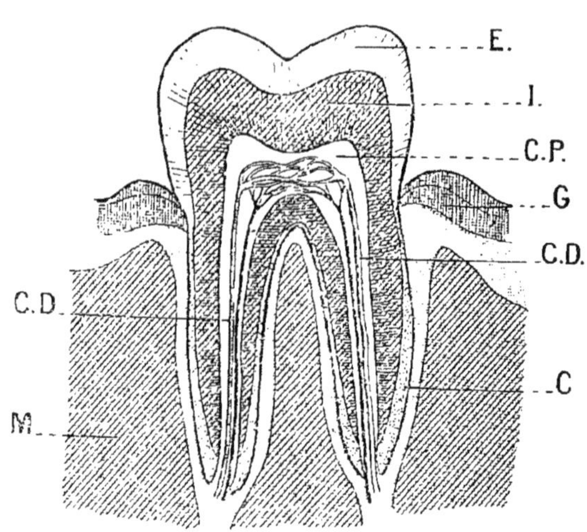

Fig. 5. — Structure d'une dent.

I. ivoire : E. émail : C. cément : CP. cavité pulpaire ; C.D. canal dentaire : G. gencive : M. maxillaire.

Au centre de la dent, se trouve une cavité qui contient la *pulpe dentaire*, constituée par un paquet de vaisseaux et de nerfs chargés d'assurer la vitalité de la dent et qui pénètrent par la pointe des racines (*fig.* 5).

Langue. — Le plancher de la bouche est constitué par la *langue*, masse charnue qui constitue l'organe essentiel de la *gustation*, un organe important de la *phonation* et qui joue un grand rôle dans la *mastication* et la *déglutition*. C'est grâce à elle que les aliments sont constamment ramenés sous les arcades dentaires pour être écrasés et réduits en fines parcelles.

Glandes salivaires. — Les *glandes salivaires* sont des glandes annexées à la cavité buccale et qui sécrètent la salive pendant la mastication. Ce sont des organes relativement volumineux accolés au maxillaire inférieur et qui sont, en allant d'arrière en avant : la *parotide*, la *sous-maxillaire* et la *sublinguale*.

Elles sécrètent la *salive*, liquide clair, qui imbibe les aliments réduits en bouillie par le travail de la mastication et facilite ainsi leur glissement le long du tube digestif. De plus, à part cette action mécanique, la salive effectue un travail chimique important : c'est elle qui est chargée de la digestion de toute une catégorie d'aliments : grâce à elle, en effet, *les aliments féculents, qui sont insolubles, sont digérés et transformés en sucre ou glucose soluble qui peut être assimilé.*

Pharynx. — On donne le nom de *pharynx* à la partie du tube digestif dans laquelle s'ouvrent en haut la bouche et les fosses nasales, en bas l'œsophage et le larynx. C'est une sorte de carrefour dont le rôle important consiste à faciliter le passage des aliments de la bouche dans l'œsophage.

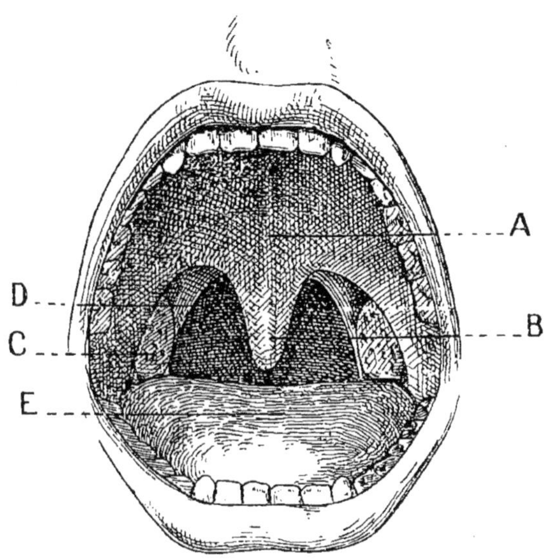

FIG. 6. — Vue intérieure de la bouche.
A, voûte palatine ; B, luette ; C. amygdale ; D. isthme du gosier ; E. langue.

En avant, se trouve le voile du palais, terminé en son milieu par une languette appelée *luette ;* sur les côtés, se trouvent de part et d'autre deux piliers entre lesquels se loge une masse glandulaire appelée *amygdale.* L'orifice rétréci circonscrit par ces organes, se nomme l'*isthme du gosier* (*fig.* 6).

En arrière, le *pharynx* communique avec l'*œsophage* et en avant avec la *trachée-artère*, qui est surmontée d'un organe appelé *épiglotte.*

Déglutition. — Une fois les aliments bien mastiqués et bien insalivés, ils viennent se réunir sur la face dorsale de la langue en une masse appelée *bol alimentaire.*

A ce moment s'opère la déglutition. La pointe de la langue s'appuie contre le voile du palais, qui lui-même se soulève et va fermer les fosses nasales. Les muscles du pharynx saisissent le bol alimentaire et le font glisser dans l'œsophage. L'orifice supérieur de la trachée-artère est évité par l'abaissement de l'épiglotte.

Œsophage. — C'est la portion du conduit alimentaire qui va du pharynx à l'estomac. Il descend le long de la colonne vertébrale, en arrière de la trachée artère, franchit le muscle diaphragme et se termine à l'orifice cardiaque de l'estomac.

Il est le siège de mouvements *péristaltiques*, qui font progresser lentement les aliments vers l'estomac.

Estomac. — L'estomac est un vaste renflement du tube digestif situé entre l'œsophage et l'intestin grêle. Il est placé dans la partie supérieure de la cavité abdominale et à gauche, sous le cœur, dont il est séparé par le diaphragme. C'est une poche en forme de cornemuse dont l'orifice supérieur est appelé *cardia*, l'orifice inférieur qui s'ouvre dans l'intestin est appelé *pylore* (*fig.* 7).

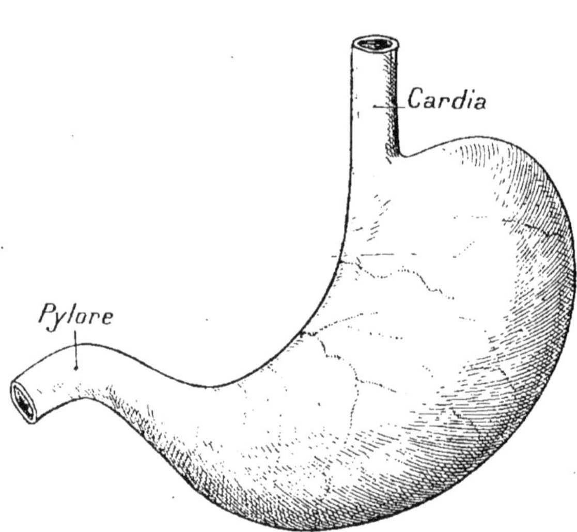

FIG. 7. — Estomac.

L'estomac est un des endroits du tube digestif où s'accomplissent les actes les plus importants de la digestion.

Les parois constituées par de puissantes sangles musculaires sont animées de *mouvements péristaltiques* qui agitent sans cesse les aliments accumulés dans l'estomac. D'autre part, le *suc gastrique* qui est sécrété par les glandes qui tapissent sa face interne, attaque les aliments *azotés* et *albuminoïdes* et les *transforme en substances absorbables appelées peptones.*

Intestin. — L'intestin est la portion du tube digestif qui va du pylore à l'anus. On le divise, vu le calibre du canal, en deux parties : l'*intestin grêle* et le *gros intestin.*

a) Intestin grêle. — L'intestin grêle est un conduit étroit de 8 mètres de long et 3 centimètres de large, régulièrement cylindrique. On le divise en trois parties : le *duodénum*, le *jéjunum* et l'*iléon*. L'intestin est composé de plusieurs tuniques dans l'épaisseur desquelles se trouvent un très grand nombre de glandes ; les unes produisent un mucus destiné à faciliter le glissement des aliments, les autres sécrètent un liquide appelé *suc intestinal*, qui est utile à la digestion puisqu'il transforme le suc ordinaire en glucose, qui est plus assimilable.

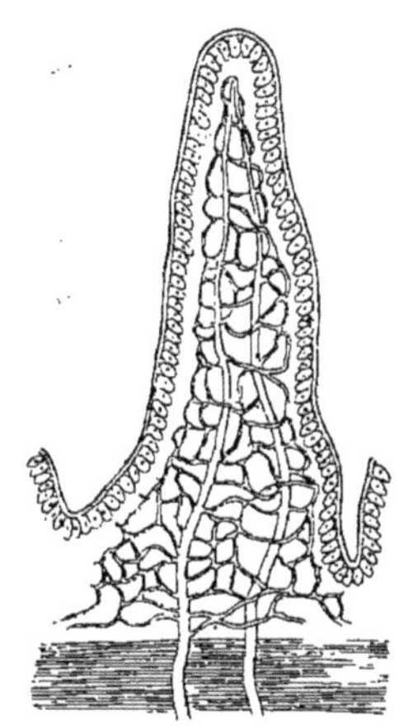

Fig. 8.
Villosité intestinale.
Au centre circulent les vaisseaux qui absorbent les liquides nutritifs.

La tunique interne de l'intestin appelée *tunique muqueuse* est hérissée de petites saillies appelées *villosités intestinales*, dont le rôle est d'absorber les substances nutritives provenant de la digestion (*fig.* 8).

b) Gros intestin. — Le gros intestin se distingue de l'intestin grêle par son calibre plus grand et ses bosselures. Il commence par une extrémité arrondie placée dans la fosse iliaque droite et dans laquelle vient s'ouvrir l'iléon. C'est le *cæcum*, qui est séparé de l'intestin grêle par une valvule appelée *valvule iléo-cæcale* qui empêche les matières accumulées dans le gros intestin de refluer dans l'intestin grêle. Le cæcum est pourvu d'un prolongement appelé *appendice iléo-cæcal*, dont l'inflammation détermine la maladie connue sous le nom *d'appendicite* (*fig.* 9).

Au cæcum fait suite le *côlon*, qui remonte dans la partie supérieure de l'abdomen, la parcourt transversalement et redescend dans la fosse iliaque gauche où il continue sous le nom *de rectum* jusqu'à l'orifice anal.

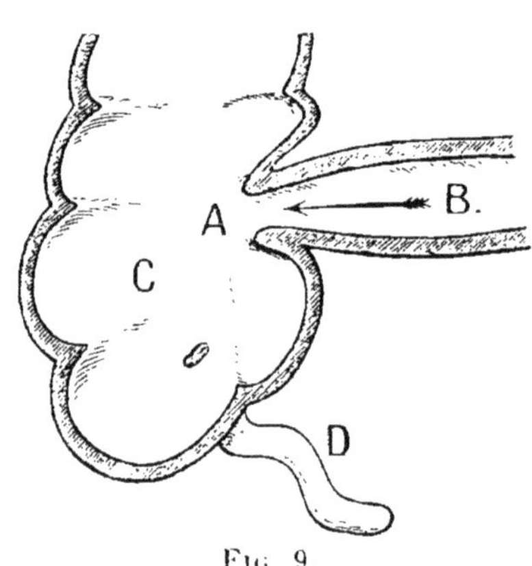

Fig. 9.
A. valvule iléo-cæcale ; B. intestin grêle ; C. cæcum ; D. appendice.

Les matières qui ont résisté à l'action des liquides intestinaux et qui sont destinées à être rejetées s'acheminent dans le gros intestin jusqu'au rectum où elles s'accumulent en attendant que le relâchement volontaire du muscle circulaire de l'anus ou *sphincter* provoque leur issue au dehors.

Péritoine. — Le *péritoine* est une tunique *séreuse*, close de toutes parts, qui tapisse l'intérieur de la cavité abdominale (péritoine pariétal) et enveloppe la plupart des viscères contenus dans cette cavité (péritoine viscéral). Cette membrane très fine permet aux divers replis de l'intestin de se contracter et de se mouvoir librement. Les divers feuillets ou replis du péritoine se surchargent souvent de graisses qui servent de matériaux de réserve et peuvent être utilisées par l'organisme dans les moments critiques (maladies, alimentation insuffisante, fatigue, etc...).

Glandes annexes.

Dans sa portion abdominale, le tube digestif reçoit des liquides sécrétés par deux glandes qui lui sont annexées, le *foie* et le *pancréas*.

Foie. — Le *foie* est le plus gros des viscères contenus dans la cavité abdominale. Situé au contact de la face inférieure du diaphragme, du côté droit, il est maintenu en place par des replis du péritoine.

Le tissu du foie est constitué par des éléments auxquels sont dévolus deux fonctions bien distinctes :

1° Le foie sécrète un liquide filant de couleur verdâtre appelé *bile*. Cette bile vient s'accumuler dans une vésicule appelée *vésicule biliaire*, qui vient déboucher par le *canal cholédoque* dans la première portion du duodénum.

Au moment de la digestion, la bile se répand sur la masse alimentaire qui sort de l'estomac et *saponifie les matières grasses*, c'est-à-dire les transforme en corps gras solubles. Il lui est également dévolu un rôle désinfectant puisqu'elle empêche la putréfaction des aliments dans l'intestin.

2° Le foie fabrique un corps appelé *glycogène* qui provient de la transformation de certaines substances alimentaires. Le glycogène est un corps analogue à l'amidon, qui reste à l'état insoluble en réserve dans le foie et qui peut être transformé en sucre soluble par cet organe, lorsque les recettes en carbone sont insuffisantes.

Pancréas. — Le *pancréas* est une glande volumineuse qui est située en arrière de l'estomac. Elle communique avec le duodénum par le canal de *Wirsung*. Le pancréas fournit le suc pancréatique qui a pour effet d'*émulsionner* les matières grasses, c'est-à-dire de les réduire en état de fine division qui est nécessaire à leur absorption.

Absorption.

Lorsque la masse alimentaire a subi l'action des sucs intestinaux, elle est transformée en une bouillie blanchâtre appelée *chyle*. Les parties qui n'ont pas été digérées passent dans le gros intestin en attendant d'être expulsées au dehors. Quant au chyle, il est destiné à être absorbé, c'est-à-dire à passer dans le sang.

C'est la surface de l'intestin grêle qui est le véritable lieu de l'absorption digestive, d'autant qu'à ce niveau les substances alimentaires ont subi les transformations qui les rendent plus absorbables. Les villosités intestinales, qui hérissent la surface de la muqueuse de l'intestin grêle, renferment un réseau de vaisseaux et un canal central appelé *chylifère*. Les sucres, les peptones et les sels minéraux passent par les vaisseaux sanguins ; les corps gras prennent plus spécialement la voie des chylifères. Les premiers sont transportés en passant par la *veine porte* dans la *veine cave inférieure ;* les secondes passent dans un réservoir d'où part un vaisseau chylifère volumineux, le *canal thoracique*, qui s'ouvre dans la *veine sous-clavière gauche*.

C'est par le phénomène bien connu en physique de l'osmose que les matières nutritives pénètrent dans le torrent sanguin pour être transportées ensuite dans toutes les parties de l'organisme par la circulation.

II. — Respiration.

On entend par respiration la fonction qui a pour but de fournir à l'organisme l'oxygène indispensable à la nutrition des tissus. Elle s'effectue par l'intermédiaire du sang, qui se charge par osmose de l'oxygène de l'air et le transporte dans l'économie.

Les organes principaux par lesquels s'effectue la respiration sont :

1° Le *larynx* et la *trachée ;* 2° les *bronches ;* 3° les *poumons*,

Le fonctionnement de cet appareil est assuré par des organes accessoires, qui sont : 1° la *cage thoracique ;* le *diaphragme ;* 3° les *muscles respirateurs*.

Larynx et trachée. — La *trachée* est un long conduit qui descend verticalement de l'arrière-bouche jusqu'à l'entrée de la poitrine où elle se divise en deux conduits appelés *bronches* (*fig.* 10).

Elle est située à la partie antérieure du cou. Elle est maintenue béante par une série d'anneaux cartilagineux superposés qui ont la forme d'un fer à cheval. Son intérieur est constitué par une membrane tapissée de cils extrêmement fins qui sont animés d'un mouvement continu, grâce auquel les poussières entraînées par l'air sont arrêtées et rejetées vers l'intérieur.

Le *larynx*, dont nous reparlerons plus loin qui constitue l'extrémité supérieure de la trachée, est l'organe principal de la phonation. Il est protégé, au moment de la déglutition des aliments, par *l'épiglotte* qui les empêche de tomber dans l'arbre respiratoire.

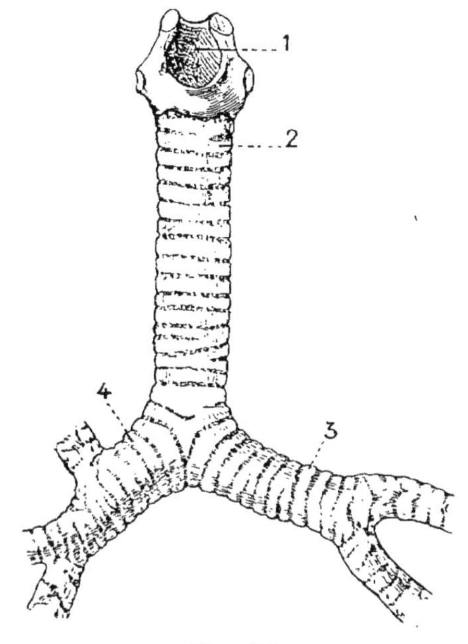

FIG. 10.
1, larynx ; 2, trachée ; 3, bronche gauche ; 4, bronche droite.

Bronches. — Les bronches sont les deux canaux aériens qui résultent de la division de la trachée, elles ont la même structure qu'elle. Il y a une bronche droite et une bronche gauche qui se rendent respectivement dans les poumons droit et gauche. Dès qu'elles pénètrent dans les poumons, les bronches se subdivisent en bronches de moindre volume, et celles-ci en rameaux de plus en plus fins appelés *bronchioles*. Leur structure se simplifie de plus en plus pour arriver à de petites ampoules appelées *alvéoles pulmonaires*, qui ne sont constituées que par une simple membrane.

Poumons. — Les poumons sont les organes essentiels de la respiration, ils sont le siège des échanges gazeux entre le sang et l'air extérieur. Les poumons sont au nombre de deux, l'un droit et l'autre gauche, contenus chacun dans la moitié correspondante de la cavité thoracique et enveloppés par une membrane séreuse appelée *plèvre* dont les deux feuillets tapissent respectivement, d'une part, le poumon lui-même, d'autre part la face interne de la cavité thoracique qui lui correspond. Le poumon droit est divisé par deux sillons en trois lobes; le poumon gauche ne présente qu'un seul sillon qui le partage en deux lobes (*fig.* 11).

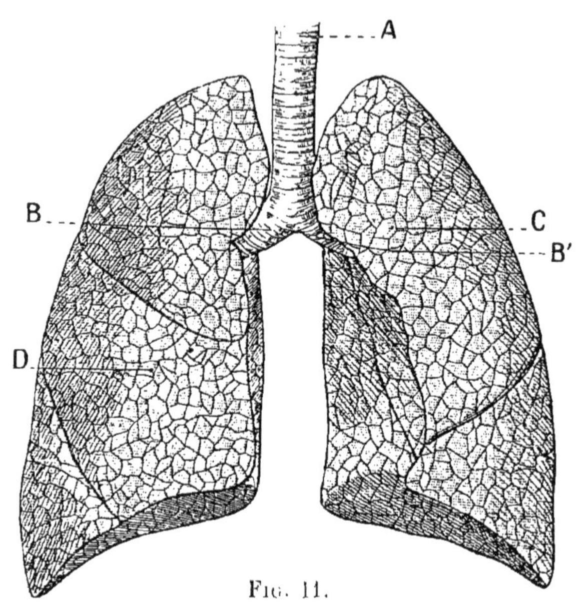

Fig. 11.

A, trachée ; B B' bronches ; C, poumon gauche ; D, poumon droit.

La surface du poumon est divisée en une série de petites surfaces polygonales d'un centimètre carré environ. Ces petites divisions constituent les séparations des lobules pulmonaires. Chaque lobule est comme suspendu à l'extrémité de chacune des ramifications bronchiques.

Les lobules se subdivisent en segments appelés *alvéoles pulmonaires*, qui sont constituées par des dilatations de la bronchiole terminale et constituent les *vésicules pulmonaires*. En résumé, plusieurs vésicules forment une alvéole, plusieurs alvéoles forment un lobule, plusieurs lobules forment un lobe et les lobes forment les poumons (*fig.* 12).

La paroi des vésicules pulmonaires est constituée par une fine membrane sur la surface de laquelle reposent les réseaux capillaires sanguins.

Le sang arrive aux poumons par *l'artère pulmonaire*, qui se ramifie en suivant les bronches jusqu'aux alvéoles en fins capillaires, à travers les parois desquels s'effectue l'oxygénation du sang. Quand le sang est redevenu rouge, c'est-à-dire

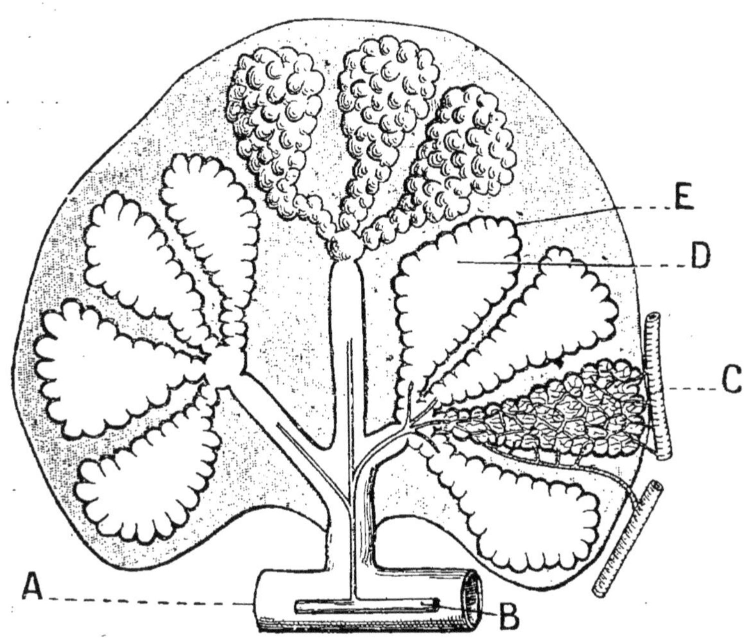

Fig. 12. — Lobule pulmonaire.

A, bronche ; B, artère pulmonaire ; C, veine pulmonaire ; D, alvéole pulmonaire ; E, vésicule pulmonaire.

propre à la vie, il passe dans une petite veine qui se réunit aux autres veines correspondantes pour donner naissance aux *veines pulmonaires* qui ramènent le sang dans l'oreillette gauche du cœur.

Organes accessoires. — Mécanisme de la respiration.

L'air se renouvelle dans l'intérieur des poumons grâce au mouvement d'amplification et d'abaissement du la poitrine. La poitrine est constituée par une partie osseuse appelée *cage thoracique*, recouverte de nombreux muscles, qui est limitée en arrière par la colonne vertébrale, sur les côtés par les côtes, en avant par le sternum. Les parties osseuses sont unies les unes aux autres par des surfaces articulaires qui permettent des mouvements de soulèvement de l'ensemble de la cage thoracique. Ces mouvements sont effectués par des muscles puissants qui sont les *muscles pectoraux*, les *muscles intercostaux*, les *scalènes* et le *diaphragme*. La contraction de ces muscles a pour effet de soulever la paroi thoracique. La diaphragme joue un rôle particulier, c'est une cloison musculaire en forme de voûte qui sépare le thorax de l'abdomen. Sa contraction a pour effet de diminuer la concavité de cette voûte et par conséquent d'agrandir l'intérieur de la cavité thoracique et de produire un appel d'air : c'est l'*inspiration*.

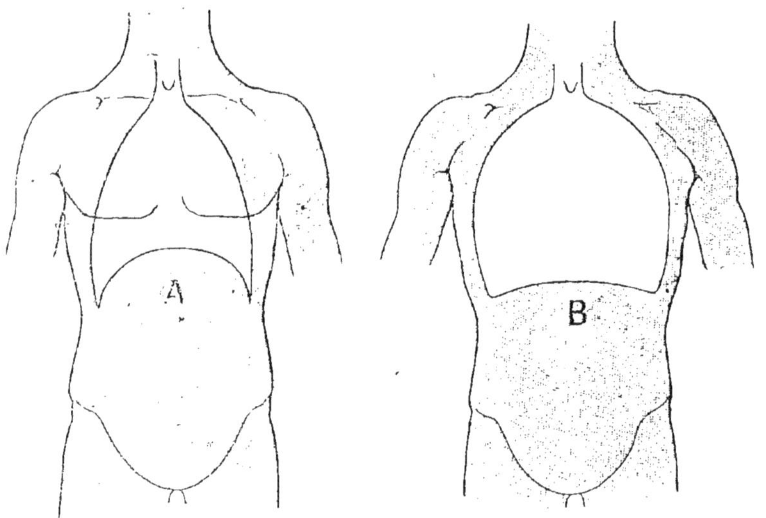

FIG. 13.

A. poitrine en expiration. B. poitrine en inspiration.

Puis les muscles rentrent au repos, le diaphragme reprend sa voussure et les côtes s'affaissent. La cage thoracique, en s'affaissant, comprime les poumons qui expulsent l'air contenu dans les alvéoles : c'est l'*expiration* (*fig.* 13).

Les mouvements respiratoires se décomposent donc en deux temps : l'*inspiration* et l'*expiration*.

Ils se renouvellent environ quinze fois par minute.

Phénomènes chimiques de la respiration.

Il se produit dans les poumons un échange gazeux : le sang emprunte à l'air son oxygène et lui abandonne son acide carbonique ainsi qu'une certaine quantité de vapeur d'eau. C'est l'hémoglobine des globules rouges qui est chargée de fixer l'oxygène. Ce gaz est porté par le sang dans toutes les parties du corps. Dans les organes se fait une respiration plus intime, le sang abandonne l'oxygène et se combine avec les tissus ; ces derniers à leur tour abandonnent l'acide carbonique, qui sera rejeté par l'intermédiaire du sang veineux dans l'air extérieur.

Le larynx.

La partie supérieure de la trachée-artère se modifie pour donner le larynx, organe producteur de la *voix* (*fig.* 14).

Il présente d'abord une sorte de dilatation suivie d'un rétrécissement formé par les *cordes vocales supérieures*.

Au-dessus, deux replis, formés par les cordes *vocales inférieures* limitant un orifice triangulaire, la *glotte*.

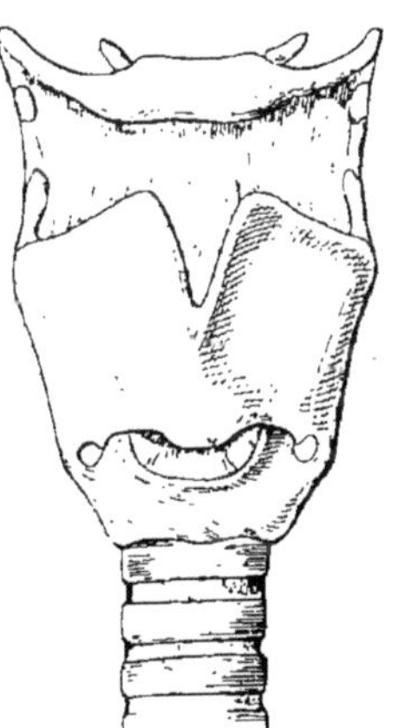

Fig. 14. — Larynx.

L'ossature du larynx est constituée par le cartilage *thyroïde*, le cartilage *cricoïde* et les *aryténoïdes*.

Le premier est très développé, il forme le renflement nommé *pomme d'Adam* ; il est articulé au cartilage cricoïde ; celui-ci a la forme d'un anneau et supporte en arrière les deux cartilages aryténoïdes qui sont triangulaires.

Des muscles au jeu très souple réunissent en avant et en arrière ces divers cartilages.

Mécanisme de la phonation. — Le son se produit à la suite des vibrations des cordes vocales inférieures. C'est l'air provenant de la poitrine qui fait vibrer ces cordes; l'ensemble des cordes vocales, toutefois, ne peut être comparé à un instrument de musique classé, car elles modifient continuellement leur longueur, leur épaisseur et leur tension; de cette propriété proviennent les inflexions et les intonations de la voix humaine.

Les sons émis par le *larynx* ont trois caractères : l'*intensité*, la *hauteur* et le *timbre*.

L'intensité dépend de l'amplitude des vibrations des cordes vocales et de la puissance du courant d'air expiré. Il s'ensuit que le développement de la cage thoracique exerce une action évidente sur l'intensité de la voix. La hauteur dépend du nombre de vibrations, c'est-à-dire de la longueur, de la tension et de la grosseur des cordes vocales. Aussi, plus les cordes sont-elles minces et tendues, plus l'intonation est aiguë (par exemple chez les enfants et chez les femmes); si elles sont longues et épaisses, la voix devient plus grave (chez l'homme).

Le timbre dépend non seulement du son fondamental et des harmoniques, mais encore d'une foule de causes, il varie avec la forme du larynx, celle de la bouche, etc.

De tous les êtres vivants, l'homme seul est capable d'émettre des sons articulés qui sont : les *voyelles* et les *consonnes*. Les voyelles sont des sons produits dans le larynx et modifiés par la forme de la cavité de résonance. Les consonnes sont des bruits produits par le courant d'air qui vient se briser sur les obstacles de la cavité buccale, la langue pour les linguales (*l*, *r*); le gosier pour les gutturales (*g*, *k*); les dents pour les dentales (*d*, *t*, *s*); les lèvres pour les labiales (*l*, *b*, *p*); mais elles ne sont perçues par l'oreille qu'à la condition d'être renforcées par un son laryngien, c'est-à-dire d'être accompagnées par une voyelle.

III. — Circulation.

La circulation est une fonction qui a pour but :

1° De porter le sang au niveau de la surface pulmonaire où il se charge d'oxygène et se débarrasse de son acide carbonique ;

2° De transporter ce sang hématosé au niveau de tous les tissus auxquels il cède son oxygène pour se charger de l'acide carbonique résultant des combustions organiques ;

3° De véhiculer au moyen du sang les produits solubles résultant du travail de la digestion et destinés à rénover les tissus ;

4° De ramener aux organes d'élimination les produits de déchet résultant des échanges chimiques et du travail des organes.

La circulation s'effectue au moyen d'un liquide nourricier, qui est le sang, et d'un appareil circulatoire qui est destiné à assurer et à régler la distribution du sang dans toutes les régions de l'organisme.

Cet appareil comprend :

1° Un organe central, le *cœur ;*

2° Des vaisseaux qui sont de trois espèces :

a) Les *artères*, qui portent le sang du cœur aux divers organes ;

b) Les *veines*, qui rapportent le sang au cœur ;

c) Les *capillaires*, vaisseaux très étroits, microscopiques, à parois très ténues, qui font communiquer les artères et les veines.

1° Cœur.

Le *cœur* (*fig.* 15) est un organe volumineux de forme conique, situé dans la cavité thoracique entre les deux poumons et dont la pointe est située en bas et à gauche. Il est enveloppé par les deux feuillets d'une séreuse appelée *péricarde*.

Le cœur est un muscle creux, qui est divisé à l'intérieur

par une cloison qui sépare d'une façon absolue la partie droite de la partie gauche, de sorte qu'on peut distinguer un cœur droit et un cœur gauche. Chacun de ces cœurs est lui-même divisé en deux cavités, une cavité supérieure qui est l'*oreillette*, une cavité inférieure, le *ventricule*.

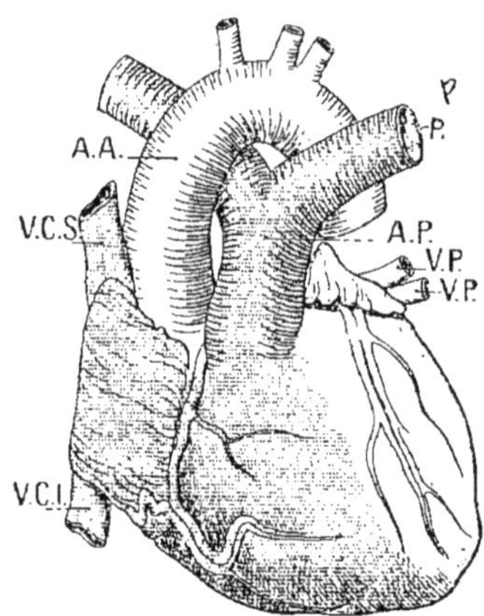

FIG. 15. — Le cœur.

AA, artère aorte ; AP, artère pulmonaire : VCS, veine cave supérieure ; VCI, veine cave inférieure ; VP, veines pulmonaires.

L'*oreillette* communique avec le ventricule qui lui correspond par un orifice appelé *orifice auriculo-ventriculaire*, qui est garni d'une sorte de valvule ou soupape. La valvule de gauche a reçu le nom de *valvule mitrale*, celle de droite est appelée *valvule tricuspide*. Ces valvules permettent au sang de passer de l'oreillette dans le ventricule, mais elles l'empêchent de remonter du ventricule dans l'oreillette (*fig.* 16).

Chaque cavité du cœur communique par un orifice avec un vaisseau qui est chargé de porter le sang du cœur à la périphérie (artère) ou de le ramener au cœur (veines).

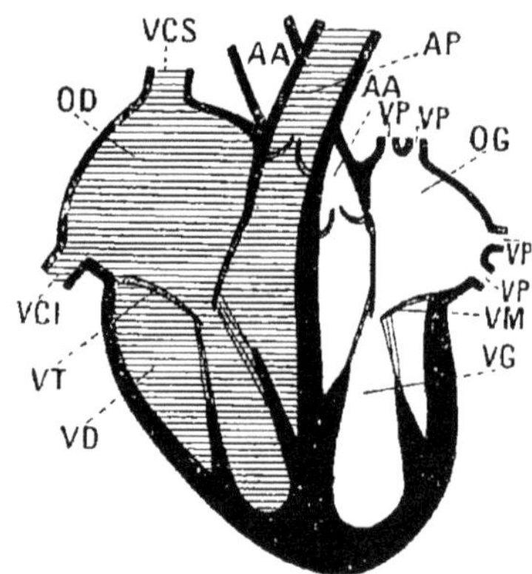

FIG. 16. — Structure du cœur.

OG, oreillette gauche ; OD, oreillette droite ; VG, ventricule gauche ; VD, ventricule droit ; AP, artère ; AA, artère aorte ; VP, veines pulmonaires ; VCI, veine cave inférieure ; VCS, veine cave supérieure ; VM, valvule mitrale ; VT, valvule tricuspide.

2e Vaisseaux.

a **Artères.** — Les artères sont des vaisseaux qui partent du cœur. Il y a deux arbres artériels : l'un qui a pour tronc l'*artère pulmonaire*, qui sort du ventricule droit, se divise en deux branches qui se rendent chacune dans un poumon, elle contient du sang non oxygéné ;

l'autre qui a pour tronc l'*aorte*, qui part du ventricule gauche et qui contient du sang oxygéné. Elle se recourbe en forme de crosse du côté gauche et redescend vers la partie inférieure. Chemin faisant, elle donne naissance à des branches qui se dirigent vers les régions correspondantes du corps (*fig.* 17). Les principales sont :

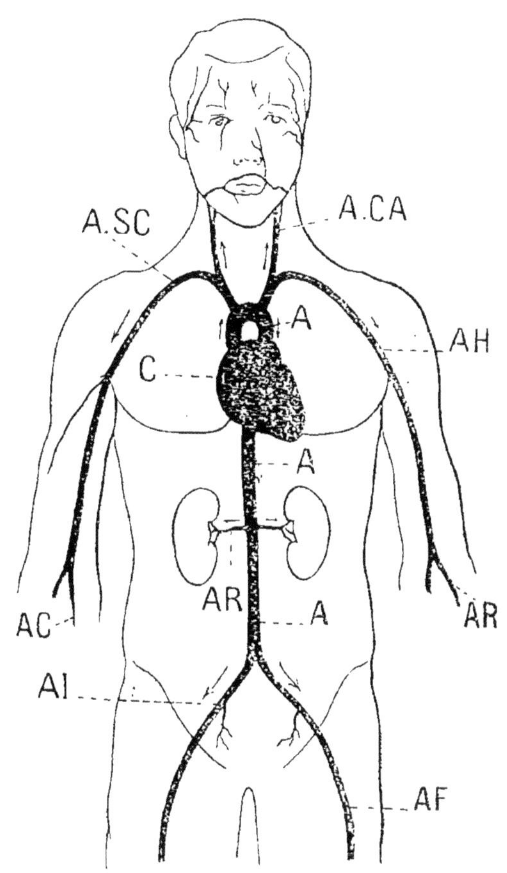

FIG. 17. — Gros troncs artériels.

C, cœur : A, aorte : ASC, artère sous-clavière : AH, artère humérale : AR, artère radiale ; AC, artère cubitale : ACA, artère carotide : AR, artère rénale : AI, artère iliaque : AF, artère fémorale.

1° L'*artère carotide* et l'*artère sous-clavière* gauche ; le *tronc brachéo-céphalique droit*, qui se divise en deux artères : l'artère carotide droite et l'artère sous-clavière droite. Les carotides se dirigent vers le cou et la tête, les sous-clavières vers le membre supérieur. Elles prennent le nom d'artères *humérales* à chaque bras et, au niveau du pli du coude, se divisent en *artère radiale* et *artère cubitale* qui se ramifient et s'anastomosent au niveau de la paume de la main pour former l'*arcade palmaire* ;

2° Les troncs thoraciques et abdominaux qui se rendent aux bronches, aux côtes, au diaphragme, à l'estomac, au foie, aux intestins, etc. ;

3° Au niveau de la région lombaire, l'aorte se bifurque pour donner les *artères iliaques*, qui se divisent en : 1° *iliaque interne* qui va nourrir les organes du bassin ; 2° *iliaque externe* qui se dirige vers la cuisse pour devenir artère *fémorale*, puis artère *tibiale*, *péronière*, *pédieuse*, etc.

Structure des artères. — Les artères sont constituées par plusieurs tuniques dont la plus importante, au point de vue des blessures de ces vaisseaux, est la tunique moyenne ou élastique.

C'est grâce à cette tunique, indispensable pour régler le parcours du sang, que les plaies artérielles restent circulaires et béantes, d'où le danger des coupures d'artères.

b **Veines.** — Les veines sont des vaisseaux qui ramènent le sang des organes vers le cœur. Tandis que les artères partent des ventricules, les veines aboutissent aux oreillettes.

Dans l'oreillette gauche arrivent les *veines pulmonaires*, qui ramènent des poumons le sang oxygéné ; dans l'oreillette droite arrivent les *deux veines caves*, qui ramènent au cœur le sang impropre à la vie. Les veines, qui reviennent des différentes parties du corps se réunissent pour former : 1° veines de la tête, du cou et des bras, *la veine cave supérieure*, 2° veines des membres inférieurs et de l'abdomen, *la veine cave inférieure*.

Structure des veines. — Les veines ont une structure analogue à celle des artères, mais il n'existe pas de tissu élastique, ce qui fait que les blessures de ces vaisseaux, au lieu de rester béantes comme les plaies artérielles, s'aplatissent instantanément après la section. La coupure d'une veine est donc moins dangereuse que celle d'une artère.

Les plaies veineuses sont plus fréquentes que les plaies artérielles, la plupart des veines étant superficielles, immédiatement sous la peau, tandis que les gros troncs artériels cheminent contre les os et sont protégés par d'épaisses couches musculaires.

c **Capillaires.** — On appelle *vaisseaux capillaires* (*fig.* 18) les ramifications vasculaires les plus fines interposées entre les dernières subdivisions artérielles et les premières origines des veines. Ils épanouissent en un réseau tellement fin et tellement serré qu'il est impossible de piquer une région du corps sans en percer quelqu'un et voir sourdre une gouttelette de sang.

Les plus petits capillaires ont des dimensions tellement réduites que les globules qui composent le sang ont juste l'espace suffisant pour les traverser un à un. Ils sont constitués par une tunique extrêmement mince. C'est dans les capillaires que se produisent les échanges entre le sang et les tissus, échanges respiratoires au niveau des capillaires pulmonaires, échanges nutritifs au niveau des capillaires des autres parties du corps.

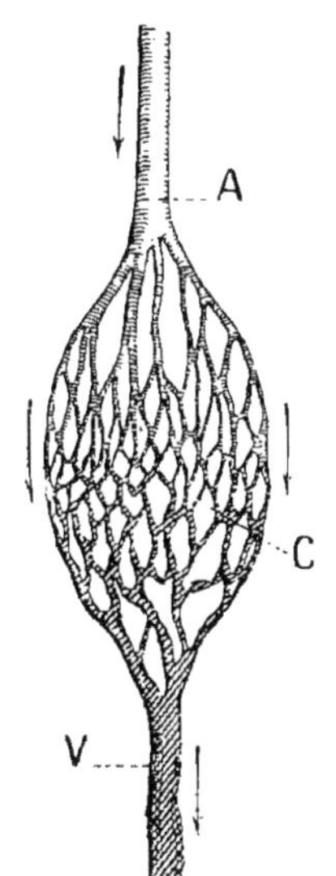

FIG. 18.
A, artère ; V, veine ; C, capillaires.

Non seulement il se produit au niveau des capillaires une *exosmose* ou sortie des liquides et des gaz en dissolution, mais encore les globules du sang peuvent traverser les parois des capillaires. Nous étudierons de plus près ce phénomène lorsque nous traiterons des maladies infectieuses.

Du Sang.

Le sang est le liquide qui circule dans les vaisseaux et qui a pour mission de vivifier les tissus. La quantité de sang contenue dans l'organisme représente chez l'homme environ la douzième partie du poids total, soit 5 litres en moyenne. C'est un liquide dont la couleur varie du rouge clair (sang artériel) au rouge brun presque noir (sang veineux). Sa saveur est légèrement salée, sa réaction alcaline.

Le sang, que l'on peut considérer comme un tissu dans lequel les éléments anatomiques seraient séparés par une substance interstitielle liquide, est constitué par des éléments figurés qui nagent dans un liquide. Au microscope, on voit ces éléments, appelés *globules*, circuler dans un liquide appelé plasma.

I. *Globules.* — Les globules du sang sont de deux espèces : les *globules rouges* ou *hématies* et les *globules blancs* ou *leucocytes.*

a) *Globules rouges.* — Ils se présentent au microscope sous la forme de petits disques de couleur jaunâtre, légèrement concaves. Tantôt ils apparaissent isolés, tantôt empilés comme des pièces de monnaie (*fig.* 19). Ils ont une dimension de 7 millièmes de millimètre de diamètre, et sont en nombre extrêmement considérable, cinq millions environ par millimètre cube.

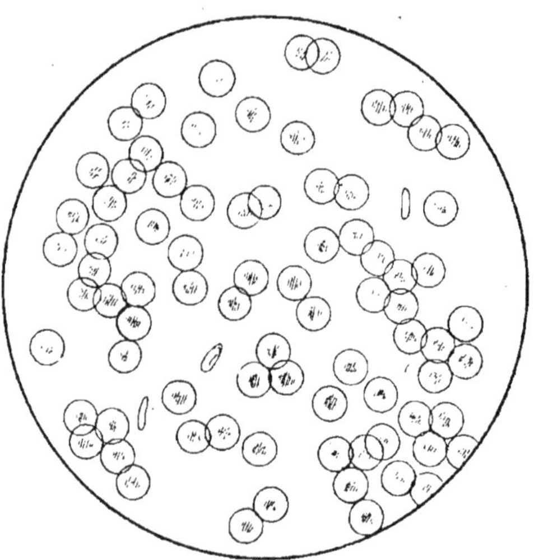

FIG. 19. — Globules rouges du sang humain.

Les globules rouges contiennent une substance appelée *hémoglobine* dans la composition de laquelle entre une faible quantité de fer.

Cette substance a la propriété de fixer l'oxygène de l'air pour donner une substance, l'*oxyhémoglobine*, qui se dissocie facilement en oxygène et en hémoglobine. Lorsque le globule sanguin est arrivé par la voie des capillaires au niveau des tissus, il abandonne son oxygène et l'hémoglobine revient au poumon pour s'oxyder à nouveau.

b) *Globules blancs.* — Les globules blancs sont constitués par des masses irrégulières pourvues d'un ou plusieurs noyaux. Ils sont plus volumineux que les globules rouges, mais ils sont moins nombreux : 1 globule blanc pour 500 globules rouges environ (*fig.* 20).

Les globules blancs ne jouent absolument aucun rôle dans la nutrition des tissus ; par contre ils jouent dans l'organisme un rôle très important, puisqu'ils ont pour mission de lutter contre l'invasion des corps étrangers, surtout de ceux qui, comme les microbes, constituent les germes de certaines maladies. Lorsqu'ils rencontrent ces microbes, ils traversent les parois des capillaires, entourent les microbes, les englobent et finissent par les digérer dans les cas très nombreux où la lutte se termine par la victoire du globule blanc. On donne le nom de *phagocytose* à ce phénomène découvert par Metchnikoff.

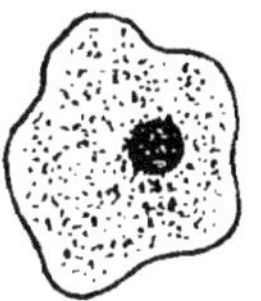

Fig. 20. Globule blanc.

II. *Plasma.* — Lorsqu'on reçoit dans un verre le sang provenant d'un animal, on voit qu'abandonné au repos ce sang change d'aspect et se sépare en deux parties : l'une solide rouge foncé, qui se rassemble en une masse conique au fond du vase, c'est le *caillot*, qui comprend les globules emprisonnés par la fibrine, matière qui se coagule à la sortie des vaisseaux, mais qui existe en solution dans le sang ; l'autre, liquide, transparente, légèrement colorée en jaune citron appelée *sérum* est constituée par de l'eau, de l'urée, une quantité variable de peptones, de sucre et de graisses (abondantes surtout après la digestion) et des sels minéraux dissous, dont le rôle est important (phosphate et carbonate de soude) puisqu'ils sont les véhicules de l'acide carbonique du sang veineux.

Mécanisme de la circulation

Le rôle du cœur consiste essentiellement à recevoir le sang dans les oreillettes, à faire passer ce sang dans les ventricules et à faire pénétrer par une contraction longue et énergique des ventricules ce sang dans l'orifice de l'arbre artériel.

Les oreillettes se contractent en même temps : l'oreillette gauche, qui reçoit le sang rouge des veines pulmonaires, envoie ce sang dans le ventricule gauche; l'oreillette droite, qui reçoit le sang noir des veines caves supérieure et inférieure, l'envoie dans le ventricule droit. A ce moment les ventricules se contractent violemment; le sang ne peut pas remonter dans les oreillettes à cause de la disposition des valvules auriculo-ventriculaires; il est donc obligé de s'échapper par les orifices qu'il trouve béants. Celui du ventricule gauche s'élance dans l'artère aorte, et de là dans les tissus pour revenir par la voie veineuse dans l'oreillette droite. Celui du ventricule droit s'élance dans l'artère pulmonaire et se rend au poumon pour se charger d'oxygène et revenir purifié dans l'oreillette gauche (*fig.* 21).

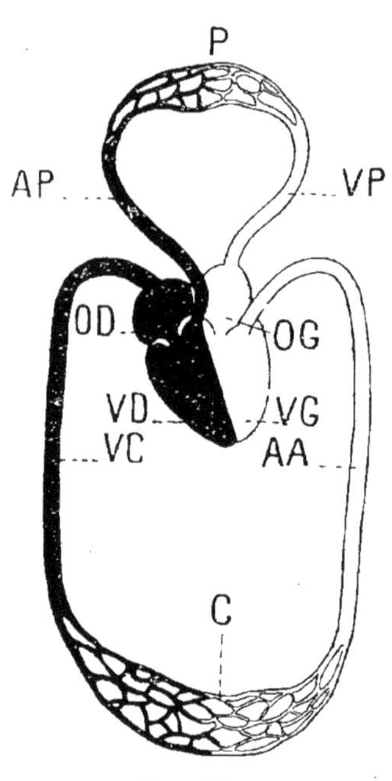

Fig. 21.
Schéma de la circulation.

OG, oreillette gauche; VG, ventricule gauche: OD, oreillette droite; VD, ventricule droit; VC, veine cave: AA, artère aorte: AP, artère pulmonaire; VP, veine pulmonaire; P, poumon; C, capillaires.

Chaque contraction des ventricules lance donc dans les deux voies artérielles une colonne sanguine qui ne peut refluer vers le cœur, les orifices aortiques et pulmonaires étant garnis de valvules qui empêchent tout retour du sang en arrière. Cette colonne sanguine circule dans les artères d'une façon régulière grâce à l'élasticité de ces vaisseaux, qui transforment le courant intermittent du sang en un courant continu.

Au niveau des tissus et des bronches se font les échanges nutritifs et gazeux, grâce à l'extrême ténuité des vaisseaux capillaires, et le sang revient au cœur par la voie veineuse.

IV. — Élimination.

L'élimination a pour but d'extraire du sang les produits toxiques ou inutiles résultant de la désassimilation; elle s'accomplit par l'intermédiaire de deux appareils qui sont : le *système urinaire* et les *glandes sudoripares*.

Appareil urinaire.

L'appareil urinaire comprend les *reins* dans lesquels se forme l'urine, les *uretères* par lesquelles elle s'écoule, la *vessie* réservoir dans lequel elle s'accumule avant d'être rejetée au dehors par l'*urètre*.

Reins. — Les reins sont situés dans l'abdomen symétriquement de part et d'autre de la colonne vertébrale, un peu en dessous du diaphragme, en dehors du péritoine. Ils ont la forme de deux gros haricots qui se feraient face par leur bord concave ; le centre de dépression de ce bord concave est appelé hile ; trois vaisseaux y aboutissent : l'*artere rénale*, qui amène le sang au rein ; la *veine rénale*, qui ramène le sang débarrassé de l'urine à la *veine cave inférieure*, enfin l'*uretère*, qui conduit l'urine dans la vessie (*fig*. 22).

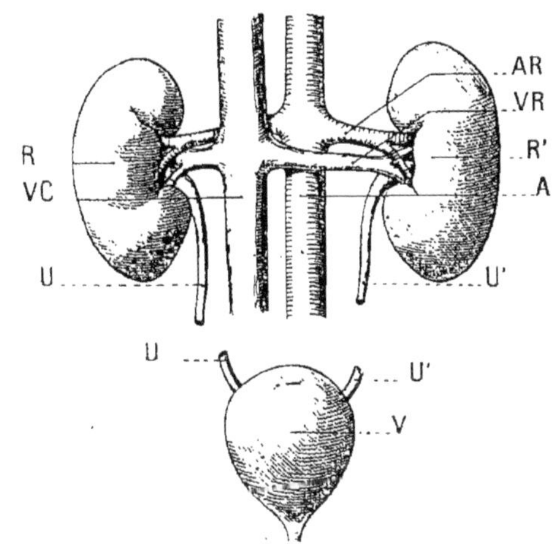

Fig. 22. — Appareil urinaire.

R. R', reins ; A, artère aorte ; VC. veine cave : AR, artère rénale ; VR, veine rénale ; U, U', uretères ; V, vessie.

Le rein, dont le poids moyen est d'environ 160 grammes, est constitué par un tissu qui peut être décomposé en deux régions : la région extérieure ou *corticale*, dont la substance est granuleuse ; la région intérieure ou *médullaire*, qui est striée (*fig.* 23). Cette dernière est composée d'une série de faisceaux à peu près coniques, au nombre de douze ou quinze, qui aboutissent au voisinage du hile dans une cavité appelée *bassinet*, qui est l'origine de l'uretère. Les faisceaux coniques ou *pyramides de Malpighi* sont constitués par une série de canaux, appelés *tubes urinifères*, qui se subdivisent et se ramifient vers la substance corticale pour se terminer dans un corpuscule microscopique, de couleur rouge, appelé *corpuscule de Malpighi ;* le corpuscule de Malpighi comprend une enveloppe et un paquet vasculaire appelé *glomérule de Malpighi* (*fig.* 24).

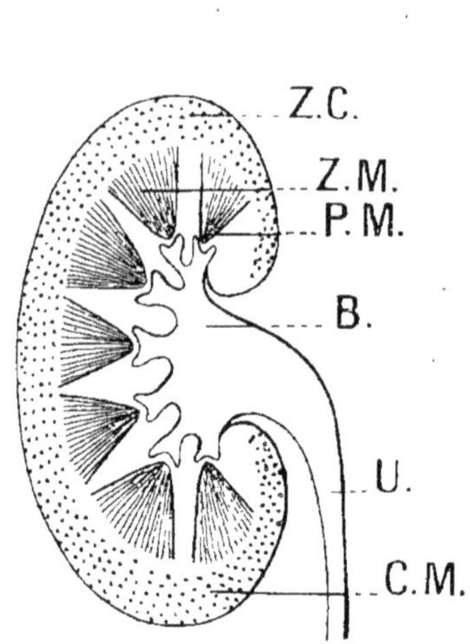

FIG. 23.

Z.C. zone corticale ; ZM, zone médullaire ; PM, pyramide de Malpighi ; CM, corpuscules de Malpighi ; B, bassinet ; V, uretère.

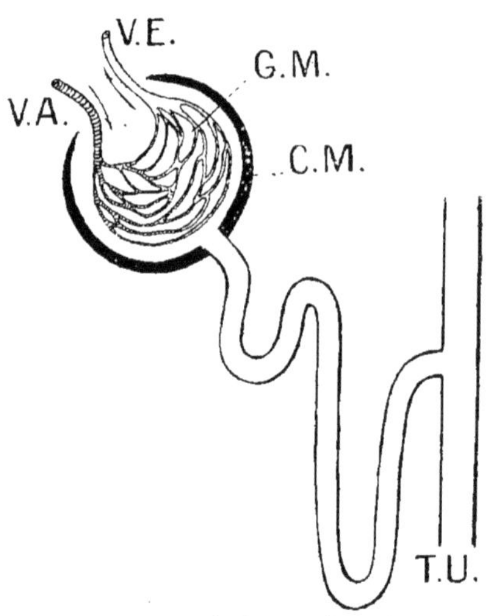

FIG. 24. — Schéma du rein.

VA, vaisseau afférent ; VE, vaisseau efférent ; GM, glomerule de Malpighi ; CM, corpuscule de Malpighi ; TU, tube urinifère.

Vessie. — La vessie est une poche en forme de poire, placée à la partie inférieure et médiane de l'abdomen et dont la pointe tournée en bas correspond à l'ouverture de l'urètre.

Les deux *uretères* viennent s'ouvrir dans la vessie à la face postérieure de ce réservoir et en traversent obliquement ses parois. Grâce à cette disposition, l'urine ne peut refluer vers les reins et s'accumule jusqu'au moment où la vessie étant pleine, il se produit le besoin d'en expulser le contenu.

Urine. —L'urine est un liquide ayant à peu près la consistance de l'eau, transparent, coloré plus ou moins en jaune et de réaction acide.

Les principaux produits que l'urine contient en dissolution sont des substances azotées provenant du travail des organes dont la plus importante est l'*urée*. Elle contient aussi de l'acide urique, du chlorure de sodium et d'autres sels minéraux en dissolution. La quantité normale d'urine produite journellement chez un adulte est de 1.500 grammes; mais cette quantité varie avec l'alimentation, de même aussi que la proportion des substances qu'elle contient. Dans un régime alimentaire où la viande joue un grand rôle, la quantité d'urée augmente notablement.

L'urine peut contenir des éléments anormaux tels que l'*albumine* et le *sucre*. Quand l'urine contient du *sucre*, le malade est atteint de *diabète ;* quand elle contient de l'*albumine*, il a l'*albuminurie*.

Mécanisme de la sécrétion urinaire. — L'artère rénale, qui vient de l'aorte, pénètre dans le rein au niveau du hile et se subdivise en une série de vaisseaux qui se dirigent vers la zone corticale. Ces vaisseaux extrêmement fins pénètrent dans le corpuscule de Malpighi, forment le glomérule, où elles abandonnent l'urine par exosmose, puis ressortent et redescendent en réseau autour des tubes urinifères pour former près du bassinet la veine rénale qui ramène le sang dans la veine cave inférieure.

Du glomérule, l'urine descend dans les tubes urinifères, elle s'écoule dans le bassinet et elle est conduite à la vessie par l'uretère.

Glandes sudoripares.

La sudorification est un accessoire de la sécrétion urinaire. Les glandes sudoripares sont répandues dans toute l'étendue de la peau et plus spécialement sur certains points. Ce sont des glandes en tube contourné. Le canal excréteur, qui commence à la surface de la peau traverse l'épiderme, pénètre dans le derme et s'y pelotonne de façon à former la glande. La glande est entourée d'un riche réseau de vaisseaux capillaires qui lui apportent le sang nécessaire à l'élaboration de la sueur.

La sueur est un liquide très riche en eau qui contient des sels minéraux (chlorure de sodium) et de l'urée. C'est une urine extrêmement diluée, et on peut la considérer comme le complément de la sécrétion urinaire; cela est si vrai que ces deux fonctions varient d'intensité en raison inverse l'une de l'autre : en été, la quantité d'urine émise journellement diminue, alors que la sudation est abondante.

La suppression de l'élimination de la sueur, en retenant les produits toxiques destinés à être éliminés par la peau, occasionne un véritable empoisonnement.

La sueur a pour fonction secondaire de régulariser la température du corps.

CHAPITRE II

FONCTIONS DE RELATION

On réunit sous le nom de fonctions de relation les fonctions par lesquelles l'organisme est mis en rapport avec le milieu ambiant, c'est-à-dire les *mouvements* qui comprennent la locomotion, la station, la voix; les *sensations* par lesquelles il reçoit les impressions du milieu extérieur (vue, ouïe, odorat, goût et toucher) et par suite l'*innervation* présidant à toutes ces actions. Les fonctions de relation assurent la vie animale, par opposition aux fonctions de nutrition qui assurent la vie organique.

Le *squelette* et les *muscles* sont les agents essentiels du mouvement.

Le *système nerveux* et les *organes des sens* constituent les organes de la sensibilité.

I. — Squelette.

On donne le nom de squelette à la charpente du corps. Il est constitué par des matières dures appelées *os*.

Forme des os. — La forme des os a permis de les diviser en trois groupes : 1° les *os longs* (ex. : l'os de la cuisse ou fémur), ces os présentent généralement une partie moyenne allongée (diaphyse) et deux parties terminales (épiphyses); 2° les *os plats* (ex. : l'omoplate); 3° les *os courts* (ex. : un os du tarse).

Structure des os. — Si l'on examine la coupe transversale d'un os long, le fémur par exemple (*fig.* 25), on distingue :

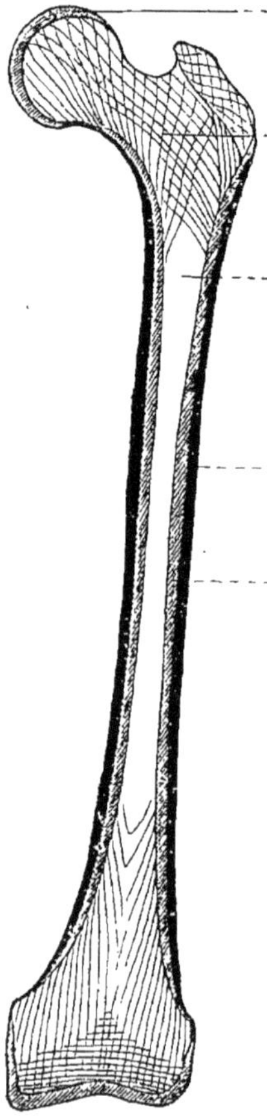

1° A la partie interne, un canal fermé aux deux extrémités, appelé *canal médullaire*, qui contient une matière molle, jaune ou rouge, riche en vaisseaux sanguins, appelée *moelle osseuse*.

2° L'os lui-même, qui affecte deux aspects différents : le *tissu compact* qui forme le corps de l'os et le *tissu spongieux* qui remplit la masse des épiphyses;

3° Le *périoste*, est une sorte de gaine d'un tissu spécial qui enveloppe l'os et qui s'amincit progressivement et disparaît au niveau des épiphyses. Il est parcouru par de riches vaisseaux sanguins, et c'est à lui qu'est dévolue la tâche de produire du tissu osseux pendant la période d'accroissement du corps, ou à la suite de lésions où l'os a besoin d'être réparé (fractures).

Fig. 25. — Coupe longitudinale d'un os long.

ca, cartilage articulaire ; *os*, os spongieux ; *m*. cavité médullaire ; *p*. périoste ; *oc*, os compact.

Composition des os. — Les os sont constitués par un mélange d'une substance organique, l'*osséine*, qui est assez analogue à la gélatine et d'une matière inorganique caractérisée par la présence de sels calcaires.

En laissant pendant quelques jours un os plongé dans une solution d'acide chlorhydrique, on constate que l'os est devenu mou et flexible; il ne reste que la matière organique, les éléments calcaires ayant été dissous par l'acide. Si au contraire on calcine un os, il devient plus léger, plus

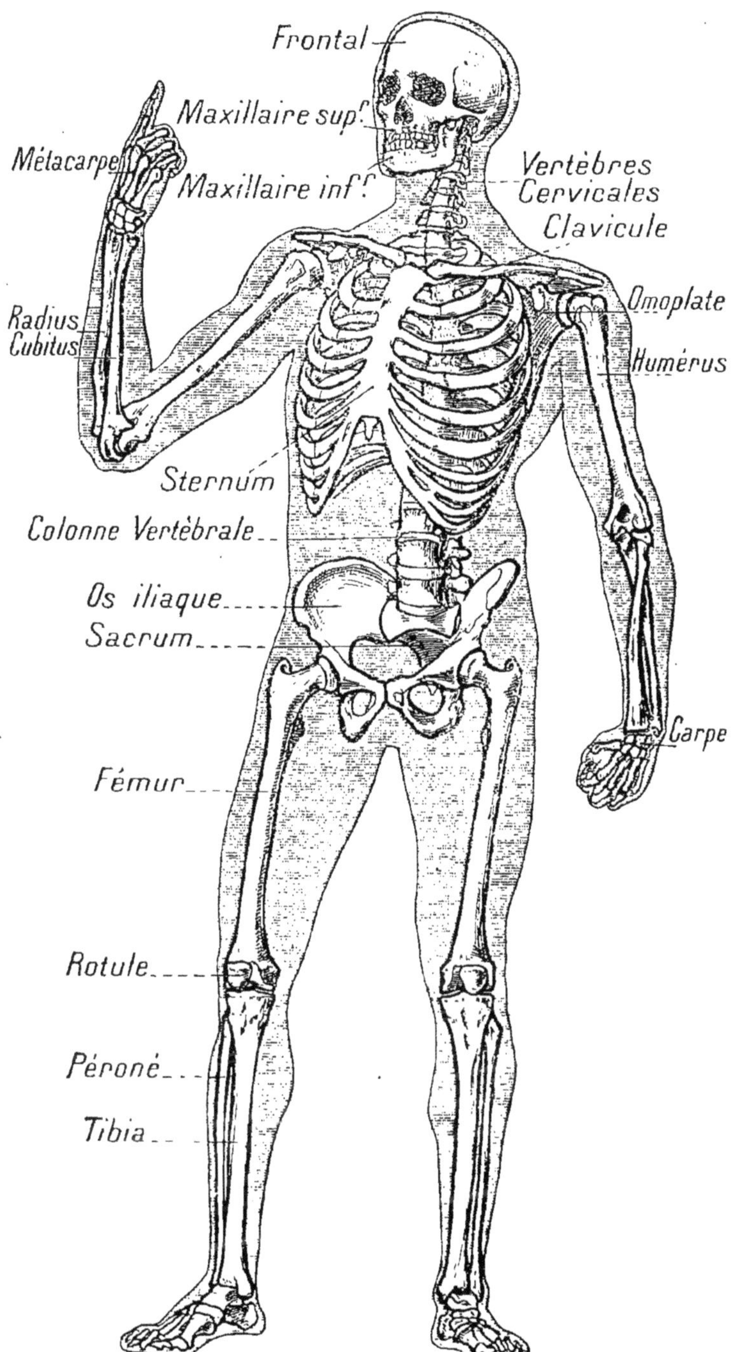

Fig. 26. — Squelette du corps de l'homme.

blanc et très cassant, la matière organique a été brûlée.

Le *noir animal* est le résidu obtenu par la calcination des os en vases clos; il est le résultat de la combinaison des sels minéraux avec le charbon de l'osséine. A part le phosphate et le carbonate de chaux, on y trouve aussi une certaine quantité de fluorure de calcium.

Étude spéciale du squelette.

Le squelette peut être divisé en trois parties, qui sont : la tête, le tronc et les membres (*fig.* 26).

1° **Tête.** — Si on examine le squelette de la tête, on y aperçoit deux parties bien distinctes : le crâne et la face.

Crâne. — Le crâne est constitué par une série d'os plats étroitement engrenés les uns aux autres et qui affectent la forme d'une demi-sphère allongée d'avant en arrière. Il est

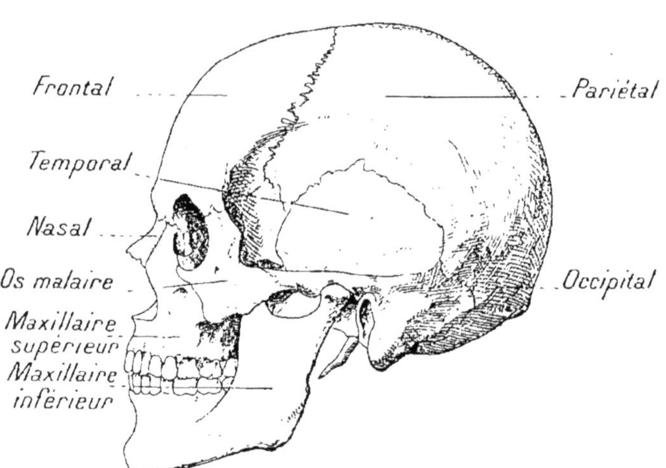

Fig. 27. — Os du crâne et de la face.

constitué par huit os qui sont : en avant, l'*os frontal*, qui constitue la partie supérieure de la face et la paroi supérieure de l'orbite; en arrière, l'*occipital*, qui constitue la partie postérieure du crâne, il est percé d'un trou appelé trou occipital par lequel la moelle épinière pénètre dans la boîte cranienne.

Entre ces deux os, à la base, se trouvent : l'*ethmoïde* et le *sphénoïde*, qui occupent la base du crâne. La voûte est formée par les deux *pariétaux* et les parties latérales par les deux *os temporaux* (*fig.* 27).

Face. — La face est constituée par quatre os dont un seul est mobile et indépendant, c'est le *maxillaire inférieur*. Les autres os sont : le *vomer* ou os du nez, les *maxillaires supérieurs*, les *os nasaux*, les *os palatins*, les *os malaires*, les *cornets inférieurs* et les *unguis*.

Les deux maxillaires, supérieur et inférieur, supportent les dents.

TOPOGRAPHIE DES OS DE LA FACE

Os nasaux
Os nasaux
Unguis
Vomer
Unguis
Os malaire
Os malaire
Maxillaire supérieur
Cornet inférieur
Cornet inférieur
Maxillaire supérieur
Maxillaire inférieur

2° **Tronc.** — Le squelette du tronc comprend : en arrière, la *colonne vertébrale ;* en avant le *sternum*, et sur les *côtés*, les côtes.

a) *Colonne vertébrale.* — La colonne vertébrale est un puissant pilier articulé formé d'une série de pièces osseuses empilées les unes sur les autres et appelées *vertèbres*.

Vertèbres. — Chaque vertèbre se compose de deux parties principales : en avant, une portion massive, le corps de la vertèbre ; en arrière, une sorte d'anneau (*anneau vertébral*), limitant une ouverture (*trou vertébral*). Sur les côtés de cet anneau se trouvent deux saillies appelées *apophyses transverses* et en arrière, dans le plan de symétrie du corps, une troisième appelée *apophyse épineuse*. Sur les côtés de l'anneau se trouvent également des facettes qui correspondent aux facettes de la vertèbre suivante (*fig.* 28). La superposition des vertèbres constitue la colonne vertébrale ou *rachis*, au centre de laquelle se trouve le canal rachidien constitué par la juxtaposition des anneaux vertébraux et qui renferme la *moelle épinière*. Les vertèbres laissent également entre elles, sur les côtés, un orifice par lequel passent les nerfs qui prennent leur origine dans la moelle épinière. La ligne des apophyses épineuses forme une crête appelée *épine dorsale*.

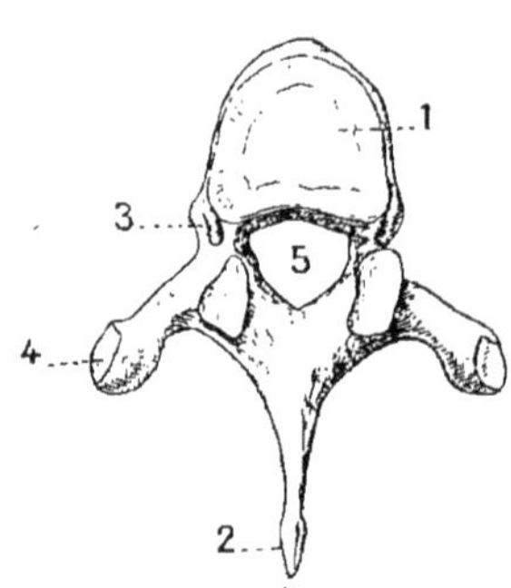

Fig. 28.
Vertèbre dorsale.
1, corps de la vertèbre ;
2, apophyse épineuse ;
3, apophyses articulaires ;
4, apophyses transverses ;
5, trou vertébral.

La forme et le volume des vertèbres varient suivant la région à laquelle elles appartiennent, de sorte qu'on peut diviser la colonne vertébrale en cinq régions :

1° La *région cervicale*, composée de sept vertèbres dont la première, appelée *atlas*, supporte la base du crâne, et la deuxième, appelée *axis*, affecte la forme d'un pivot dans sa partie antérieure et s'articule avec l'atlas. C'est grâce à elle que la tête exécute des mouvements de latéralité;

2° La *région dorsale* ou thoracique est composée de douze vertèbres qui supportent les *côtes;*

3° La *région lombaire* est formée de cinq vertèbres, qui sont particulièrement volumineuses;

4° La *région sacrée* comprend cinq vertèbres, qui sont soudées en une pièce unique appelée *sacrum;*

5° La *région coccygienne* est constituée par trois ou quatre vertèbres tout à fait rudimentaires, soudées entre elles et qui constituent l'os terminal de la colonne vertébrale, le *coccyx*.

b) Sternum. — Le sternum est un os plat élargi en haut, terminé en pointe à son extrémité inférieure, et qui limite le tronc en avant.

c) Côtes. — Sur les côtés, le tronc est limité par les côtes, qui sont des os pairs, plats, recourbés, s'articulant en arrière avec la colonne vertébrale en avant avec le sternum. Il y en a douze paires correspondant aux douze vertèbres dorsales. Les dix premières sont soudées au sternum par des cartilages spéciaux, sauf la huitième, la neuvième et la dixième qui ont un cartilage commun. La onzième et la douzième, appelées *côtes flottantes*, sont indépendantes du sternum. L'ensemble des côtes et des os sur lesquels elles s'articulent constitue la cage thoracique (*fig.* 29).

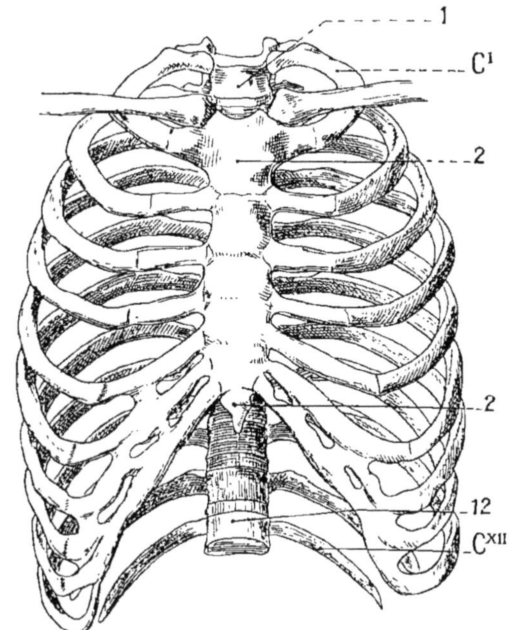

Fig. 29. — Cage thoracique.
1, première vertèbre dorsale; 12, douzième dorsale; C¹, 1re côte; Cˣᴵᴵ, 12e côte; 2, sternum.

3° **Membres.** — Les membres sont au nombre de quatre, deux supérieurs et deux inférieurs. Le membre supérieur est rattaché au tronc par l'*épaule*, le membre inférieur par la *hanche*.

a) Membre supérieur. — Il est constitué par quatre régions : l'épaule, le bras, l'avant-bras et la main (*fig.* 30).

Épaule. — L'épaule est formée par deux os : en arrière, l'*omoplate*, os aplati, triangulaire; en avant, la *clavicule*, qui s'étend depuis le sternum jusqu'à l'angle externe de l'omoplate. Les clavicules maintiennent les épaules écartées.

Le *bras* comprend un os unique, l'*humérus;* c'est un os long dont l'extrémité supérieure arrondie s'articule avec une facette correspondante de l'omoplate appelée *cavité glénoïde*. L'extrémité inférieure s'articule avec les os de l'avant-bras.

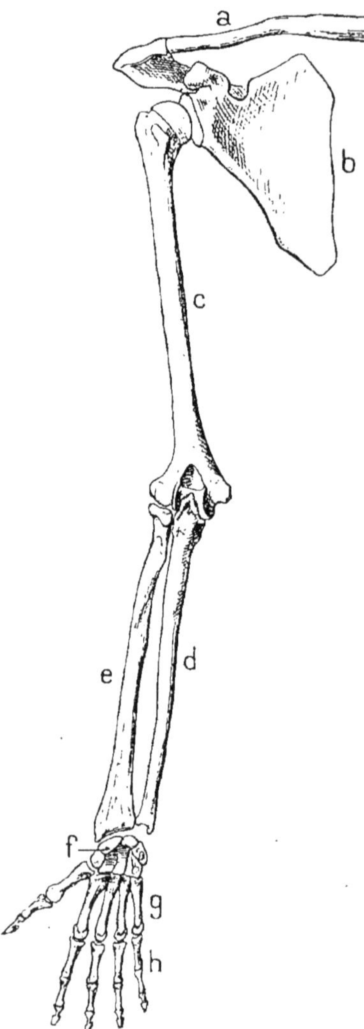

Fig. 30. — Membre supérieur.
a, clavicule ; *b*, omoplate ; *c*, humérus : *d* cubitus : *e*. radius ; *f*. carpe : *g*, métacarpe ; *h*, doigts.

L'*avant-bras* comprend deux os sensiblement égaux et parallèles, l'un interne, le *cubitus*, dont l'extrémité supérieure forme la saillie du coude, l'autre externe, le *radius*, qui s'articule avec l'humérus par une facette circulaire légèrement concave qui lui permet des mouvements de rotation assez étendus.

La *main* comprend : 1° le *carpe*, qui constitue le squelette du poignet. Il est constitué par huit os disposés sur deux rangées dont la supérieure s'articule avec les extrémités inférieures des os de l'avant-bras ; 2° le *métacarpe*, qui comprend cinq os longs appelés métacarpiens constituant la paume de la main ; 3° les *doigts*, au nombre de cinq, qui sont constitués par trois phalanges, sauf le pouce. qui n'en a que deux. Le pouce peut être opposé aux autres doigts et peut ainsi faire effectuer à la main des mouvements de préhension.

b) **Membre inférieur.** — Comme le membre supérieur, avec lequel il présente de grandes analogies de structure, le membre inférieur comprend quatre parties : la hanche, la cuisse, la jambe et le pied (*fig.* 31).

La *hanche* est constituée par un os unique, l'*os iliaque*, qui s'articule en arrière avec le sacrum, en avant avec son congénère ; il présente une cavité appelée *cavité cotyloïde*.

La *cuisse* est constituée par le *fémur*, l'os le plus volumineux du squelette ; son extrémité supérieure se termine par une tête arrondie qui s'articule avec la cavité cotyloïde et forme l'articulation de la *hanche*. A son extrémité inférieure, il se termine par deux saillies arrondies appelées *condyles*.

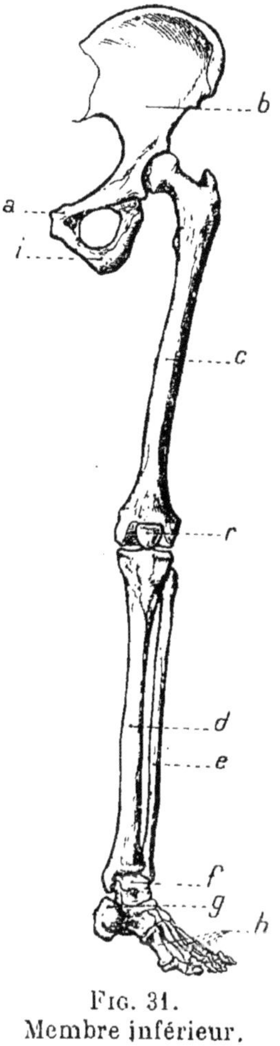

La *jambe* comprend deux os : le plus gros, le *tibia*, occupe la partie interne, le *péroné* est en dehors.

Entre le fémur et le tibia se trouve un petit os circulaire aplati, appelé *rotule*, qui empêche la flexion en avant, de cette région qui constitue le *genou*.

Le tibia porte à son extrémité inférieure une saillie que l'on appelle *malléole interne*, qui, avec la saillie correspondante du péroné, la *malléole externe*, forme la cheville.

FIG. 31.
Membre inférieur.
a, pubis ; *b*, ilion ; *i*, ischion ; *c*, fémur ; *d*, tibia ; *e*, péroné ; *f*, astragale ; *g*, calcanéum ; *h*, métatarsiens ; *r*, rotule.

Le *pied* comprend : 1° le *tarse* ou cou-de-pied, qui est composé de sept os dont les deux plus importants sont le *calcaneum*, qui forme le talon, et l'*astragale*, sorte de poulie qui s'articule avec les os de la jambe et qui permet les mouvements de flexion du pied ; 2° le *métatarse*, qui comprend les cinq métatarsiens et forme la *plante* du pied ; 3° les *orteils*, qui comprennent trois phalanges, sauf le gros orteil qui n'en a que deux et qui, contrairement au pouce, n'est pas opposable aux autres orteils.

II. — Articulations.

On appelle *articulation* le mode d'agencement de deux os. C'est grâce aux articulations que tous les os constituant le squelette sont unis et solidarisés (*fig.* 32).

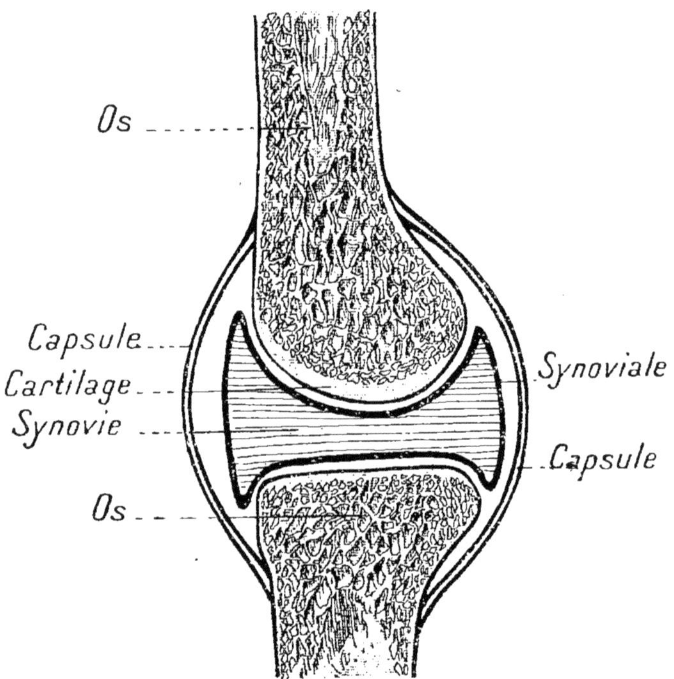

FIG. 32. — Schéma d'une articulation.

On peut distinguer trois sortes d'articulations :

1° Les articulations *immobiles*, dans lesquelles les deux os sont tellement fixés l'un à l'autre que tout mouvement de l'un sur l'autre est absolument impossible. Ce sont des sutures (ex. : suture des os du crâne) ;

2° Les articulations *mixtes*, ou demi-mobiles, ne permettent qu'un léger déplacement des os ; ici chaque surface osseuse est réunie à la surface correspondante par des ligaments dont l'élasticité permet une mobilité relative. On peut donner comme exemple les articulations des vertèbres ;

3° Les articulations *mobiles* permettent des mouvements plus amples, telles que l'articulation de l'épaule, du genou, et en général la plupart des articulations des membres ; dans ce genre d'articulations, les extrémités osseuses recouvertes d'un cartilage articulaire baignent dans un liquide appelé *synovie*, qui facilite le glissement des surfaces. Ce liquide est contenu dans une membrane synoviale, et les os sont solidement attachés l'un à l'autre par une membrane résistante appelée capsule articulaire, qui est elle-même renforcée de ligaments fibreux très résistants.

III. — Muscles.

Les os sont des organes passifs qui demandent, pour exécuter les mouvements, à être actionnés par les muscles.

Les muscles sont des organes contractiles qui forment la chair. D'après leur structure et d'après leurs fonctions, on les divise en deux catégories : 1° les *muscles striés*, qu'on peut observer dans les membres, dans les parois du tronc ; 2° les *muscles lisses*, qu'on observe dans les parois de l'estomac, de l'intestin, du cœur, etc... Les premiers sont les organes essentiels de la locomotion, ils sont soumis à la volonté ; les muscles lisses sont destinés à assurer les mouvements de certains organes dont le fonctionnement échappe à la volonté (mouvements du cœur, de l'intestin, etc...).

Muscles striés. — Les muscles striés se présentent sous la forme d'une masse charnue, renflée, effilée en fuseau à ses deux extrémités qui constituent le *tendon*, cordon nacré et résistant qui se fixe sur les pièces du squelette.

Si on fait une coupe transversale d'un muscle, on distingue : 1° une gaine externe, fibreuse, l'*aponévrose ;* 2° des cloisons provenant de l'aponévrose et qui divisent le muscle en *fais-*

ceaux musculaires ; 3° des filaments extrêmement fins appelés fibres musculaires ; les fibres musculaires se décomposent en *fibrilles* parallèles, et chaque fibrille est formée par la superposition de disques élastiques et contractiles.

Le tissu musculaire est constitué par 80 0/0 d'eau environ ; le reste de son poids est formé en majeure partie par de la *myosine*.

On peut extraire des muscles, par pression, un liquide rouge appelé suc musculaire, de composition compliquée.

Muscles lisses. — La composition des muscles lisses est beaucoup plus simple que celle des muscles striés. Un muscle lisse est formé par la réunion d'éléments allongés, fusiformes, enchevêtrés les uns aux autres, pourvus d'une sorte de noyau et sur lesquels on ne relève aucune striation longitudinale ou transversale.

Physiologie des muscles. — Les muscles striés peuvent accomplir des mouvements très variés grâce à deux propriétés qui sont la caractéristique du tissu musculaire, qui sont l'*élasticité* et la *contractilité*.

Du fait de son élasticité, le muscle au repos retrouve exactement sa forme primitive lorsqu'il a été déformé ; la contractilité est propriété essentielle, puisque c'est sous l'action du système nerveux que se produit la *contraction musculaire*. En se contractant, le muscle change de forme, le fuseau se raccourcit en même temps que son diamètre augmente (*fig.* 33).

La contraction musculaire est obtenue physiologiquement par l'influx nerveux qui est transmis par une fibre nerveuse qui pénètre dans le muscle et s'y ramifie. On peut expérimentalement produire cette contraction par les courants électriques et même par des excitants chimiques. Le froid et la chaleur peuvent également amener la contraction des muscles.

Quand le muscle se contracte fréquemment, il se produit un état particulier appelé *fatigue musculaire*, caractérisé par l'affaiblissement progressif de la contraction.

Les propriétés générales des muscles lisses sont à peu près identiques à celles des muscles striés, avec la différence qu'ils sont complètement soustraits à l'action de la volonté.

Les effets produits par la contraction des différents muscles dépendent de leur insertion sur le squelette.

On appelle *muscles adducteurs* ceux dont la contraction ramène les membres vers le corps, et *muscles abducteurs* ceux qui les en écartent ; ces deux espèces de muscles se correspondent deux à deux ; ils sont *antagonistes*, de sorte que l'action de l'un peut être contrebalancée par celle de l'autre.

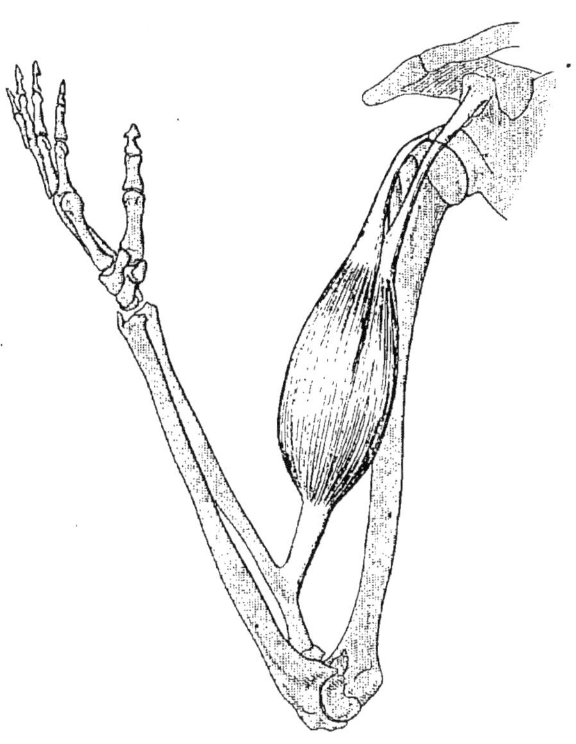

Fig. 33. — Muscle en contraction (biceps).

On observe le même antagonisme chez les *extenseurs*, qui produisent le redressement d'un fragment de membre dans le prolongement du fragment précédent, et les *fléchisseurs*, qui ramènent les fragments l'un vers l'autre.

Les *pronateurs*, qui ramènent en arrière la paume de la main, et les *supinateurs*, qui la ramènent en avant, font effectuer un véritable mouvement de rotation.

Nous allons énumérer rapidement les muscles qui jouent un rôle important dans les mouvements du corps (*fig.* 34).

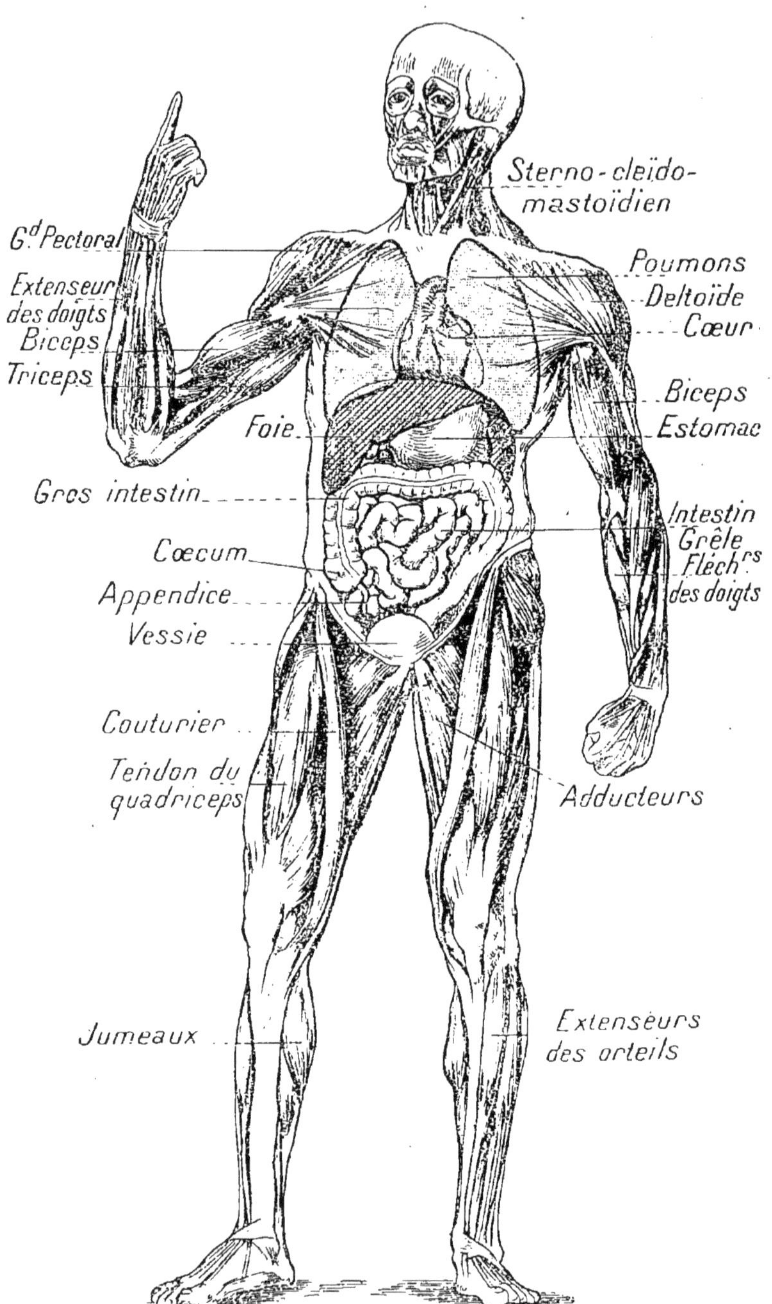

Fig. 34. — Principaux muscles du corps humain.

Tête		Frontal	Expression de la physionomie.
		Orbiculaire des lèvres	
		Orbiculaire des paupières, etc.	
		Temporal	Mastication.
		Masséter	
Cou		Muscles de la nuque	Mouvements de la tête.
		Sterno-cleïdo-mastoïdien	
Tronc		Grand pectoral	Respiration.
		Petit pectoral	
		Intercostaux	
		Diaphragme	
		Trapèze	Mouvements du tronc, flexions en avant, etc.
		Grand dorsal	
		Grand droit de l'abdomen	
		Grand oblique	
		Masse sacro-lombaire	
Membre supérieur.	Bras	Deltoïde	Élève le bras.
		Biceps	Fléchit l'avant-bras sur le bras.
		Triceps	Étend l'avant-bras.
	Avant-bras	Pronateurs	Mouvements de rotation de la main.
		Supinateurs	
		Extenseurs	Mouvements des doigts.
		Fléchisseurs	
Membre inférieur	Cuisse	Fessier	Station debout.
		Couturier	Fléchit la jambe en dedans.
		Biceps	Fléchit la jambe sur la cuisse.
		Quadriceps	Antagoniste du précédent.
	Jambe	Jumeaux	Extension du pied.
		Fléchisseurs	Mouvements des orteils.
		Extenseurs	

IV. — Système nerveux.

Le système nerveux est constitué par une série d'organes réglant les relations de l'être vivant avec le monde extérieur en mettant en contact permanent les différentes parties du corps afin de réaliser une harmonie complète entre toutes les fonctions organiques. Aussi, à cause de la perfection de son rôle, le système nerveux est-il d'organisation plus complexe que les systèmes précédemment étudiés.

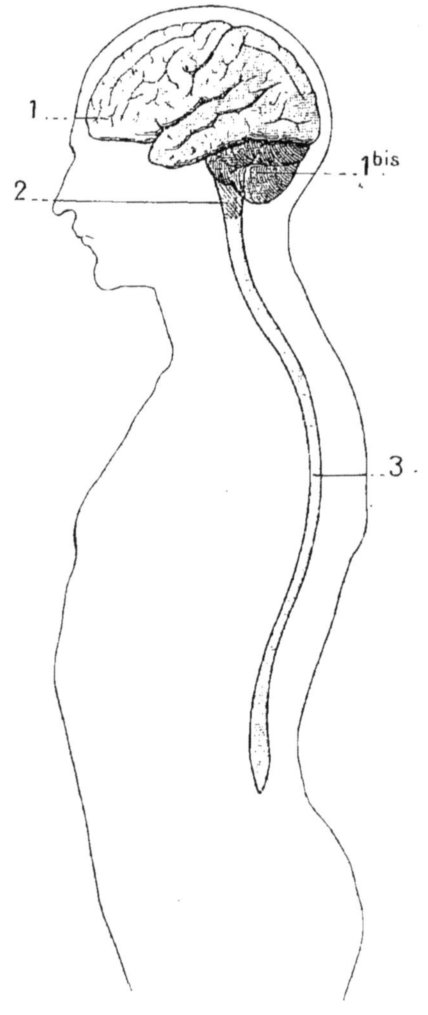

FIG. 35. — Système nerveux central. 1, cerveau ; 1 *bis*, cervelet ; 2, bulbe rachidien ; 3, moelle épinière.

Il est constitué par deux ensembles d'organes bien distincts : 1° une série de ganglions situés en avant de la colonne vertébrale et reliés entre eux jusqu'au cerveau, c'est le *système sympathique*, qui a pour but de régler les mouvements indépendants de la volonté (battements de cœur, mouvements respiratoires, etc.) ; 2° le *système nerveux de la vie de relation* ou *système cérébro-spinal* qui préside aux actes de la sensibilité, de la motricité et de l'intelligence. Ce système comprend des *organes centraux* qui sont : la *moelle épinière*, le *bulbe rachidien*, le *cerveau* et le *cervelet* (*fig.* 35) ; ensuite des *organes périphériques* qui sont les *nerfs*.

Système cérébro-spinal. — Organes centraux.

1° **Moelle épinière.** — La moelle épinière est un cordon nerveux contenu dans le canal vertébral, depuis le trou occipital jusqu'à la deuxième vertèbre lombaire. Elle a la forme d'une longue tige cylindrique légèrement aplatie d'avant en arrière, renflée vers sa portion cervicale et sa portion lombaire pour donner naissance aux nerfs des membres supérieurs et aux nerfs des membres inférieurs. Elle se termine par une partie effilée en forme de cône, subdivisée en une série de nerfs appelés *queue de cheval*. Elle suit les différentes inflexions de la colonne vertébrale, plonge dans le liquide céphalo-rachidien qui est contenu dans les méninges et est maintenue en place aussi bien par les nerfs qui émanent d'elle des deux côtés que par des rubans latéraux. Au point de vue extérieur, elle comprend plusieurs sillons dont les deux plus profonds sont : 1° le *sillon antérieur* et le *sillon postérieur*; 2° le *sillon latéral antérieur* et le *sillon latéral postérieur*; 3° le *sillon intermédiaire*. Elle est traversée de haut en bas par le canal de l'*épendyme*.

La moelle est constituée par de la *substance blanche* entourant de la *substance grise* (*fig.* 36). Si on sectionne la moelle perpendiculairement à sa direction, on voit la substance grise en forme de deux virgules entourée par la substance blanche. La partie antérieure de cette substance grise ou *cornes antérieures* est essentiellement motrice. Les masses de substance blanche comprises entre les divers sillons sont autant de faisceaux nerveux qui font communiquer les divers étages de la moelle avec le cerveau. On distingue le faisceau antérieur, le faisceau latéral et le faisceau postérieur.

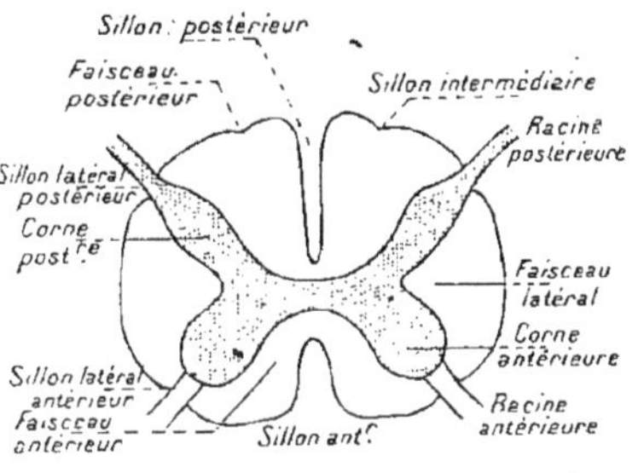

FIG. 36. — Coupe transversale de la moelle épinière.

De la substance grise de la moelle naissent les nerfs rachidiens par deux racines, une antérieure (motrice), l'autre postérieure (sensitive), qui se réunissent un peu avant d'arriver au trou de conjugaison de la colonne vertébrale,

2° **Bulbe rachidien.** — Le bulbe rachidien fait suite à la moelle épinière, dont il représente l'épanouissement. Il est recouvert en avant par la *protubérance annulaire*. Sa face postérieure, recouverte par le cervelet, constitue une région importante appelée *plancher du quatrième ventricule.*

3° **Cerveau.** — Le cerveau est le siège des centres des perceptions, des mouvements volontaires et des actes psychiques. Logé dans la boîte cranienne, il a la forme d'un ovoïde à face inférieure aplatie. Son poids, variable, est en moyenne de 1.150 grammes chez l'homme, de 995 grammes chez la femme (*fig.* 37).

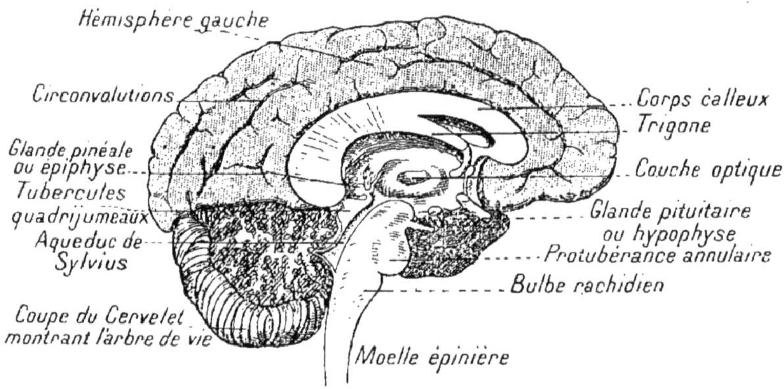

Fig. 37. — Coupe médiane de l'encéphale.

Outre son enveloppe osseuse, le cerveau est protégé par trois membranes appelées *méninges.*

Le cerveau est constitué par deux hémisphères qui sont réunis entre eux par les fibres transversales du *corps calleux.*

La surface du cerveau, lisse chez les animaux inférieurs, présente chez l'homme de nombreuses saillies dites *circonvolutions*, séparées par des dépressions dites *scissures*, qui ont permis de diviser le cerveau en diverses régions ou *lobes* qui sont : le *lobe frontal*, le *lobe pariétal*, le *lobe temporal* et le *lobe occipital* (ainsi dénommés à cause de leur voisinage avec les os correspondants du crâne).

La conformation intérieure du cerveau est complexe. Si on

enlève le corps calleux, on rencontre : sur la ligne médiane, une lame de substance blanche, le *trigone cérébral ;* de chaque côté, deux grandes cavités, les *ventricules latéraux*. Sous le trigone, une lame vasculaire qui loge dans sa partie postérieure la *glande pinéale*. Enfin, au-dessous encore, une troisième cavité médiane, le *ventricule moyen* ou *troisième ventricule*.

Le cerveau est composé comme la moelle : 1° de *substance blanche* constituée par des fibres nerveuses qui ne sont que la continuation des fibres de la moelle, de simples voies de transmission ; 2° de *substance grise*, qui est répartie à la surface des circonvolutions et à l'intérieur des hémisphères cérébraux en plusieurs noyaux dont les plus importants sont : le *corps strié* et la *couche optique*. La substance grise est constituée par des éléments nerveux dans lesquels s'élaborent les *actes conscients* et les manifestations intellectuelles.

4° **Cervelet.** — Le cervelet est une portion de l'encéphale qui occupe la partie inférieure et postérieure du crâne. Il se compose de trois lobes, un lobe moyen et deux lobes latéraux qui sont striés par une série de circonvolutions beaucoup plus fines que celles du cerveau. Comme ce dernier, le cervelet est constitué par de la substance blanche qui forme au centre du cervelet une masse volumineuse se ramifiant vers la substance grise corticale ; l'aspect arborescent de cette disposition lui a fait donner le nom d'*arbre de vie*.

Six gros cordons, les pédoncules cérébelleux, émanent de la substance blanche et mettent le cervelet en relation avec la masse encéphalique et avec le bulbe.

La physiologie du cervelet est encore peu connue ; on peut néanmoins avec quelque raison considérer cet organe comme un centre d'équilibration et de coordination des mouvements. Il établirait les relations nécessaires au fonctionnement de l'organisme entre la sensibilité et le mouvement.

Méninges. — Les méninges sont des membranes qui enveloppent la moelle épinière et l'encéphale. Elles forment une triple enveloppe la *dure-mère*, l'*arachnoïde* et la *pie-mère*.

La dure-mère est la membrane externe, elle est en contact direct avec la paroi osseuse qu'elle revêt d'une couche fibreuse et solide.

L'arachnoïde est une membrane séreuse dans laquelle on distingue deux feuillets. Entre le deuxième feuillet de l'arachnoïde et la pie-mère se trouve le *liquide céphalo-rachidien*. Il forme une sorte de manchon liquide autour de la substance nerveuse et il empêche qu'elle soit comprimée par l'ondée sanguine qui circule dans la matière cérébrale et la dilate à chaque pulsation ; ce n'est que le reflux du liquide céphalo-rachidien vers le canal rachidien qui, par l'espace laissé vacant, permet la dilatation des centres nerveux.

La pie-mère est une enveloppe très fragile, parcourue par de nombreux vaisseaux sanguins et qui s'insinue dans les anfractuosités de la surface du cerveau et de la moelle.

Organes périphériques. — Nerfs.

Les nerfs sont formés de fibres nerveuses : ce sont des cordons qui mettent les centres nerveux en relation avec les organes sensoriels d'une part, avec les muscles et les glandes de l'autre. Aussi prennent-ils naissance sur les centres nerveux ; d'après leur origine, ils se différencient en deux catégories : les *nerfs rachidiens* venant de la moelle épinière, les *nerfs craniens* issus du crâne.

Nerfs rachidiens. — Ils naissent par paires, de part et d'autre de la moelle épinière, et vont se ramifier dans les organes. Ils sont au nombre de 31 paires.

Chaque nerf naît par deux racines ; une *racine antérieure* qui est destinée à transmettre le mouvement et une *racine postérieure* qui conduit la sensibilité et qui forme un renflement appelé le *ganglion spinal*. Elles se réunissent dans le canal rachidien et forment un nerf *mixte*.

Nerfs craniens. — Les nerfs craniens émanent des diverses parties de l'encéphale. Ils sont au nombre de douze paires qui sont les nerfs : 1° olfactif; 2° optique; 3° moteur oculaire commun; 4° pathétique; 5° trijumeau; 6° moteur oculaire externe; 7° facial; 8° auditif; 9° glosso-pharyngien; 10° pneumogastrique; 11° spinal; 12° grand hypoglosse.

Parmi ces nerfs, les uns sont exclusivement *sensitifs* en ce sens qu'ils ne procurent que des sensations, et ces sensations varient avec chaque nerf; c'est ainsi que le nerf optique ne procure que des sensations lumineuses, le nerf acoustique des sensations auditives. D'autres nerfs sont essentiellement *moteurs* comme le nerf facial ou le grand hyplogosse.

Système du grand sympathique.

Le système sympathique se compose de deux séries d'appareils : 1° d'une double chaîne nerveuse située de chaque côté de la colonne vertébrale, présentant des renflements ganglionnaires; 2° d'une série de faisceaux intermédiaires reliant cette chaîne au système nerveux central d'une part et aux viscères d'autre part.

Ces ganglions nerveux ont une structure identique à la substance grise des centres nerveux.

Le système du grand sympathique est réservé aux fonctions de nutrition ou de la vie végétative.

Rôle de la moelle épinière. — La substance grise de la moelle épinière est constituée par des cellules nerveuses, qui sont autant de petits cerveaux et qui sont chargés de présider aux actes réflexes, c'est-à-dire aux actes inconscients; le réflexe, phénomène type des actes nerveux, débute par une excitation (soit, par exemple, une brûlure à la surface de la peau) transmise de l'endroit où elle est ressentie par le nerf centripète ou sensitif; le centre nerveux médullaire enregistre mécaniquement cette excitation et la transforme en sensation; il transmet alors un ordre de mouvement, dont le facteur est le nerf *centrifuge* ou moteur (d'où le mouvement instinctif de retirer la main). La moelle épinière est donc le *centre nerveux des mouvements réflexes inconscients.*

Par sa substance blanche, la moelle épinière joue un rôle de conducteur. Les fibres nerveuses qui constituent les cordons médullaires transmettent au cerveau l'impression du dehors (sensibilité, cordons postérieurs), ainsi que l'ordre du mouvement (motricité, cordons antérieurs).

Rôle de l'encéphale. — Le bulbe rachidien est une des parties essentielles de l'encéphale. Si l'on enfonce une épingle dans la partie centrale du bulbe, on provoque la mort immédiate ; cette région ou *nœud vital* correspond à la naissance du nerf pneumogastrique qui gouverne les battements du cœur et les mouvements respiratoires.

Les hémisphères cérébraux ont un double rôle : par la substance blanche, ils sont conducteurs ; par la substance grise, ils forment des centres nerveux. Ils sont le siège unique des phénomènes de perception et de volonté.

On considère habituellement le cerveau comme le siège de la pensée ; cette opinion coïncide avec les données anatomiques modernes, puisque l'aliénation mentale correspond à des lésions du cerveau : mais, s'il y a un rapport constant entre les troubles cérébraux et les anomalies physiologiques du cerveau, on ne peut localiser en aucun point précis la faculté de penser dans l'organe qui en paraît être le siège essentiel.

En résumé, le système nerveux est chargé de nous mettre en relation avec le monde extérieur en nous procurant les sensations variées qui nous renseignent sur le milieu dans lequel nous vivons, de façon à nous permettre de réagir pour la conservation de l'existence, en même temps qu'il met en relation les différentes parties de l'organisme, assurant ainsi la solidarité des fonctions.

V. — Organes des sens.

A part les sensations générales communes à la plupart des régions, l'organisme humain éprouve d'autres sensations, plus particulières, qui sont le résultat d'impressions enregistrées par des organes spéciaux. Ces sensations, qui peuvent être *visuelles*, *auditives*, *olfactives*, *gustatives* et *tactiles* sont procurées par l'*œil*, l'*oreille*, les *fosses nasales*, la *langue* et la *peau*. Elles forment les cinq sens qui sont, en allant du moins complexe au plus développé, le *toucher*, le *goût*, l'*odorat*, l'*ouïe* et la *vue*.

I. **Le toucher.** — Le sens du toucher nous fait connaître la forme, la dureté, la température des objets extérieurs. Il s'exerce à la surface de la peau, qui est formée de deux parties : 1° l'*épiderme*, qui est l'écorce ; 2° le *derme*, qui est la couche profonde (*fig.* 38).

L'*épiderme* est formé lui-même de deux couches : 1° une couche résistante extérieure dont les cellules renouvelées constamment se détachent en fines lames à mesure qu'elles meurent, c'est la *couche cornée* ; 2° la *couche de Malpighi*, plus profonde, qui a pour but de reformer les cellules de la couche précédente lorsqu'elles disparaissent. Ces cellules contiennent des pigments qui donnent sa couleur à la peau.

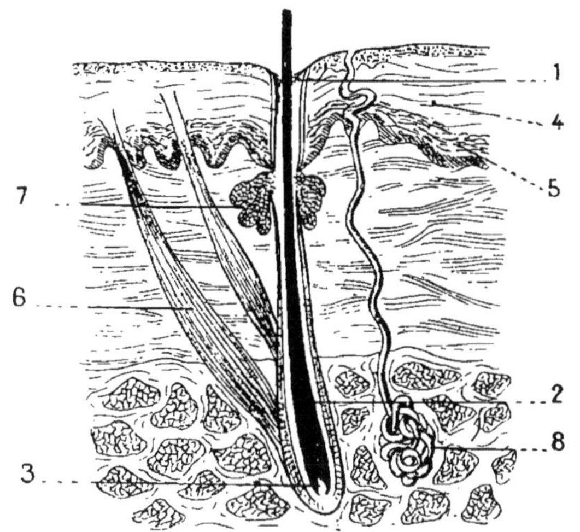

Fig. 38. — Coupe transversale de la peau.
1, tige d'un poil ; 2, la racine ; 3, bulbe épiderme; 5, couche de Malpighi ; 6, muscle redresseur du poil ; 7, glande sébacée ; 8, glande sudoripare.

Le *derme*, qui est séparé des plans musculaires sous-jacents par une mince couche de graisse et le *tissu conjonctif sous-cutané*, est lui-même constitué par un tissu très riche en fibres élastiques. Il comprend dans sa région superficielle des saillies régulièrement disposées appelées *papilles*, qui produisent sous l'épiderme les courbes concentriques et serrées qu'on peut remarquer à l'œil nu. Les papilles contiennent les unes des vaisseaux sanguins capillaires, les autres des terminaisons nerveuses.

Dans la partie profonde on trouve les *glandes sudoripares*, que nous connaissons déjà, et les *poils*.

Les poils sont des dépendances de l'épiderme qui ont leur racine dans le derme. Cette racine se renfle autour d'une papille dans laquelle viennent se ramifier des vaisseaux et des nerfs, pour former le *bulbe*. La tige du poil est la partie libre qui fait saillie à l'extérieur. De part et d'autre du poil se forment, aux dépens de l'épiderme, les *glandes sébacées* sécrétant un liquide spécial destiné à couvrir les poils et la peau d'une couche imperméable.

Les *ongles*, qui protègent l'extrémité des doigts, sont le résultat des transformations des cellules épidermiques de la couche de Malpighi. Ces cellules deviennent cornées et forment bientôt une lame dure.

Les filets nerveux se terminent dans le derme et forment les corpuscules du tact, qui affectent plusieurs formes et ont des attributions différentes. Les sensations tactiles développées dans ces corpuscules sont de plusieurs sortes; elles permettent d'apprécier la température, le poids, la forme et la nature des corps. En touchant un objet, la pulpe des doigts, très développée à leur extrémité, permet de reconnaître s'il est dur ou mou, rugueux ou lisse. La sensation de température est particulièrement déterminée par certaines régions telles que les joues et le dos de la main, car ces deux endroits sont très riches en terminaisons nerveuses spécialement sensibles à la chaleur.

II. **Le Goût.** — Le goût a pour organe la langue.

La langue est un organe très charnu et très mobile, libre en avant, fixé par sa base à *l'os hyoïde*. Un grand nombre de muscles la parcourent en lui permettant des mouvements dans tous les sens. La muqueuse qui la tapisse renferme de nombreuses *papilles*, les unes tactiles, les autres gustatives. Pour qu'elles exercent leurs fonctions, il faut d'abord que la substance introduite dans la bouche se dissolve ; ce rôle est dévolu à la *salive*.

Le goût est très nuancé, et l'on ne peut tenter d'établir l'énumération des diverses saveurs.

III. **L'odorat.** — Les fosses nasales forment une cavité ouverte en avant par les *narines* ; elles communiquent en arrière avec le pharynx. Séparées de la bouche par la *voûte palatine* et du crâne par l'*ethmoïde*, elles sont partagées en deux moitiés symétriques par une cloison osseuse dans sa partie postérieure et cartilagineuse dans sa partie antérieure.

Les parois des fosses nasales présentent trois replis osseux appelés *cornets*, qui augmentent la surface interne des fosses nasales. Ils délimitent des espaces correspondants à chacun d'eux et qu'on appelle *méat supérieur*, *méat moyen* et *méat inférieur*.

Les fosses nasales sont tapissées par la *membrane pituitaire*, de nature muqueuse, divisée en deux régions : 1° la région inférieure respiratoire, renfermant des glandes d'aspect rouge et munie de cils vibratiles ; 2° la région supérieure olfactive, formée de cellules en communication avec les fibres nerveuses : ce sont les *cellules olfactives*. Cette région reçoit, en effet, les impressions olfactives, tandis que la région respiratoire a pour fonction d'échauffer l'air inspiré.

Pour que l'odeur d'un corps soit enregistrée et décomposée, il faut que des particules se détachent du corps, viennent au contact du liquide qui humecte la pituitaire et s'y dissolvent. C'est pourquoi une sorte d'aspiration s'effectue dans l'acte de flairer.

IV. **L'ouïe.** — L'oreille est l'organe destiné à recevoir les vibrations sonores émanées des corps, à les transmettre et enfin à les enregistrer. D'après ce triple rôle, on peut diviser l'oreille en trois parties correspondantes :

1° L'*oreille externe*, qui reçoit les sons ;

2° L'*oreille moyenne*, qui les transmet ;

3° L'*oreille interne*, organe de réception communiquant avec les centres nerveux par le nerf auditif.

Ces deux dernières parties sont logées dans la partie du temporal appelée *rocher*.

Oreille externe. — Elle comprend le *pavillon* et le *conduit auditif externe*.

Le pavillon est un cornet de nature cartilagineuse ; il ressemble à un entonnoir formant des sillons ; la partie inférieure est constituée par un lobule de tissu adipeux.

Le conduit auditif externe est d'abord cartilagineux, puis osseux à mesure qu'il s'enfonce dans l'intérieur de la tête ; en arrière, il est fermé par la *membrane du tympan* et la peau qui le recouvre sécrète le *cérumen*, substance jaunâtre et graisseuse qui a pour but d'arrêter les poussières.

Oreille moyenne. — L'oreille moyenne est une cavité creusée dans l'épaisseur même du *rocher*. Le tympan la sépare de l'oreille externe, la *fenêtre ovale* et la *fenêtre ronde* la font communiquer avec l'oreille interne ; elle débouche dans les fosses nasales par la *trompe d'Eustache*, qui est un conduit ayant pour but d'établir une communication entre l'atmosphère extérieure et la caisse du tympan ; il équilibre donc la pression.

La membrane du tympan est très mince ; elle est reliée à la fenêtre ovale par quatre petits os articulés les uns sur les autres ; ce sont : 1° le marteau, qui s'appuie sur le tympan ; 2° l'enclume ; 3° l'os lenticulaire ; 4° l'étrier, qui vient s'appuyer sur la fenêtre ovale. Les petits osselets sont mus par des muscles spéciaux, d'abord le *muscle du marteau*, attaché à l'une de ses extrémités sur le marteau et par l'autre sur la caisse du tympan, ensuite *le muscle de l'étrier ;* ils ont pour but : le premier de tendre, le second de relâcher la membrane du tympan (*fig.* 39).

Oreille interne. — L'oreille interne a une forme très compliquée ; elle communique avec l'oreille moyenne par la fenêtre ronde et la fenêtre ovale, avec le crâne par le *conduit auditif* interne où vient aboutir le *nerf auditif*.

On la divise en trois parties : 1° le vestibule ; 2° les canaux semi-circulaires ; 3° le limaçon.

1° *Le vestibule.* — Le vestibule forme une espèce de sac qui communique avec l'oreille moyenne par la fenêtre ovale.

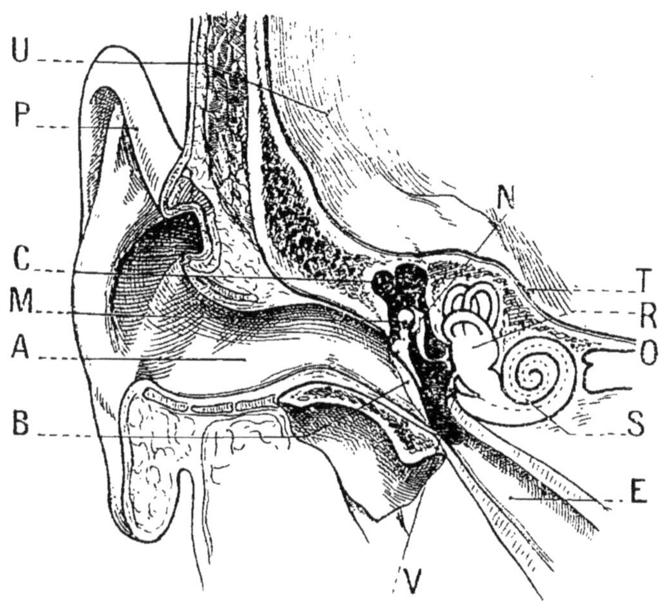

FIG. 39. — Coupe demi-schématique de l'appareil auditif.

A. conduit auditif externe ; B. membrane du tympan ; C, caisse du tympan ; E. trompe d'Eustache ; M. marteau ; N, enclume ; O. étrier ; P. pavillon ; R. vestibule ; S, limaçon ; T, canaux semi-circulaires ; V. fenêtre ronde ; U, cavité crânienne.

Il est divisé par un rétrécissement en deux parties, l'*utricule* et le *saccule*, dans lesquelles se trouvent des cellules munies d'un cil vibratile flottant dans un liquide nommé *endolymphe ;* elles communiquent avec les terminaisons nerveuses du nerf auditif.

2° Les *canaux semi-circulaires* sont au nombre de trois, le premier disposé selon un plan horizontal, les deux autres sur un plan vertical. Les canaux semi-circulaires débouchent dans l'utricule, où ils viennent aboutir en extrémités renflées. Ces terminaisons présentent une saillie formée de cellules en rapport avec les fibres acoustiques.

3° Le *limaçon* a la forme d'une spirale. Il est partagé par la lame spirale en deux canaux : le premier ou *rampe vestibulaire* arrive au saccule, le deuxième ou rampe *tympanique* arrive à la fenêtre ronde. La lame spirale, qui joue le rôle d'une cloison, est d'abord osseuse, puis membraneuse. Cette région membraneuse, appelée membrane basilaire, est formée de fibres élastiques qui sont tendues comme des cordes entre la lame spirale et la paroi du limaçon. La rampe tympanique n'offre rien de particulier. La rampe vestibulaire contient les *organes de Corti*, constitués par des piliers qui supportent les *cellules auditives* en rapport direct avec les ramifications des fibres du nerf auditif.

Le *nerf auditif* arrive dans le rocher par le canal auditif interne, se divise aussitôt en quatre branches : la première va au limaçon, les trois autres vont au saccule, à l'utricule, aux ampoules des canaux semi-circulaires.

Mécanisme de l'audition. — Le pavillon reçoit les vibrations, les recueille, les dirige vers l'oreille moyenne ; le tympan entre en vibration, et transmet les sons à l'oreille interne par la chaîne des osselets. Mais l'appareil essentiel de l'audition est l'oreille interne ; elle les enregistre et distingue leur nature. C'est l'endolymphe qui reçoit les sons, qui fait vibrer les *taches acoustiques* et les organes de Corti. Le nerf auditif transmet à son tour ces vibrations à l'encéphale.

Dans le mécanisme de l'audition, le rôle accessoire est joué par le pavillon, le tympan, la chaîne des osselets : ces divers organes enlevés ou détruits, l'audition persiste, bien que très affaiblie ; mais dès que l'oreille interne subit le moindre accident, la surdité est complète. Cette partie de l'oreille joue donc un rôle essentiel.

V. **Appareil de la vision.** — L'appareil de la vision comprend : 1° un organe principal, le *globe oculaire*, qui est contenu dans une cavité de la face appelée orbite ; 2° des organes annexes (*fig.* 40).

Globe oculaire. — Le globe oculaire est un organe à peu

près sphérique, formé par une série de membranes et par des milieux transparents.

Les membranes sont, en allant de l'extérieur à l'intérieur :

1° La *sclérotique*, membrane blanche et résistante constituée par un tissu compact qui forme un fourreau complet à l'œil et au nerf optique. A sa face antérieure, la sclérotique paraît percée d'un trou circulaire, fermé par la *cornée*, membrane fine, transparente, bombée. Derrière la cornée on peut aper-

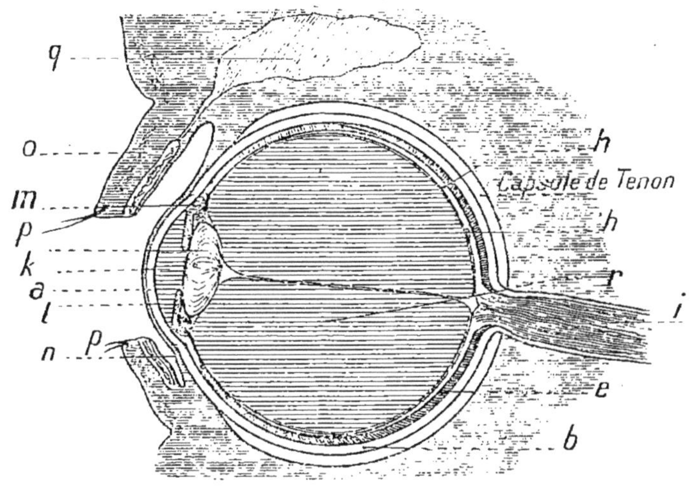

Fig. 40. — Coupe de l'œil.

a, cornée : *b*, sclérotique : *c*, choroïde ; *h*, rétine : *i*. nerf optique ; *k*, humeur aqueuse ; *l*, iris ; *m*, procès ciliaires ; *n*, conjonctive oculaire ; *o*, paupière ; *p*, cils ; *r*, corps vitré.

cevoir par transparence l'*iris*, sorte de diaphragme coloré de teintes différentes suivant les individus et percé au centre d'un trou appelé *pupille*. Des fibres musculaires spéciales dilatent ou resserrent l'iris et régularisent ainsi l'entrée des rayons lumineux dans l'œil.

2° *La choroïde*. — La sclérotique est doublée intérieurement par une membrane renfermant en abondance un pigment noir ; c'est la *choroïde*, qui joue le rôle d'une chambre noire.

3° *La rétine*. — La rétine est la membrane interne de l'œil ; c'est la plus essentielle de toutes, elle est constituée par le prolongement et l'épanouissement du nerf optique sur toute la surface interne de l'œil ; au fond de l'œil, dans le prolongement de l'axe optique, se trouve la *tache jaune*. A ce niveau, où elle est le plus mince, la rétine est particulièrement sensible aux impressions lumineuses.

Les milieux de l'œil sont :

1° L'*humeur aqueuse*, liquide ayant l'aspect et la consistance de l'eau qui est contenue entre la cornée transparente et l'iris ;

2° Le *cristallin*, organe transparent et incolore, ayant une consistance gélatineuse et la forme d'une lentille biconvexe ;

3° Le *corps vitré*, masse transparente, moins résistante que le cristallin, contenu dans une membrane appelée *hyaloïde*.

Annexes du globe oculaire. — 1° *Parties protectrices.* — L'œil est protégé en avant par deux replis de la peau, les *paupières*, dont le bord est frangé de poils, les *cils*, qui arrêtent les poussières. Au-dessus sont les *sourcils*, arcade de poils qui a pour but de protéger l'œil contre les sueurs qui proviennent du front.

Les paupières sont constituées : 1° par la peau ; 2° par une membrane cartilagineuse ; 3° par un muscle dont les contractions rapprochent les paupières l'une de l'autre : c'est l'orbiculaire ; 4° par les glandes lacrymales qui sécrètent un liquide, les *larmes* ; 5° par une membrane muqueuse, la *conjonctive*, qui se replie, passe devant l'œil et qui est transparente.

2° *Parties motrices.* — Les organes essentiels des mouvements membreux de l'œil dans tous les sens sont les muscles de l'œil au nombre de six dont les contractions relèvent l'œil, l'inclinent vers le bas, le dirigent de côté, etc.

3° *Parties sécrétrices.* — Les parties sécrétrices sont constituées par les glandes lacrymales, qui sécrètent les larmes ; elles sont situées dans l'angle interne de l'orbite ; et leur structure est identique à celle des glandes salivaires. Les larmes sont constituées par du chlorure de sodium en dissolution dans l'eau. Le liquide recueilli dans plusieurs canaux se déverse dans le repli supérieur de la conjonctive à l'aide des mouvements des paupières, il se répand sur toute la surface de cette membrane. Si les larmes sont en excès, les points lacrymaux (situés dans les coins intérieurs de l'œil) les conduisent par les deux conduits lacrymaux dans le sac lacrymal, et de là dans le *canal nasal*.

Mécanisme de la vision. — L'œil fonctionne à la manière d'une véritable chambre photographique. Le diaphragme serait présenté par l'iris, dont l'ouverture est variable et ne laisse passer par l'orifice pupillaire que la quantité de rayons lumineux nécessaire à la vision nette des objets extérieurs. Les milieux de l'œil forment un appareil de réfraction ; mais, pour que cet appareil amène sur la rétine même l'image nette des objets qui peuvent être à des distances variables, il faut une adaptation pour chacune de ces distances. Cette adaptation se produit par un changement de forme du cristallin qui augmente ou diminue de convexité. On nomme *accommodation* ce pouvoir d'adaptation du cristallin.

Dans un œil normal, ou *emmétrope*, l'image d'un objet placé à l'infini se fait sur la rétine, le cristallin ayant sa courbure normale (*fig.* 41 A.) ; lorsque l'objet est placé près de l'œil, entre

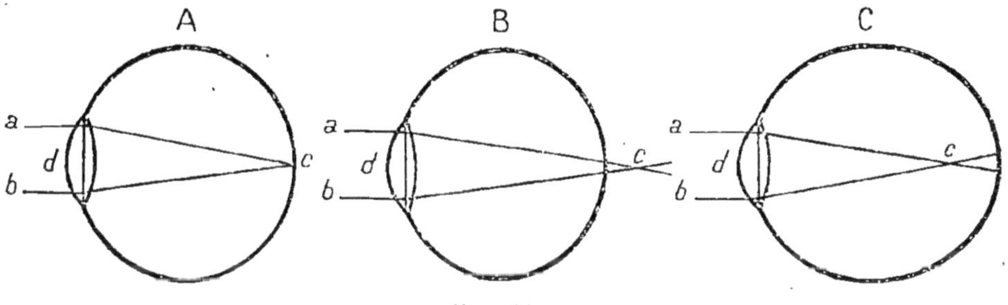

FIG. 41.

A, œil normal ; B, œil hypermétrope (trop court) ; C, œil myope (trop long).

70 et 15 centimètres, l'œil est obligé *d'accommoder* pour que l'image continue à se former sur la rétine ; à partir de 15 centimètres, le cristallin ayant atteint son maximum de courbure, l'image n'est plus perçue nettement parce qu'elle se forme derrière la rétine.

Cette faculté accommodatrice du cristallin diminue avec

l'âge et la vision n'est plus distincte pour les distances courtes. Aussi les personnes âgées sont-elles obligées de reculer à 70 centimètres le livre qu'elles lisent pour distinguer les caractères d'imprimerie. On corrige cette infirmité, appelée *presbytie*, par l'emploi de verres biconvexes qui se substituent aux fonctions affaiblies du cristallin et font converger les rayons lumineux.

L'œil *myope* est un œil trop convergent, généralement parce qu'il est trop long et l'image des objets éloignés se forme en avant de la rétine (*fig.* 41 C.). Des verres biconcaves font diverger les rayons lumineux et ramènent l'image sur la rétine.

L'œil *hypermétrope* est un œil dont l'axe est trop court, de sorte que les images se forment en arrière de la rétine (*fig.* 41 B.). On corrige cette anomalie par des lentilles biconvexes qui font converger les rayons lumineux.

L'astigmatisme est une anomalie de la vision résultant des inégalités de courbure du globe de l'œil, de la cornée en particulier, et que l'on corrige par des verres cylindriques.

Rôle du nerf optique. — La rétine est constituée par une série d'éléments en forme de cônes ou de bâtonnets qui reçoivent les impressions lumineuses ; ces impressions sont transportées par les fibres nerveuses jusqu'au cerveau, où elles sont transformées en sensations visuelles.

PREMIÈRE PARTIE

HYGIÈNE GÉNÉRALE

CHAPITRE PREMIER

HYGIÈNE DE L'ALIMENTATION

1. — L'eau. — Ses altérations. — Eaux potables. Eaux contaminées. — Purification.

L'eau est un liquide indispensable à la vie ; elle entre en effet pour les deux tiers environ dans la constitution de nos tissus et de nos organes. Non seulement c'est la plus agréable des boissons et la plus saine, mais elle constitue un aliment de première nécessité ; grâce à elle, nos tissus conservent toujours l'hydratation qui leur est nécessaire : la sensation de la soif tient précisément à la diminution de la proportion de l'eau dans l'organisme. De plus, par les sels minéraux qu'elle contient en dissolution, elle apporte aux tissus des éléments dont ils ont besoin. Le sel marin qui existe dans la plupart des eaux potables ajoute à leur digestibilité. Les phosphates et carbonates de chaux contribuent au développement et à l'entretien du squelette. Le bicarbonate de chaux, le sulfate de chaux et les sels de magnésie activent la digestion intestinale en favorisant la sécrétion du suc intestinal.

Un liquide aussi précieux, aussi indispensable, puisqu'on peut le considérer comme l'aliment de première nécessité, doit cependant remplir, pour apporter à l'organisme un secours absolument efficace, des conditions telles qu'il ne puisse en même temps servir de véhicule à des éléments inutiles et dangereux ou à des germes de maladies.

Eaux potables.

Toutes les eaux ne remplissent pas ces conditions, et, sans rien préjuger dès à présent sur les dangers des eaux malsaines, nous pouvons poser le principe que les seules eaux pouvant être absorbées sans danger sont les eaux que leur irréprochable qualité fait considérer comme des eaux potables, c'est-à-dire comme des eaux propres à la consommation.

Pour qu'une eau soit potable, il faut qu'elle présente des caractères très particuliers qui sont en quelque sorte la garantie de sa pureté; ces caractères sont d'ordre physique, d'ordre chimique et d'ordre bactériologique.

Caractères physiques. — Pour qu'une eau soit potable, il faut qu'elle soit *limpide*, c'est-à-dire qu'elle ne contienne pas de matières en suspension, qu'elle soit *incolore* (une eau qui est trouble et colorée, même imperceptiblement, doit être rejetée comme douteuse, puisqu'elle contient en suspension des matières qui peuvent être nocives ou toxiques). Il faut qu'elle soit *fraîche, de 8 à 15°, sans odeur ni saveur*, l'impression agréable qu'elle produit résultant moins de la saveur que de la satisfaction du besoin de la soif. Il faut qu'elle soit imputrescible, c'est-à-dire qu'abandonnée à elle-même surtout dans des récipients fermés, elle puisse rester plusieurs jours sans odeur désagréable. Il faut enfin qu'elle soit aérée, c'est-à-dire qu'elle contienne de l'air en dissolution sinon elle est lourde et indigeste.

Caractères chimiques. — L'eau peut avoir toutes les qualités physiques que nous venons d'énumérer, et malgré cela ne pas être propre à la consommation ; elle peut contenir en dissolution des éléments anormaux ou même simplement des éléments normaux en quantité exagérée et cela sans que le sens du goût puisse nous avertir. Sa consommation habituelle ou même accidentelle peut impressionner désagréablement l'organisme et même favoriser le développement dans l'intestin de diverses maladies.

On dit qu'une eau est *dure* lorsqu'elle contient une trop grande quantité de sels calcaires. Lorsque la proportion de ces sels est élevée, on a une eau laissant à l'évaporation un résidu abondant, se prêtant mal au savonnage par suite de la formation de savons calcaires insolubles et cuisant mal les légumes.

On révèle la présence de ces sels dans l'eau par l'hydrotimétrie, opération qui consiste à traiter l'eau soumise à l'analyse par une solution alcoolique de savon. On appelle *degré hydrotimétrique* d'une eau, la quantité de savon nécessaire pour faire mousser une certaine quantité d'eau. Le degré hydrotimétrique d'une eau potable ne doit pas dépasser 36.

Lorsque l'eau contient en trop grande quantité des sels de soude et de magnésie, (sulfates), elle provoque une irritation et une congestion exagérée de l'intestin qui se manifeste par des douleurs vives, des coliques, et une abondante sécrétion de suc intestinal. On dit alors qu'elle est *purgative*.

Toutes les eaux renferment plus ou moins de chlorure de sodium ; mais, lorsque la proportion de chlorures dans une eau devient trop élevée pour qu'on ne puisse l'expliquer par la composition normale des terrains d'où elle provient ou qu'elle a traversés, on peut considérer à bon droit cette eau comme contaminée par des déjections animales ou humaines, par des urines ou des eaux ménagères. Il est donc indispensable de doser exactement le chlore. Si en même temps il y a beaucoup d'ammoniaque, de nitrites, de nitrates ou de sulfates, c'est que l'eau est défectueusement captée. C'est ce qui arrive pour les eaux provenant de nappes superficielles s'étendant sous des lieux habités.

Une petite quantité de matière organique existe toujours dans l'eau. Elle provient de la dissolution des matières albuminoïdes végétales ou animales dont se charge l'eau au contact du sol, surtout si elle ne les abandonne pas en filtrant à une assez grande profondeur. La matière organique animale devient un véritable danger, parce qu'elle implique la présence de résidus pouvant s'accompagner de germes pathogènes ; lorsque ces débris animaux sont en proportion considérable, ils peuvent exercer une influence fâcheuse sur la composition du milieu intestinal. On évalue ces substances en se basant sur la quantité d'oxygène que ces matières enlèvent au permanganate de potasse. Chaque fois que le chiffre d'oxygène ainsi absorbé par les matières organiques dépasse 1 milligramme, on peut considérer l'eau comme suspecte.

Caractères bactériologiques. — C'est surtout en ce qui concerne l'eau que les découvertes de la bactériologie, science qui s'occupe des infiniment petits, ont révolutionné l'hygiène de cet élément. L'analyse bactériologique doit toujours accompagner l'analyse chimique, et quiconque cherchera à consommer ou à faire consommer de l'eau pure et saine devra se livrer à une recherche minutieuse des bactéries que contient l'eau qui lui est présentée.

Les travaux de Chantemesse et Widal sur les relations existant entre la fièvre typhoïde et l'eau potable ont démontré que, pour les maladies les plus graves et les plus fréquentes, c'était l'eau qu'il fallait incriminer. On a reconnu que le principe nocif n'était pas une substance chimique, mais bien un être vivant, un infiniment petit, un *microbe*.

Des microbes. — On entend par *microbes* des êtres inférieurs dont le microscope a révélé l'existence dans une foule de milieux et qui sont les agents de la fermentation, de la putréfaction et des maladies contagieuses.

Ce sont des végétaux microscopiques mesurant de 1 à 3 millièmes de millimètre qui sont constitués par une seule cellule, qui tantôt sont isolés, tantôt réunis en filaments, en chaînettes ou en grappes.

Leur développement a lieu de deux façons : 1° par *scissiparité*, c'est-à-dire par fragmentation du microbe en deux parties, qui deviennent elles-mêmes deux nouveaux microbes ; 2° par *spores*, c'est-à-dire par bourgeonnement.

Ils affectent des formes variées dont les plus fréquentes sont :

Les *bacilles* ou bactéries en forme de bâtonnets : *bacille de la tuberculose*, *bacille d'Eberth* (fièvre typhoïde), *colibacille*, etc., etc.

Les *cocci*, de forme arrondie ayant au microscope un aspect punctiforme (*streptocoque*, *staphylocoque*, *pneumocoque*, etc).

Les recherches de Pasteur ont établi que, pas plus que les autres espèces animales ou végétales plus élevées en organisation, les microbes n'étaient susceptibles d'apparaître par génération spontanée ; elles ont démontré en même temps leur abondance dans l'atmosphère et plus encore dans les poussières qui se déposent à la surface des objets. Cette notion est de première importance, elle permet d'expliquer des phénomènes restés longtemps obscurs, la putréfaction de la viande, la contamination des eaux, la fermentation des milieux sucrés. Apportés par l'air ou par les divers contacts avec les milieux ambiants, les microbes se développent à condition que ce milieu soit favorable à leur développement. C'est ce qui arrive pour l'eau,et c'est ce qui explique la propagation rapide des maladies infectieuses par ce liquide. La plupart des microbes ont une affinité réelle pour l'oxygène libre, sans lequel ils ne sauraient se développer, ce sont les *aérobies*. D'autres, au contraire, sont tués par cet agent, ce sont les *anaérobies*.

Les microbes résistent victorieusement à un froid intense ; par contre tous sont tués par la chaleur à des limites variables; la température de 100° suffit pour la plupart, aucun ne résiste à 150°. Par contre les températures intermédiaires de 35° à 40° favorisent leur développement. Il n'est pas étonnant de voir les maladies microbiennes éclore en été avec une violence extrême, en raison de la facilité avec laquelle pullulent, pendant cette saison, les microbes restés à l'état de simple vie végétative pendant les rigueurs de l'hiver.

Les microbes agents de maladies infectieuses, les seuls qui nous intéressent ici, se multiplient dans l'organisme comme dans un milieu de culture. Ils se développent suivant leur espèce dans telle région qui leur est favorable. Le bacille d'*Eberth*, en particulier, pullule dans l'intestin, et l'on conçoit combien les dangers de propagation par les déjections humaines sont graves si l'on songe avec quelle facilité l'eau de boisson peut être contaminée par elles.

Analyse bactériologique des eaux. — L'analyse bactériologique, qui ainsi que nous l'avons dit doit nécessairement compléter l'analyse physique et l'analyse chimique, a pour but de mettre en évidence d'abord le nombre des microorganismes contenus dans un volume déterminé d'eau, 1 centimètre cube par exemple : en ce cas elle est quantitative ; en second lieu, de séparer les unes des autres les différentes espèces microbiennes et de les déterminer spécifiquement : c'est l'analyse qualitative.

Il est aussi intéressant de connaître l'espèce des microbes pathogènes, auxquels on doit la pollution de l'eau, que de savoir si ces microbes y existent en plus ou moins grande quantité.

Eaux contaminées.

Tous les microbes qui vivent dans l'eau ne sont pas pathogènes, la plupart même sont inoffensifs. Toutefois, lorsque dans une eau on constate la présence en grand nombre de microorganismes non pathogènes, il est prudent de considérer cette eau comme suspecte, même en l'absence de germes infectieux ; l'abondance des microbes indique un milieu de culture extrêmement favorable au développement des bactéries.

Pour donner une idée du nombre de germes que l'on peut trouver dans les eaux d'origines diverses ou de conditions différentes, voici quelques chiffres qui ne doivent d'ailleurs être considérés que comme donnant des moyennes.

Eaux examinées	Nombre de microbes par centimètre cube
Eau de source à Francfort-sur-Mein.......	0
Les mêmes après les pluies...............	40 à 60
Eau de pluie, Montsouris.................	4
— intérieur de Paris.........	18
Puits bien faits.........................	140 à 160
— mal faits ou mal tenus.............	3.300
Eau du golfe de Naples, près d'un égoût...	300.000
Eau de Seine en amont de Paris..........	30 à 40.000
— après Paris................	2.800.000

On voit d'après ce tableau que le voisinage des lieux habités, et d'une façon générale toutes les relations avec la surface du sol, sont les causes essentielles de la pollution des eaux dont l'homme dispose.

Au point de vue des espèces pathogènes que peut contenir l'eau de boisson, il importe de savoir que les espèces les plus dangereuses que contient l'eau sont les germes de la fièvre typhoïde, de la dysenterie et du choléra.

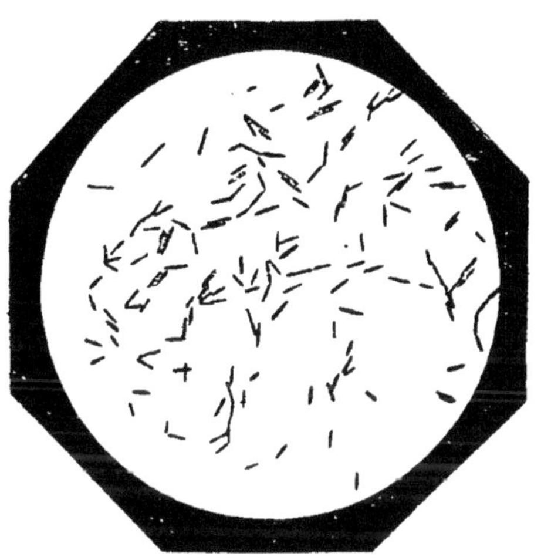

Fig. 42. — Bacille typhique.

La *fièvre typhoïde* est une affection grave et très fréquente en France, où elle fait chaque année des victimes très nombreuses.

Elle est due à la présence dans l'intestin des malades d'un microbe appelé *bacille d'Eberth* ou *bacille typhique* (*fig.* 42). L'homme contracte cette maladie en introduisant dans l'intérieur de son tube digestif ce germe qui y pullule. Les déjections des malades en contiennent une quantité prodigieuse, et, si l'eau de boisson est contaminée soit par le lavage des linges des typhiques, soit par les infections ou les infiltrations, la maladie se propage et l'eau ainsi souillée donne naissance à de terribles épidémies.

Le *choléra* a pour cause un microbe appelé à cause de sa forme *bacille virgule* (*fig.* 43). Ce germe procède comme celui de la fièvre typhoïde, et les modes de contagion sont identiques.

Le germe de la *dysenterie*, qui produit rapidement la putridité de l'eau, occasionne lui aussi des troubles intestinaux très graves, surtout dans les pays chauds où l'on boit davantage d'eau et où la chaleur favorise le développement des germes.

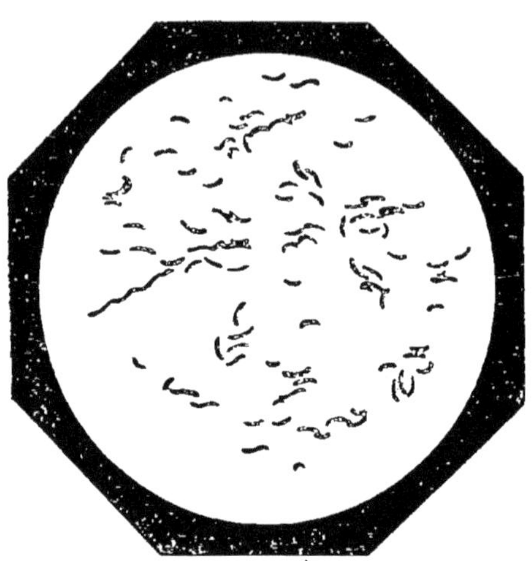

Fig. 43. — Bacille du choléra.

Il existe une autre espèce, le *coli-bacille*, qui existe normalement dans l'intestin de l'homme et dans certaines espèces animales. Sa présence témoigne régulièrement d'une contamination par les déjections, et de ce fait l'eau qui le contient peut devenir extrêmement dangereuse d'un moment à l'autre.

En résumé, si l'on a affaire à une eau contenant un grand nombre de microbes, même non pathogènes, il faut la considérer comme suspecte, puisque la pullulation de ces germes dénote un milieu favorable à leur développement. Si on constate la présence de bacilles malfaisants comme ceux que nous avons cités, ou même simplement du coli-bacille, il faut la rejeter comme impropre à l'alimentation.

Parasites. — Les eaux peuvent aussi renfermer, à part les microbes, et sous formes d'œufs, de larves ou d'embryons, des êtres capables de vivre et de se développer dans l'organisme humain s'ils sont absorbés avec les eaux de boisson ; ce sont les *larves* d'*ascarides*, de *lombrics*, de *tœnias*, d'*échinocoques*, qui pullulent dans l'intestin, donnent naissance à des troubles intestinaux, quelquefois à une anémie profonde et dans certains cas même, *peuvent amener la mort*. Ces œufs proviennent des déjections humaines ou animales et ont été entraînés par les eaux de pluie dans les eaux des rivières. Lorsque leur présence est constatée, il importe de rejeter ces eaux comme impropres à la consommation.

Origine des eaux de boisson. — Les eaux utilisées pour la boisson sont : les eaux de source, de rivières, de puits, de citernes.

Eaux de source. — Les eaux de source proviennent des eaux météoriques (eaux des pluies, des neiges et des glaces). Elles sont certainement parfaites si les couches géologiques qu'elles traversent ne les ont pas altérées. Elles peuvent, en effet, dissoudre une partie des sels minéraux; celles des terrains crétacés, par exemple, deviennent calcaires. Par contre, elles subissent une épuration parfaite si les couches de terre qu'elles traversent sont assez épaisses ; elles abandonnent les souillures dont elles ont pu se charger à la surface : les germes sont retenus, l'eau seule passe.

Il ne faut pas considérer comme eaux de source proprement dites les eaux dites *vauclusiennes*, qui, à l'exemple de la fontaiue de Vaucluse, ne sont que des eaux de rivière transportées dans un lit caché sous terre, mais qui ne sont ni filtrées ni épurées par le passage à travers les couches du sol.

L'eau de source proprement dite offre des garanties sincères au point de vue bactériologique ; elle a de plus l'avantage d'être très fraîche en été, de ne pas être trop froide en hiver.

Il est très important de veiller à ce que les eaux de source ne soient pas souillées à la source même, et il est indispensable de prendre garde qu'il ne soit installé dans ses environs ni cabinets d'aisances, ni tas de fumier, ni lavoirs, car l'épaisseur du sol pourrait être parfaitement insuffisante pour protéger l'eau contre les infiltrations d'engrais ou de déjections humaines.

Les eaux de source doivent être choisies de préférence pour l'approvisionnement des villes. Leur température et leur composition sont généralement, en effet, constantes; elles s'aèrent suffisamment pendant le trajet, et sont moins exposées que les autres aux causes d'impuretés. Il importe de capter l'eau de la source avec un grand soin, de la canaliser avec des tuyaux absolument étanches dont les joints soient obturés avec un enduit imperméable, sinon on s'expose à avoir une eau qui, primitivement pure, arrive contaminée à l'endroit où elle doit être consommée.

Eaux de rivière. — Les eaux des fleuves et des rivières ont l'avantage d'être fraîches et aérées, puisqu'elles sont courantes.

Elles constituent une boisson excellente tant qu'elles n'ont pas reçu dans leur lit les impuretés de toutes sortes qu'y déversent les grandes agglomérations urbaines. Les égouts viennent s'y jeter, les lavoirs y ajoutent les impuretés des linges sales, les usines y déversent, et souvent en grande quantité, des produits toxiques. Les matières en suspension deviennent tellement nombreuses que l'eau prend un aspect boueux qui inspire une réelle répugnance. Il est vrai que pendant le long trajet qui sépare les villes, les impuretés ont le temps de se déposer et de se fixer dans le fond des rivières; malheureusement cette purification relative devient tout à fait insuffisante lorsque l'eau reçoit à chaque agglomération de nouvelles souillures.

Eaux de puits. — Les eaux de puits comportent deux variétés : 1° les eaux de puits superficielles; 2° les eaux de puits profondes, c'est-à-dire situées sous une couche de terrain imperméable.

Les eaux de puits superficielles sont le plus souvent infectées par le voisinage de fosses d'aisances, de fosses à fumier ou d'égouts (*fig.* 43 *bis*).

Les puits qui alimentent les fermes et les maisons de la campagne sont, en effet, construits le plus souvent près des bâtiments d'exploitation et des dépendances qu'ils comportent, aussi reçoivent-ils, avec les infiltrations des eaux de pluie, les matières organiques éparses sur le sol ou dans son épaisseur.

Les eaux de pluie profondes sont celles qui proviennent de nappes situées à une grande profondeur et isolées de la surface du sol et des couches superficielles par une couche imperméable séparant les deux nappes. On conçoit que, dans ces

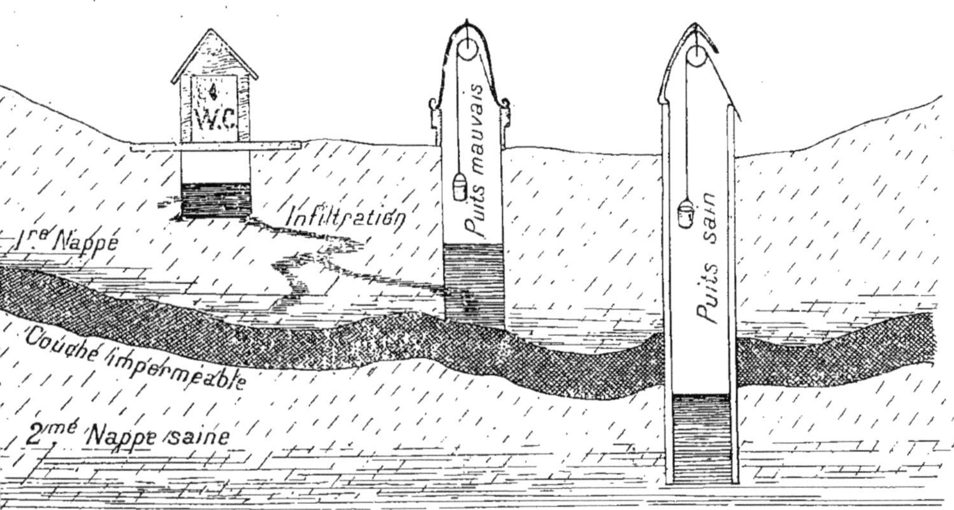

Fig. 43 *bis*. — Deux types de puits.

conditions, la couche d'eau qui alimente ce puits est parfaitement pure et à l'abri des souillures provenant de la surface. Si les parois du puits sont parfaitement étanches, on peut être certain de la qualité de cette eau (*fig. bis*).

Pour éviter l'infection des eaux par les infiltrations latérales, il importe que les parois du puits soient parfaitement étanches et bien cimentées. On évitera que l'eau de la surface se déverse dans le puits par une margelle élevée et une couverture convenable mettra l'eau à l'abri des poussières de l'air. Pour éviter l'infiltration des eaux, il faudra, si le sol n'est pas suffisamment dense, l'enduire de béton sur une large surface autour du puits.

Eaux de citerne. — L'eau de citerne provient des eaux de

pluies recueillies sur la surface des toits. Celles des villes contiennent beaucoup de matières organiques qui s'y trouvent en suspension et surtout de l'ammoniaque. Elles contiennent également beaucoup de poussières et de microbes dangereux dont elles se sont chargées en passant sur les toits. De plus elles dissolvent le plomb des toitures et des gouttières, et peuvent occasionner des empoisonnements. Lorsqu'elles sont recueillies avec précaution, sur des toitures de zinc ou des tuiles tenues très propres, lorsqu'elles sont reçues dans des citernes en maçonnerie ou en ciment parfaitement étanches, vidées et désinfectées à de courts intervalles, les eaux de pluie constituent une réserve d'eau de saveur très agréable et qui peut rendre de grands services, surtout dans les pays où les sources sont rares ou de faible débit.

Eaux stagnantes. — Les eaux des marais, des étangs et des lacs sont généralement mauvaises, elles ont une saveur saumâtre particulièrement désagréable, elles sont riches en matières organiques, sont constamment souillées par les immondices de la rive. Comme elles ne se renouvellent pas, la putréfaction de toutes ces matières donne naissance à des gaz qui leur communiquent une odeur nauséabonde et repoussante. Il est bon de ne boire ces eaux qu'après les avoir purifiées, car, à part les inconvénients que nous venons de citer, elles contiennent souvent soit de petites sangsues qui peuvent se fixer dans l'arrière-bouche et occasionner des hémorragies, soit des germes comme ceux de la dysenterie, qui, nous l'avons déjà dit, se propagent avec une extrême facilité dans les eaux en putréfaction.

Purification des eaux de boisson.

Nous connaissons maintenant les origines diverses des eaux susceptibles de pouvoir être employées comme eaux de boisson. Il résulte de cette revue rapide que l'eau de source, seule et à la condition expresse qu'elle ne soit pas infectée à origine et qu'elle soit captée et canalisée d'une façon irréprochable, peut être utilisée sans inconvénient pour la santé, puisqu'elle présente le maximum de garantie de pureté. Nous avons vu que les eaux de puits peuvent être facilement infectées, surtout à la campagne ; que la même critique peut s'adresser à l'eau de citerne, que les eaux stagnantes sont franchement mauvaises et dangereuses.

L'idéal serait donc de ne consommer que de l'eau de source et de s'abstenir de toute autre. Malheureusement les exigences de la vie sociale rendent souvent difficile, sinon impossible, l'alimentation en eau de source de toutes les agglomérations humaines, et en particulier des grands centres, soit en raison de la difficulté de trouver des sources de bonne qualité à proximité, soit que le débit soit manifestement insuffisant. On est donc obligé de recourir aux eaux de rivière, ou plus généralement à des eaux autres que les eaux de source, qui sont rarement pures, souvent suspectes, quelquefois dangereuses.

Pour pouvoir utiliser ces eaux sans danger, il importe de les stériliser, c'est-à-dire d'en séparer les germes nocifs. On obtient alors une eau qui est beaucoup plus sûre que la meilleure eau naturelle.

On stérilise les eaux de boisson par trois procédés : l'*ébullition*, la *filtration* la *purification chimique*.

Ébullition. — La purification de l'eau par l'ébullition repose sur la connaissance de ce fait que nous avons déjà signalé, à savoir que les microbes pathogènes actuellement connus, même les plus résistants, succombent dans l'eau portée à la température de 100° prolongée pendant dix à quinze minutes. C'est donc le plus sûr de tous les procédés de purification.

Il présente cependant des inconvénients assez sérieux. C'est un procédé simple en apparence, mais qui n'est pratique que pour les particuliers, ou les groupements peu considérables, en temps d'épidémie, en raison de la difficulté qu'il y a à faire bouillir de grandes quantités d'eau dans des vases spéciaux et de la dépense en combustibles. De plus, il est indispensable de la débiter fraîche et il faut du temps pour rendre cette qualité à de forts volumes d'eau bouillie. Enfin cette eau est privée de son oxygène par l'ébullition, elle est fade et peu agréable à boire. On rend à l'eau bouillie sa légèreté en la transvasant plusieurs fois d'un vase dans un autre pour l'aérer de nouveau.

Filtration. — La filtration a pour but de purifier l'eau de boisson par son passage dans l'épaisseur d'un milieu appelé filtre, à travers lequel l'eau abandonne toutes les impuretés dont elle est souillée.

On a dans ce but constitué des couches filtrantes avec du sable, reproduisant ainsi ce qui se passe dans l'intérieur du sol où l'eau abandonne dans les couches à grains fins les débris et germes dont elle se charge à la surface du sol ; on construit aussi des filtres avec de la terre poreuse, avec du charbon ; mais il est démontré aujourd'hui que ces filtres à sable submergé ne réalisent pas l'épuration désirable. Ils retiennent les impuretés grossières, mais sont absolument incapables de retenir les éléments microscopiques, tels que les microbes. Ils restituent à l'eau sa limpidité, sa transparence, mais c'est là une amélioration trompeuse ; on n'effectue qu'une purification tout à fait apparente, on n'obtient jamais une eau pure.

Pour qu'un filtre à sable soit réellement efficace, il faut qu'il soit construit dans le genre de celui du Dr Marboutin qui constitue le type des *filtres à sable non submergé*. Le corps du filtre est constitué par un tuyau de ciment moulé, long de 1m,50, large de 0m,30 et fermé à sa partie inférieure par un tampon de ciment. Près du fond, un orifice destiné à la sortie de l'eau filtrée reçoit un bouchon traversé par un tube en étain de 10 millimètres de diamètre. La partie filtrante est composée d'un drainage de soutien, fait d'un lit de graviers (d'abord de la grosseur d'une noisette, ensuite du volume d'un pois) et supportant une colonne de 1m,25 de sable fin tamisé.

L'eau arrive par un tube d'étain ou de plomb de 10 millimètres de diamètre roulé en spirale horizontale, fermé à une extrémité et percé de trous à sa face inférieure. L'extrémité libre du tube est évasée en entonnoir pour recevoir l'eau à filtrer. L'eau tombe en pluie à la surface du sable et le traverse sans arrêt. Le débit du filtre est réglé par le débit d'arrivée de l'eau (pour un diamètre de $0^{m},30$, on doit faire débiter 1 litre toutes les sept minutes).

Ce procédé est très satisfaisant, à la condition que l'eau à filtrer ait déjà été rendue limpide par un dégrossissage sur gravier. C'est un filtre de choix pour les collectivités (écoles, casernes, hospices) et même pour les villes, l'épuration bactériologique étant très convenable par suite de la destruction des matières organiques qui s'effectue pendant la traversée de la couche filtrante.

On emploie, pour obtenir une filtration sérieuse, plusieurs substances filtrantes qui ont servi à constituer divers systèmes d'appareils. Le principe est généralement identique pour tous ; nous allons étudier celui qui a servi de type aux autres, le *filtre Chamberland* (*fig.* 44).

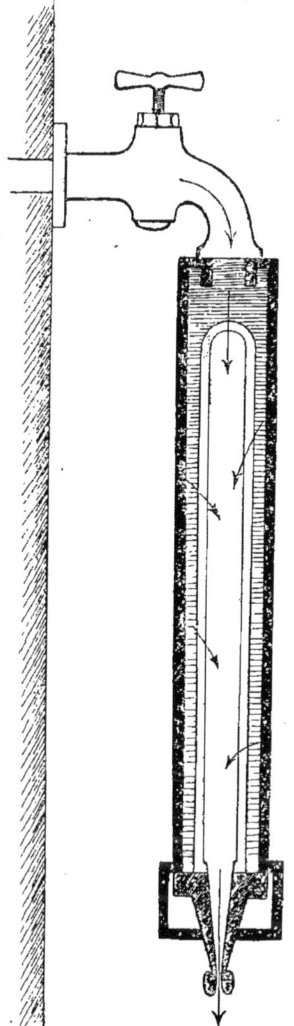

Fig. 44.
Filtre Chamberland.

A, manchon métallique ;
B, eau non filtrée ;
C, bougie en porcelaine.

Il se compose essentiellement d'une bougie poreuse et creuse, en porcelaine dégourdie, c'est-à-dire n'ayant subi qu'une seule cuisson ; elle est fermée partout, sauf à son extrémité inférieure à bout renflé et arrondi. Elle est contenue dans un manchon métallique auquel elle est fixée solidement par une rondelle de caoutchouc et un écrou. Le tube est vissé par sa partie supérieure au robinet de distribution.

L'eau s'introduit dans le manchon et sort par l'orifice inférieur de la bougie après en avoir traversé les parois de dehors en dedans; les impuretés sont arrêtées à la surface.

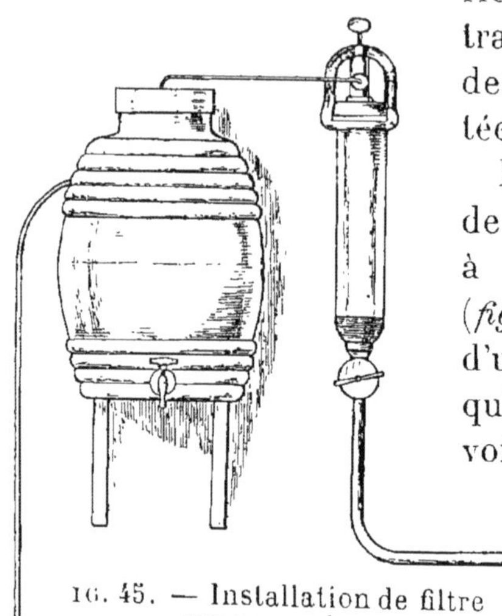

FIG. 45. — Installation de filtre avec pression.

La description que nous venons de faire est celle d'un filtre adapté à une canalisation à pression (*fig.* 45). Lorsqu'on ne dispose pas d'une pression suffisante, ou lorsqu'on veut filtrer l'eau d'un réservoir ou d'une citerne, on plonge dans l'intérieur du collecteur une série ou batterie de bougies réunies ensemble par un tube d'évacuation d'où s'écoule l'eau filtrée. Le tube est disposé alors en forme de siphon, comme dans les filtres de ménage (*fig.* 46), ou bien on réalise une pression artificielle avec une pompe : c'est le cas des filtres de voyage.

Les bougies donnent au début une assez grande quantité d'eau absolument pure de germes; mais, au bout de quelques jours, la surface extérieure se recouvre d'une couche d'impuretés qui ralentissent le débit, encrassent les pores ; les germes même peuvent arriver à la traverser. Il faut, en conséquence, nettoyer et stériliser fréquemment les bougies ; on les brosse superficiellement pour enlever les impuretés accumulées à la surface, et on les stérilise soit par l'eau bouillante, soit par l'immersion dans une solution de

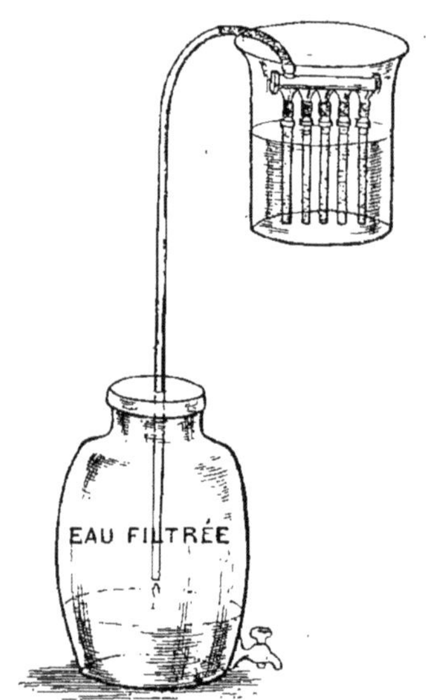

FIG. 46. — Batterie de bougie Chamberland pour filtre sans pression.

permanganate de potasse à 5/1000 suivie d'un séjour de vingt-cinq à trente minutes dans une solution de bisulfite de soude. Le nettoyage idéal consiste à les traiter par la chaleur sèche à 280 ou 300 degrés d'un four à flamber ou d'un four de boulanger.

La bougie du filtre Berkefeld est en terre d'infusoires (diatomées), celle du filtre Maillé en porcelaine d'amiante.

Ces diverses variétés de filtres ont d'ailleurs un débit et une valeur à peu près identiques.

Purification chimique. — Les substances chimiques capables de déterminer une purification convenable de l'eau agissent en détruisant par oxydation les microorganismes qu'elle contient.

Un procédé très efficace et peu coûteux consiste à traiter l'eau par le *permanganate de potasse ou de soude* qui, à la dose de 5 à 10 centigrammes par litre, détruit en l'oxydant la matière organique de l'eau et agit d'une façon analogue sur les germes qui s'y trouvent. Il est nécessaire d'obtenir, au moyen d'un excès de permanganate, une coloration rose persistant pendant une demi-heure. Il se forme un précipité brun qui annonce la destruction des matières organiques.

Ce procédé est inoffensif, mais il est préférable de filtrer l'eau sur une couche de charbon pour la rendre tout à fait claire avant de l'utiliser. Il est parfait pour désinfecter l'eau des puits ou des citernes que l'on suppose avoir été souillés.

Dans les colonies, on procède d'une façon plus simple ; on mélange à l'eau quelques gouttes de permanganate qui se décolore sous l'influence des matières organiques ; on ajoute un léger excès de permanganate et on fait disparaître sa coloration en ajoutant quelques gouttes d'infusion végétale (thé) ou un morceau de sucre.

La stérilisation par l'ozone paraît être un procédé d'avenir pour la purification des eaux en grand, car elle produit une destruction presque parfaite des microbes, quelle que soit leur espèce. Malheureusement l'ozone donne à l'eau un goût désagréable qui persiste pendant un certain temps; de plus, son prix de revient est assez élevé ; les appareils qui le produisent sont complexes et d'une surveillance délicate.

Courmont et Nogier, le médecin major Vallet, chef du service bactériologique du XVIe corps d'armée, ont étudié l'application de l'action chimique des rayons ultra-violets à la stérilisation de l'eau de boisson. Les rayons ultra-violets sont produits par une lampe électrique en quartz aux vapeurs de mercure. Les radiations de ces rayons sont des plus actives, et la destruction des microbes et des spores s'effectue pour ainsi dire instantanément. La stérilisation est d'autant plus aisée que l'eau est plus limpide, les particules en suspension constituant autant d'écrans qui protègent les microbes contre l'action des rayons chimiques. On arrive avec le procédé actuel à stériliser 20 mètres cubes à l'heure. Plusieurs villes ont déjà utilisé ce procédé ; parmi elles nous pouvons citer l'Isle-sur-Sorgues, Saint-Malo et Amiens. Leur exemple sera promptement suivi, car les rayons ultra-violets constituent un moyen sûr et pratique de purification des eaux de boisson.

II. — Boissons.

A part l'eau, qui constitue la meilleure et la plus hygiénique des boissons, l'homme consomme, pour étancher sa soif, des boissons artificielles dont l'eau constitue l'élément principal et qui diffèrent les unes des autres par des principes qui leur communiquent une saveur et des propriétés particulières. Ces liquides sont généralement peu nutritifs, mais ils sont précieux pour les moments où l'organisme a besoin d'être stimulé, et ils agissent comme excitants du système nerveux. Judicieusement utilisés, ils rendent de grands services dans les moments opportuns, mais leur usage abusif peut provoquer des troubles graves et même de véritables maladies.

On divise les boissons en *boissons non alcooliques* et en *boissons alcooliques*, suivant qu'elles contiennent ou non de l'alcool.

a) Boissons non alcooliques ou boissons aromatiques.

Cette catégorie de boissons est éminemment recommandable, aussi ne saurait-on trop en conseiller l'usage parmi les populations pour les déshabituer des boissons à base d'alcool qui, ainsi que nous le verrons par la suite, deviennent un véritable danger social. Il ne faut pas cependant en abuser, les principes qu'elles contiennent pouvant occasionner des troubles sérieux de la santé. Prises d'une façon modérée, elles désaltèrent en fournissant à l'organisme une quantité d'eau qui lui est souvent utile et présentent l'avantage d'être inoffensives, l'eau qui sert à leur préparation ayant dû être portée à l'ébullition. Ces boissons comprennent le café, le thé, le maté, et sont des infusions ou des macérations de feuilles ou de graines de certaines plantes.

Café. — On prépare le café en faisant infuser la graine préalablement torréfiée et réduite en poudre du caféier (*Coffea arabica*).

Le café consommé en France provient du Brésil, de nos colonies des Antilles, plus rarement de Moka ou de l'île Bourbon. Les grains de café se présentent, après décortication, sous la forme de grains verdâtres, larges, un peu aplatis. Pour les employer, on les fait torréfier dans des fourneaux spéciaux en surveillant l'opération jusqu'à ce qu'ils deviennent brun roux, sinon on les carbonise et ils perdent leur arome; sous l'influence de la torréfaction, le sucre qu'ils contiennent se transforme en caramel et il se développe des essences de saveur âcre qui donnent au café sa saveur particulière.

On écrase le café en poudre assez grossière, et on verse dans un vase spécial appelé filtre la quantité d'eau bouillante convenable, en évitant de laisser s'échapper la vapeur d'eau. On obtient alors un liquide brun, de saveur amère que l'on corrige par l'adjonction de quelques grains de sucre ; on a alors une boisson d'un arome délicieux.

Le café infusé contient, dans la proportion de $0^{gr},10$ pour 10 grammes de graines environ, un alcaloïde, la *caféine*, qui en constitue la substance active et qui est un stimulant du système nerveux central. Jointe à la *caféone*, principe aromatique qui se développe par la torréfaction, elle excite légèrement l'individu, atténue la sensation de fatigue, diminue aussi bien la sensation de la faim que le besoin de sommeil et procure un réel sentiment de bien-être.

Le café ne possède que des vertus stimulantes et n'a aucune valeur nutritive. Il ne convient pas aux gens nerveux, aux enfants ni aux personnes dont le cœur n'est pas sain. Il peut déterminer des insomnies, des palpitations et même des intermittences du cœur qui peuvent provoquer des crises extrêmement pénibles et angoissantes. Il ne faut donc en user qu'avec modération.

Thé. — Le thé est un arbuste vert originaire de l'Inde, de la Chine et de l'île de Ceylan. L'infusion de thé s'obtient en versant sur les feuilles préalablement séchées à l'ombre (thé vert) ou au soleil (thé noir), puis torréfiées quelques minutes sur des plaques de tôle chaudes, une certaine quantité d'eau bouillante.

L'infusion du thé est une boisson agréable ; son action stimulante ne se borne pas au cerveau, elle est stomachique, excite en même temps la circulation et les sécrétions. C'est une boisson qui est très désaltérante, même lorsqu'elle est bien chaude ; cette qualité rend son usage précieux dans les pays chauds, car elle permet de consommer l'eau qui sert à faire l'infusion sans risques pour la santé, puisqu'elle est stérilisée par une ébullition préalable.

Bien qu'il soit moins actif que le café, le thé n'est pas supporté indifféremment par tout le monde, il procure souvent des bâillements, des tiraillements d'estomac, de l'irritabilité et du malaise.

Maté. — Le maté est une infusion stimulante appelée aussi thé du Paraguay. Elle est préparée avec les feuilles séchées, pulvérisées et soigneusement conservées d'un arbuste qui croît dans l'Amérique du Sud. Exclusivement consommé autrefois par les habitants de cette région, le maté commence à entrer dans la consommation européenne au même titre que le thé et le café dont il possède les propriétés. De saveur amère, il surexcite les facultés intellectuelles et stomachiques et présente à forte dose des propriétés purgatives.

Cacao et chocolat. — Le *cacao* est le fruit du cacaoyer (*Théobroma cacao*), arbre qui croît dans l'Amérique du Sud, l'Amérique centrale et les Antilles. Ce fruit renferme de 25 à 40 graines lisses et brunâtres qui contiennent un embryon odorant qui est la fève de cacao. On l'utilise sous forme de cacao pur, sorte de poudre provenant des graines pulvérisées et qui, jetée dans l'eau bouillante et sucrée, constitue une boisson recherchée par beaucoup de personnes.

Lorsqu'on ajoute aux graines du sucre, de la vanille, de la cannelle ou d'autres substances aromatiques, on obtient le *chocolat*.

Le chocolat constitue un aliment réel, parfaitement assimilable à cause du sucre, des corps gras (40 0/0) et des matières azotées (11 à 15 0/0) qu'il contient. Dilué dans du lait, il devient une boisson très nutritive, à la condition que le lait soit de bonne qualité.

Autres boissons non alcooliques. — Les *sirops* sont constitués par des sucs ou jus de fruits additionnés de sucre. Bien étendus d'eau, ils servent à confectionner des boissons agréables et inoffensives, à condition que l'eau soit fraîche et pure. Ils sont malheureusement fréquemment falsifiés, le sucre étant remplacé par du glucose commercial plus ou moins pur, les sucs de fruits étant obtenus artificiellement par des essences chimiques souvent colorées avec de l'aniline.

Les *eaux gazeuses* naturelles ou artificielles favorisent les fonctions digestives. Il faut se méfier des eaux gazeuses artificielles faites souvent dans des siphons de plomb.

Les limonades sont faites avec de l'eau gazeuse, c'est-à-dire chargée d'acide carbonique à laquelle on ajoute du sucre et une certaine quantité d'acide citrique.

Boissons alcooliques.

On réunit sous le nom de boissons alcooliques toute une série de boissons, qui ont comme base l'alcool mélangé d'autres principes.

L'alcool est produit par l'action sur les milieux sucrés de ferments spéciaux appelés *levures*, qui décomposent ces milieux. Cette décomposition, appelée *fermentation alcoolique*, dédouble le sucre en *gaz carbonique* qui se dégage et en *alcool* qui reste en solution dans le liquide.

On divise les boissons alcooliques en : 1° *boissons fermentées*, qui ne contiennent que la quantité d'alcool résultant de la fermentation ; 2° *boissons distillées*, qui peuvent arriver à contenir de l'alcool presque pur.

Boissons fermentées.

Les boissons fermentées consommées en France sont : le vin, le cidre et la bière.

Vin. — Le vin est le produit de la fermentation alcoolique du jus ou moût de raisin frais arrivé à maturité. Il contient, indépendamment de l'eau, des produits dont les uns existent dans le jus de raisin, tandis que les autres se sont formés par la fermentation.

Parmi les premiers, on peut citer des sels minéraux, des matières grasses et gommeuses, des matières albuminoïdes, des matières colorantes, de l'acide tartrique et du tanin.

Parmi les substances résultant de la fermentation, les principales sont : l'*alcool éthylique* qui en est le produit essentiel ; le gaz carbonique, abondant surtout dans les vins mousseux ; de la glycérine et des traces d'éthers composés qui contribuent à donner aux différents vins leur bouquet.

Voici, d'après Armand Gautier, la composition moyenne d'un vin rouge :

Eau	869.00
Alcool	100.00
Alcools divers, éthers et parfums	traces
Glycérine	6.50
Matières grasses, albuminoïdes sucrées, gommeuses et colorantes	16.00
Tartrate de potasse	4.00
Acides divers	3.00
Sels minéraux, phosphate de potasse, de chaux, de soude, de magnésie, alunine	1.50
	1 000.00

On divise les vins en :

1° *Vins secs, rouges ou blancs* suivant les raisins avec lesquels ils sont fabriqués, moyennement alcooliques, à saveur légèrement astringente, à bouquet variable selon les crus dont ils proviennent (Roussillon, Languedoc, Bordeaux, Bourgogne) ;

2° *Vins de liqueur*, dont une notable quantité de sucre n'a pas subi la fermentation (madère, porto, muscats, grenache) ;

3° *Vins mousseux*, pour lesquels la fermentation est suspendue et qui contiennent de l'acide carbonique qui reste enfermé sous une pression de plusieurs atmosphères (champagne).

La quantité d'alcool contenue dans les vins varie avec leur nature et leur origine. On détermine avec l'alcoomètre de Gay-Lussac le degré alcoolique d'un vin et la quantité d'alcool contenue dans 100 parties de ce vin. Voici la teneur en alcool de quelques-uns : madère, 20° ; frontignan, 12° ; bordeaux blanc, 12° ; bordeaux rouge, 7 à 11° ; bourgogne rouge, 8 à 14° ; roussillon, 11 à 15° ; champagne, 11 à 12°.

Le vin est la boisson la plus utilisée en France, où sa consommation atteint 50 millions d'hectolitres. Le vin naturel est à la fois une boisson excitante et un aliment. Il est d'un précieux secours à l'homme qui fatigue et procure une stimulation à la fois inoffensive et agréable, à la condition cependant qu'il soit pris en quantité modérée et qu'il n'ait pas été falsifié.

Il ne faut pas oublier que la quantité d'alcool contenue dans le vin peut devenir dangereuse lorsqu'on absorbe ce liquide sans modération. Bien que dilué, cet alcool peut favoriser l'alcoolisme. L'attrait que « le jus de la treille » exerce sur l'homme est dangereux à cause du bouquet de son arome, de la gaîté qu'il procure ; si on n'y prend garde, on est vite entraîné à abuser de ce breuvage et, pour peu qu'on absorbe en sus d'autres boissons alcooliques, telles que les vins médicamenteux ou digestifs, on s'achemine lentement vers l'alcoolisme.

Falsifications. — Le vin peut être dangereux pour l'organisme lorsqu'il a été falsifié. Les principales falsifications du vin sont : le *vinage*, le *mouillage*, le *sucrage*, le *plâtrage* et la *coloration artificielle.*

I. *Vinage.* — Le vinage est une opération qui consiste à ajouter de l'alcool au vin, soit pour corser des vins faibles, soit pour permettre un mouillage ultérieur. Ce vinage se fait le plus souvent avec des alcools industriels à bon marché, qui contiennent des produits toxiques et peuvent occasionner des troubles organiques graves.

II. *Mouillage.* — Le mouillage est l'addition au vin naturel d'une certaine proportion d'eau pour en augmenter la quantité. Cette opération frauduleuse suit nécessairement le vinage.

III. *Sucrage.* — Le sucrage a pour but d'augmenter la proportion d'alcool dans le vin ; on le pratique surtout dans les années pluvieuses où le moût contient trop d'eau et peu de sucre. Cette opération ne serait pas nuisible si on n'utilisait, pour relever le degré d'alcool, des glucoses commerciaux, souvent impurs, qui présentent de sérieux inconvénients pour la santé.

IV. *Plâtrage.* — L'addition de plâtre au moût a pour but de rendre la fermentation plus complète ; il met le vin à l'abri des fermentations ultérieures, et de ce fait les vins plâtrés supportent mieux les chaleurs, les voyages et les coupages. Le plâtre clarifie le vin et lui donne une coloration plus intense.

Le plâtre décompose le bitartrate de potasse, un des éléments utiles du vin, et donne naissance à du sulfate acide de potasse. C'est la présence de ce sel en excès qui révèle le plâtrage.

A l'état normal, le sulfate de potasse ne dépasse jamais 0gr,6. A cause des dangers résultant de la présence de ce sel en trop grande quantité, l'Académie de Médecine et l'Administration ont décidé que la quantité maximum tolérable de ce sel ne devait pas dépasser 2 grammes par litre.

V. *Coloration artificielle.* — C'est surtout lorsqu'on a dilué le vin par le mouillage qu'on use de cette falsification qui a pour but de restituer au vin la couleur qu'il a perdue. On emploie soit des colorants végétaux inoffensifs (baie de sureau, campêche), soit surtout des matières colorantes dérivées de la houille comme la fuchsine et certains sels d'aniline. Ces matières sont toxiques. La loi du 11 juillet 1801 interdit toute addition de matières colorantes au vin.

Indépendamment de ces falsifications, les vins peuvent être dangereux pour la consommation lorsqu'ils offrent des altérations particulières appelées *maladies*, qui ont pour cause le manque de soins ou de propreté pendant la fermentation ; les germes se développent quand elle a cessé. Dans les fûts mal bouchés ou mal remplis, la fermentation acétique s'établit, et on dit que le vin est *aigre* ou *piqué*. Quand, en été, la température s'élève dans les caves, le vin se trouble avec abondante production d'acide carbonique, il jaillit abondamment du tonneau, on dit qu'il a la *pousse*. Des filaments composés de chapelets de grains produisent la *fermentation visqueuse*, particulièrement dans les vins blancs qui deviennent huileux et gras. Les vins vieux, surtout les vins fins conservés trop longtemps, deviennent amers.

Cidre. — Le cidre est obtenu par la fermentation du jus de pommes ou jus de poires (poiré). On ne le consomme guère que dans le Nord-Ouest de la France, où sa production annuelle atteint 11 millions d'hectolitres.

Les pommes, grossièrement broyées, sont mises à cuver pendant dix à douze heures, puis portées au pressoir. Le liquide qui s'écoule est le *cidre*. Lorsqu'on le soutire alors que la fermentation est incomplète, on a le cidre doux, dont le titre alcoolique est faible. Quand la fermentation est complète, on a le cidre sec moins sucré, qui se conserve mieux. Le degré alcoolique du cidre est 5. Cette boisson se conserve rarement plus de douze à quinze mois.

Le cidre est sujet à subir les mêmes maladies et les mêmes falsifications que le vin. C'est une boisson agréable, stimulante et diurétique : mais, lorsqu'il est falsifié ou avarié, il peut occasionner des troubles intestinaux.

Bière. — La *bière* est une boisson résultant de la fermentation des moûts sucrés de l'orge, et aromatisée généralement avec le houblon.

C'est une liqueur limpide, transparente, lorsqu'elle est de bonne qualité, de couleur ambrée ou brune. Son degré alcoolique varie de 2 à 8°. Elle est riche en matières azotées en hydrates de carbone (dextrine et sucre, 16 et 22 0/0). Elle renferme aussi de l'acide carbonique et d'autres sels minéraux.

La consommation de la bière en France s'élève à 12 millions d'hectolitres par an. C'est une boisson excellente, apaisant bien la soif. Elle n'a pas les propriétés stimulantes du vin, mais elle lui est supérieure en matières nutritives grâce aux matières albuminoïdes, au sucre et à la dextrine qu'elle contient. Son faible degré d'alcool la rend tonique et peu dangereuse. Prise à petite dose et avant le repas, elle stimule l'appétit. Au contraire, ingurgitée en grande quantité après le repas, comme c'est le cas le plus fréquent, elle noie les aliments dans l'estomac ; ils ne subissent plus l'action des ferments, de là des digestions défectueuses, en même temps que la grande quantité de bière absorbée provoque la dilatation de l'estomac.

La bière est souvent falsifiée : on remplace les moûts sucrés de l'orge par des fécules de bas prix, et on substitue au houblon des substances telles que le buis, le quassia amara, la noix vomique, la gentiane, etc.

Beaucoup de ces substances sont des poisons violents, de même que l'alcool salicylique, que l'on ajoute à la bière pour la conserver.

CONSOMMATION DES BOISSONS FERMENTÉES

De l'étude rapide des boissons fermentées, il résulte que le vin a la place primordiale à cause de sa richesse en alcool et de sa tonicité; que le cidre est moins alcoolique, mais plus rafraîchissant ; que la bière est également peu alcoolique, mais qu'elle surpasse les deux précédents par ses propriétés nutritives.

Le régime idéal serait sans doute la consommation modérée de ces boissons, à condition toutefois qu'elles fussent naturelles et sans altération.

Prises légèrement étendues d'eau, elles ne peuvent occasionner aucun trouble, tonifient et excitent normalement l'économie générale, et tout homme adulte qui les boit dans ces conditions bénéficie dans la plus large mesure de leurs propriétés bienfaisantes.

Boissons distillées.

Les boissons distillées sont obtenues par la séparation de l'alcool contenu dans les boissons fermentées. La distillation se fait dans un appareil spécial appelé *alambic*.

Ces boissons comprennent les eaux-de-vie, les liqueurs et les apéritifs.

Eaux-de-vie. — Les eaux-de-vie constituent la majeure partie des boissons alcooliques. Elles comprennent :

1° Les *eaux-de-vie de vin :* cognacs (provenant des Charentes), armagnacs (provenant du Gers), les eaux-de-vie de Montpellier (provenant du Languedoc). Elles résultent de la distillation de vins provenant de ces régions ;

2° Les *eaux-de-vie de marc :* elles sont obtenues par la distillation du marc de raisin; celles de Bourgogne sont appréciées des amateurs ;

3° Les *eaux-de-vie de fruits*, tirées de la distillation des fruits, du cidre (Calvados), du jus fermenté de cerises (kirsch) ou de prunes (quetch);

4° Le *rhum* et le *tafia*, extraits du jus de cannes à sucre.

Il existe une quantité de boissons fabriquées avec des alcools d'industrie et qui, grâce à des bouquets artificiels, imitent les liqueurs naturelles que nous venons de citer. On les appelle *eaux-de-vie de fantaisie*, et la loi récente sur les fraudes fait une obligation aux commerçants de bien spécifier sur les bouteilles ce titre de *fantaisie*, qui signale par là leur origine aux consommateurs. La base de ces liqueurs est un alcool provenant de la distillation de betteraves, de pommes de terre, de riz ou d'autres céréales.

Il faut ajouter à ces boissons plusieurs autres qui sont d'un usage peu courant dans nos pays: le gin ou genièvre, le whisky ou eau-de-vie de grains, auquel ressemble la vodka russe.

Toutes les eaux-de-vie ont un degré d'alcool qui varie entre 30 et 50°.

Liqueurs. — Ce sont des boissons distillées dont l'alcool est additionné de sucre et de parfums empruntés à des plantes diverses qui sont traitées par infusion, macération dans l'alcool et distillation, à moins qu'on y ajoute des essences artificielles. Les plus connues sont : la chartreuse, le curaçao, l'anisette, le kummel.

Les liqueurs présentent le double danger de l'alcool qui les constitue et des plantes ou essences qui les aromatisent et qui sont le plus souvent toxiques.

Apéritifs. — Les apéritifs sont des boissons qui ont dans le public la réputation de stimuler l'appétit grâce aux principes qu'elles contiennent. Ils comprennent : 1° des boissons distillées qu'on consomme étendues d'une plus ou moins grande quantité d'eau, comme l'absinthe et les amers, et 2° les soi-disant vins apéritifs, vermouths, quinquinas, etc., etc.

L'absinthe, qui est le plus répandu en France, exerce un

effet désastreux sur les personnes qui en font usage par son degré alcoolique élevé (60 à 72) et par les essences qu'elle contient, l'essence d'absinthe, en particulier, qui est particulièrement toxique. C'est un poison du système nerveux qui donne naissance à des crises convulsives épileptiformes.

Les bitters et les amers titrent de 25 à 45° d'alcool; ils sont presque aussi dangereux que l'absinthe,

Les vins apéritifs, vermouths, quinquinas, etc., sont des vins suralcoolisés, auxquels on a ajouté des infusions diverses (quinquina, gentiane, infusion de centaurée, etc.). Ils jouent également un rôle néfaste sur les buveurs et sont facteurs d'alcoolisme.

Action physiologique de l'alcool. — Avant d'étudier les effets nuisibles de l'alcool contenu dans les boissons que nous avons énumérées ci-dessus, il importe de savoir si nous devons le considérer comme un aliment pour l'organisme ; c'est, en effet, parce qu'on l'a considéré comme tel qu'il a fait insidieusement la conquête des populations et que s'est lentement développé dans les masses le fléau qu'on s'évertue aujourd'hui, un peu tard, peut-être, à combattre : l'*alcoolisme*.

Il résulte des études faites par Atwater et Benedict que l'alcool est source de chaleur et, par conséquent, d'énergie, une partie de l'alcool ingéré étant éliminée par les poumons et les reins, l'autre étant oxydée dans l'organisme. C'est là un fait constaté pratiquement depuis longtemps ; les hommes demandent, en effet, à l'alcool l'énergie dont ils ont besoin pour accomplir un effort, pour donner un coup de collier. Malheureusement l'action excitante exercée par l'alcool sur le système nerveux est très passagère et, peu après, surviennent avec un abaissement de température marqué des sensations pénibles de dépression, de paralysie, d'affaiblissement intellectuel. Les battements du cœur, qui s'étaient accélérés, se ralentissent et s'affaiblissent ; le travail musculaire, augmenté au début, diminue considérablement par la suite et le rendement final ne témoigne pas de l'utilité de cette excitation factice. En un mot, les déplorables résultats de la période de dépression détruisent les effets trompeurs de la période d'excitation passagère.

L'alcool a-t-il réellement une vertu nutritive? Bien qu'il puisse nous fournir à un moment donné quelques calories supplémentaires, l'alcool ne paraît posséder aucune valeur alimentaire. Sans aller chercher les résultats des expériences de laboratoire qui démontrent surabondamment le fait, on constate dans la vie de chaque jour des exemples probants. Tel vigoureux portefaix, qui a contracté l'habitude de l'alcool et qui a de ce fait perdu l'appétit, voit son énergie, sa force musculaire disparaître malgré la quantité de boisson qu'il ingère. Ces boissons ne lui fournissent donc pas la ration d'entretien, puisqu'il est en pleine déchéance organique.

Effets nuisibles de l'alcool. — Si le rôle utile de l'alcool est très douteux, nous allons voir au contraire que ses effets nuisibles sont indiscutables.

Il n'est pas de dose d'alcool, même insignifiante, qui n'exerce un effet désastreux sur l'organisme. D'autre part, tous les alcools sont toxiques, même l'alcool de vins débarrassés de leurs impuretés.

L'alcool agit sur le tube digestif en diminuant, puis en arrêtant l'activité digestive. Lorsqu'il est absorbé à jeun, il irrite la muqueuse de l'*estomac*, et produit une irritation chronique qui aboutit à la sécrétion continue des glandes de l'estomac. Le liquide sécrété s'accumule dans l'intervalle des digestions jusqu'à ce qu'il soit rejeté, de préférence au réveil : c'est la *pituite matinale des alcooliques*. L'irritation de la muqueuse s'accompagne d'ulcérations avec hémorragies qui peuvent aboutir à la perforation de l'organe.

Le *foie* éprouve au plus haut degré les inconvénients de l'alcool. Cet organe est chroniquement irrité, ce qui modifie considérablement les fonctions des éléments qui le constituent. Il est transformé en une masse fibreuse et dure au travers de laquelle le sang ne circule que très difficilement, de là des troubles vasculaires qui ont leur retentissement dans la circulation générale : c'est la cirrhose alcoolique.

Le *cœur* perd de son énergie, il devient gros et graisseux, ses contractions sont moins vigoureuses, et son affaiblissement est une des causes fréquentes de mort chez les alcooliques.

Le *poumon* recevant moins de sang par suite des lésions cardiaques, l'oxydation des globules se fait d'une façon défectueuse ; de plus l'état précaire des conditions circulatoires favorise l'apparition de la bronchite chronique.

Les vaisseaux sanguins éprouvent du fait de l'alcool une modification importante, ils deviennent fibreux et il se forme même sur leurs parois des concrétions calcaires, aussi ont-ils un aspect dur, cassant, au lieu d'être souples et élastiques. De là, sous l'influence d'une augmentation de la pression sanguine, les ruptures vasculaires qui peuvent se produire dans divers organes, dans le cerveau en particulier où, lorsque l'hémorragie n'est pas foudroyante, le malade reste pour de longues années privé d'une ou plusieurs fonctions importantes (perte de la motricité d'une moitié du corps, suppression de la parole, etc...).

Alcoolisme.

Si nous faisons le bilan de l'alcool, il est un fait qui s'impose au raisonnement. Où est l'action bienfaisante qu'il réalise sur nos tissus, puisqu'elle se réduit à ce seul stimulant, à ce coup d'éperon, qui résulte de l'absorption de l'alcool ? Combien plus graves, au contraire, sont les troubles qu'il procure dans l'organisme ! Aucun organe n'est épargné, toutes les fonctions sont compromises par son action néfaste, les facultés intellectuelles sont annihilées par lui.

Ou bien les boissons alcooliques sont absorbées en excès par un individu sobre d'ordinaire ; dans ces conditions survient l'ivresse ou alcoolisme aigu ; ou bien l'usage de l'alcool peut être habituel et les désordres provoqués constituent l'alcoolisme chronique.

I. *Alcoolisme aigu.* — L'alcoolisme aigu est bien connu ;

l'ivresse se traduit au début par une excitation générale, plutôt agréable, des facultés intellectuelles. Puis surviennent des désordres dans les idées et la parole, dans la motilité, des troubles gastriques, et finalement un engourdissement qui peut aller jusqu'à l'insensibilité complète, et même dans les cas graves, libations considérables, paris stupides, jusqu'à la mort. Au réveil, il persiste de l'hébétude, des maux de tête et une perte absolue de la mémoire.

L'ivresse dégrade l'homme et le ravale au rang de la bête, et il est inutile d'insister sur le triste état des individus qui ont l'habitude de faire des excès de boisson : l'ivrogne est un objet de répulsion et de dégoût.

II. *Alcoolisme chronique.* — L'alcoolisme chronique peut s'établir sans que jamais se soient produits les accidents aigus de l'ivresse, et seulement sous l'influence de l'absorption journalière de certaines quantités d'alcool. Certains individus en prennent une dose régulière le matin à jeun « pour tuer le ver » ; ils croient, nous l'avons vu, trouver des forces, et n'en retirent qu'une excitation nerveuse passagère. D'autres s'installent au cabaret par désœuvrement et reviennent quotidiennement absorber l'apéritif fatal.

A cette habitude vient s'ajouter l'effet de l'attraction particulière exercée par l'alcool sur l'homme qui a pris goût à en absorber. Peu à peu les uns et les autres prennent le type du buveur, visage animé, congestionné, couperosé, plus tard pâle, jaunâtre ou terreux. Le buveur est loquace au début, parle d'une façon saccadée et ne supporte que très difficilement la contradiction ; par la suite il devient insensible à ce qui l'entoure, le cerveau est vide, l'œil est hébété et désespérément fixé sur le breuvage qui va bientôt continuer l'œuvre accomplie par celui des jours précédents : c'est la déchéance complète de l'individu.

Nous avons vu, en étudiant les effets nuisibles de l'alcool, que tous les systèmes indistinctement pouvaient en subir les effets désastreux. Dans la réalité, l'alcoolisme revêt une variété de formes différentes, qui dépendent du tempérament de l'individu, du terrain sur lequel évolue l'intoxication, de la résistance à l'alcool. Il est un fait à peu près certain toutefois, c'est que, dans la plus grande majorité des cas, l'alcoolisme porte sur le tube digestif ou le système nerveux : le tube digestif parce que c'est lui qui éprouve le premier l'action irritante de l'alcool ingéré à l'état de plus ou moins grande pureté, le système nerveux parce que c'est sur lui que se manifeste le plus l'action excitante de ce liquide.

Les organes digestifs étant sollicités chaque jour réagissent à la longue d'une façon anormale et douloureuse. La soif est vive, l'appétit a disparu, l'alcoolique éprouve une sensation de brûlure le long de l'œsophage, l'inflammation de l'estomac, la gastrique chronique des buveurs se complique de crises de gastralgie terriblement douloureuses.

Les symptômes nerveux sont nombreux et, la plupart du temps, précoces. Le tremblement alcoolique, surtout accusé aux mains, frappe de bonne heure le buveur d'un stigmate indélébile. Les troubles de la sensibilité sont fréquents (maux de tête, vertiges, crampes) ; à un degré plus élevé, les malades éprouvent des hallucinations de l'ouïe et de la vue, ils entendent proférer des injures autour d'eux, ou sont en proie à des hallucinations terrifiantes. Ils ont des cauchemars particulièrement pénibles pendant leur sommeil.

Lorsque les individus atteints ne succombent pas aux lésions gastriques, aux lésions du foie, à l'attaque d'apoplexie ou à quelque autre infection intercurrente, ils aboutissent soit à la démence (38 0/0 des aliénés), soit au gâtisme.

On donne le nom de *delirium tremens* à une crise aiguë survenant au cours de l'alcoolisme chronique. Elle survient sous l'influence des causes les plus variées (maladies aiguës, accidents), mais surtout à l'occasion d'un excès d'alcool. Les malades sont pris d'un délire violent, bruyant, parfois furieux, qui a souvent un caractère professionnel et qui nécessite l'isolement et la camisole de force. C'est au cours de ces crises que sont commis souvent les crimes que l'on voit énumérer si fréquemment dans les journaux. La crise passée, le malade ne se souvient de rien. La crise de delirium tremens, lorsqu'elle est particulièrement grave et longue, peut être mortelle.

Alors même que les alcooliques n'éprouvent pas encore d'une manière appréciable les effets funestes de l'alcool, lorsqu'ils ont encore les apparences d'une santé florissante, c'est au moment où l'organisme subit une légère atteinte dans son intégrité que l'on découvre les premiers stigmates de l'intoxication.

Ils sont plus particulièrement sensibles aux variations de température et aux infections. Les maladies revêtent chez eux une forme plus particulièrement grave que chez les individus sains. Ils guérissent moins souvent que les autres.

Les traumatismes ont chez eux des suites souvent anormales.

La durée de la période de réparation des blessures est prolongée et les fractures se consolident moins bien. De plus, ce sont des malades qu'il ne faut soumettre aux opérations chirurgicales qu'avec les plus extrêmes précautions, l'anesthésie chloroformique étant plus délicate à obtenir chez eux et les résultats opératoires laissent le plus souvent à désirer.

L'alcoolisme, danger social. — L'énumération rapide que nous venons de faire des troubles physiques et moraux réservés aux personnes qui ont coutume de boire de l'alcool permet de constater combien il est urgent de conjurer un danger qui va sans cesse croissant.

La consommation annuelle d'alcool en France s'élève à 2 millions d'hectolitres. Elle est allée en progression toujours ascendante pendant les cinquante dernières années.

En 1830,	la France	consommait	1 litre	d'alcool absolu	par habitant
1860,	—	—	2 litres	—	—
1880,	—	—	3 litres	—	—
1900,	—	—	4 litres 1/2	—	—

Cette ration de 4 litres 1/2 d'alcool représente en réalité 11 à 12 litres d'eau-de-vie. Cette moyenne est souvent dépassée, et il est des villes où elle atteint 40 ou 46 litres (Cherbourg, le Havre).

Par contre, dans le Midi, la ration moyenne d'alcool est

sensiblement inférieure (Montpellier, 5 litres; Toulouse, 3 litres). Il est consolant de voir que, dans les régions vinicoles, la consommation en alcool est inférieure; cela tient à la facilité avec laquelle on peut se procurer à un prix abordable du bon vin.

Cette dose moyenne d'alcool nous fait tenir le premier rang parmi les autres nations. Voici le tableau comparatif :

France	14 litres
Belgique	10 —
Allemagne	10 —
Suisse	8 —
Italie	6 —
Norwège	3 —
Canada	2 —

Ces chiffres sont d'autant plus tristement éloquents que, tandis que dans les autres pays la consommation de l'alcool diminue, elle subit une augmentation régulièrement croissante dans le nôtre.

Enfin l'absinthe, le plus dangereux de tous les liquides, jouit d'une faveur toujours plus grande.

En 1885, la consommation de l'absinthe était de 57.000 hectolitres; elle était en 1896 de 182.000 hectolitres.

Ces chiffres sont assez significatifs par eux-mêmes pour que nous n'ayons pas à insister sur la gravité de l'immense péril alcoolique.

Non seulement l'alcool épuise la génération actuelle, en favorisant le crime ou le suicide, en peuplant les asiles d'aliénés, mais encore son influence désastreuse se fait sentir dans la descendance des individus qui s'y adonnent.

Les descendants des alcooliques sont des êtres chétifs, se développant mal au physique comme au moral. La plupart meurent en tout bas âge, et ceux qui vivent restent atrophiés, débilités ou idiots. Ils sont d'une santé fragile et constituent une proie facile pour les maladies infectieuses, la tuberculose en particulier. De plus ils héritent de leurs parents d'un penchant à l'alcoolisme qui les destine, à brève échéance, à l'asile d'aliénés. En résumé l'alcoolisme décime la génération actuelle et compromet l'avenir de la société.

Prophylaxie de l'alcoolisme. — On conçoit qu'en présence d'un tel danger social la lutte contre l'alcoolisme devienne un devoir. Les armes dont nous disposons contre lui sont peu puissantes, étant donné les obstacles qui s'opposent à la réalisation pratique des réformes proposées par les hygiénistes. En France, le cabaretier est l'agent électoral, et c'est lui qui se dresse contre le médecin pour résister à la lutte antialcoolique.

Nous allons passer en revue les mesures que l'on pourrait adopter, mais il est urgent d'essayer de lutter par la propagande personnelle et la persuasion au milieu des masses ouvrières qui sont décimées par les débitants chez lesquels elles trouvent à bon marché des boissons frelatées qui de ce fait sont doublement des poisons.

La loi du 17 juillet 1880, qui édicte sinon la limitation du nombre des débits, du moins la délimitation de leurs emplacements à 200 mètres au moins de tout édifice public, la loi sur l'heure de fermeture des débits et la loi de répression de l'ivresse restent lettre morte. Appliquées avec vigueur, comme en Angleterre, elles donneraient des résultats féconds en punissant les débitants qui servent à boire aux ivrognes.

Les réformes qui pourraient porter un coup sérieux au danger alcoolique sont :

Le dégrèvement des boissons fermentées et des boissons hygiéniques. Nous avons vu que les départements du Midi étaient moins décimés que ceux du Nord ; cela tient à ce que la majeure partie des populations consomme du vin. plutôt que des boissons distillées.

L'augmentation de l'impôt proportionnellement au degré de concentration : plus une boisson renferme d'alcool, plus elle doit payer de droits ;

La répression sévère de la fraude :

La suppression du privilège des bouilleurs de cru.

En attendant que la sagesse et la prévoyance des représentants leur imposent l'obligation de voter ces résolutions rigoureuses et que des lois rigoureuses aient la puissance de réprimer les abus meurtriers de l'alcool, nous devons personnellement contribuer à limiter l'alcoolisme et à enrayer ce vice, en encourageant les initiatives individuelles et en secondant les entreprises privées; les sociétés de tempérance ont déjà pris l'élan et contribuent par des cours, des conférences et des projections à l'enseignement antialcoolique sous toutes ses formes.

Les œuvres post-scolaires ont pour mission de surveiller l'enfant au sortir de l'école, de l'arracher aux dangers et aux tentations de la rue ; plus tard, au régiment, le soldat trouve dans des sociétés régimentaires de saines et réconfortantes distractions; enfin les cafés de tempérance permettent aux citoyens de trouver à peu de frais un abri confortable, des boissons de bonne qualité et des offices de renseignements.

Les résultats sont très lents à se faire sentir; il importe de lutter avec opiniâtreté et de ne pas attendre les prescriptions générales, mais d'agir énergiquement dans son entourage d'une façon immédiate et obstinée. L'issue de la lutte dépend surtout de l'initiative personnelle.

III. — Hygiène alimentaire.

Des aliments. — On désigne sous le nom d'aliment, toute substance qui, introduite dans l'appareil digestif, y subit une série de transformations qui la rendent assimilable et utilisable pour l'organisme, de manière à assurer son fonctionnement et son entretien, qu'il s'agisse de favoriser son accroissement, de réparer son usure, de pourvoir à la dépense d'énergie.

Différentes sortes d'aliments. — Parmi les substances que nous ingérons, les unes sont directement absorbables, les autres doivent subir l'action des divers liquides digestifs. Les premières sont peu nombreuses; elles comprennent principalement l'eau et les matières minérales que ce liquide contient en dissolution. Les sels divers qui sont souvent contenus dans les matières alimentaires ou qui sont ingérés à un état plus ou moins pur sont aussi des aliments indispensables à la nutrition. Le chlorure de sodium est un des éléments nécessaires à la vie, le fer sert à la rénovation des globules sanguins, le phosphore entre dans la composition des cellules nerveuses et du tissu osseux.

Les autres substances sont tirées du règne organique. On les distingue d'après leur composition chimique en trois classes principales :

1° Les *substances azotées ou albuminoïdes*, dont le type est le blanc d'œuf, qui comprennent les viandes et les légumes verts, qui sont transformés en *peptone* par le *suc gastrique ;*

2° Les *féculents*, dont le type est l'amidon (légumes secs, pommes de terre, farines, qui sont transformés par la *salive* en *glucose ;*

3° Les *corps gras* (beurre, graisse, huile), qui sont *émulsionnés* par la bile ou *saponifiés* par le suc pancréatique.

Les aliments azotés sont chargés de réparer l'usure continuelle des tissus, en particulier du tissu musculaire. Il faut pour cela 15 grammes d'azote, et les plus riches d'entre eux n'en contiennent que très peu pour 1/30 environ (le fromage qui est le plus riche).

Les hydrocarbures (corps gras et féculents) doivent entretenir la chaleur animale et fournir les matériaux de combustion usés par le travail musculaire et la respiration. Les 300 grammes de carbone nécessaires à cet usage sont fournis par les graisses et les féculents qui sont riches en carbone.

Ration alimentaire normale. — Pour maintenir l'organisme en état de santé, c'est-à-dire pour équilibrer les recettes et les dépenses, il importe de fixer la quantité de principes alimentaires qui doivent être ingérés chaque jour. En un mot il faut fixer la ration alimentaire.

Cette ration journalière d'entretien comprend, pour un

adulte, les principes fondamentaux dans les proportions suivantes :

Albuminoïdes............	110	grammes
Graisses.............	65	—
Hydrates de carbone.....	430	—

Quant aux éléments minéraux, il est difficile d'en évaluer même approximativement la quantité, étant donné qu'ils sont contenus en proportions variables dans les aliments organiques. Les poissons contiennent des phosphates ; le lait, le jaune d'œuf contiennent des sels de chaux ; le sang des animaux, les choux, les épinards contiennent du fer ; les crustacés, les mollusques contiennent de l'iode, etc.

Variations de la ration alimentaire, avec l'âge, la profession, le climat. — La ration d'entretien dont nous avons donné ci-dessus la composition fondamentale s'entend pour un homme adulte d'un poids moyen et fournissant un travail modéré. Elle subit des variations considérables suivant l'âge, le sexe, la profession et les climats.

La ration d'un enfant doit faire face non seulement à son entretien, mais encore à son accroissement. La femme, qui est moins musclée que l'homme et qui fournit d'une façon générale un travail moins pénible, a besoin de moins d'albuminoïdes. On évalue sa ration aux 4/5 de la ration de l'homme.

Chez l'ouvrier qui accomplit un travail intense, il faut ajouter à la ration d'entretien un supplément proportionnel à cette dépense d'énergie.

Voici la ration moyenne d'énergie pour les diverses catégories d'ouvriers livrés à des travaux pénibles :

Albuminoïdes............	144	grammes
Graisses.................	88	—
Hydrates de carbone.....	623	—

Ce sont surtout les graisses qui apportent au système musculaire les éléments de son activité.

Lorsque le métier est particulièrement pénible (bûcherons,

terrassiers, portefaix), la ration doit atteindre le double de la ration ordinaire d'entretien.

Les climats, les saisons, influencent notablement la ration. Les habitants des pays froids ont besoin d'emmagasiner des matériaux fournissant du calorique, aussi leur alimentation est-elle riche en corps gras. S'ils en absorbent en quantité trop considérable pour les besoins du moment la partie qui n'est pas immédiatement utilisée se dépose dans le tissu cellulaire sous-cutané qui joue, en ce cas, un rôle précieux en s'opposant par l'accumulation de la graisse à la déperdition du calorique. C'est probablement pour lutter contre le froid qu'il se fait, dans les pays du Nord, une consommation aussi considérable d'alcool.

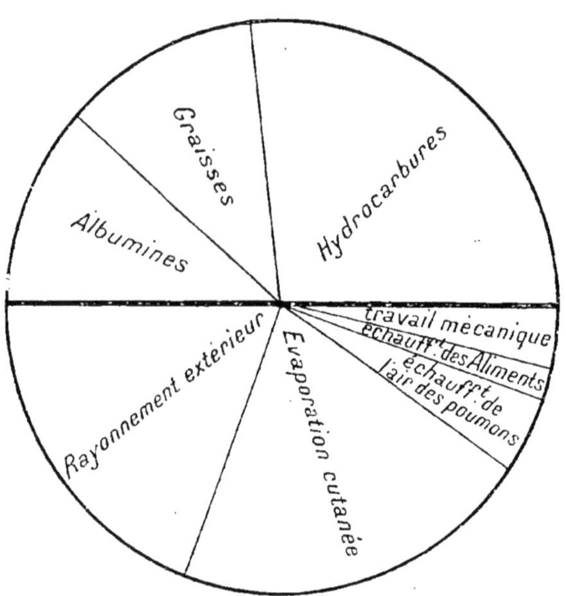

Fig. 47. — Schéma du bilan de la nutrition (d'après Richet).

Les habitants des contrées chaudes, au contraire, n'ayant pas à parer aux rigueurs de la température, se contentent d'une faible ration alimentaire qui leur fournit l'azote et les matériaux suffisants. La sobriété bien connue des Arabes, qui se contentent d'une poignée de riz, de quelques dattes et d'une gorgée d'eau, démontre combien une nourriture peu abondante suffit à l'homme dans les régions tropicales. C'est à cette sobriété que ces peuplades doivent d'avoir conservé à travers les siècles une énergie et une endurance sur lesquelles les défauts et les raffinements de notre civilisation moderne n'ont eu aucune prise.

Régimes. — Il est sage de demander simultanément en proportions convenables au règne animal et au règne végétal les divers aliments dont nous avons besoin.

Un régime trop *carné* charge l'économie de déchets azotés et augmente l'acide urique ; les gens mangeant trop de viande

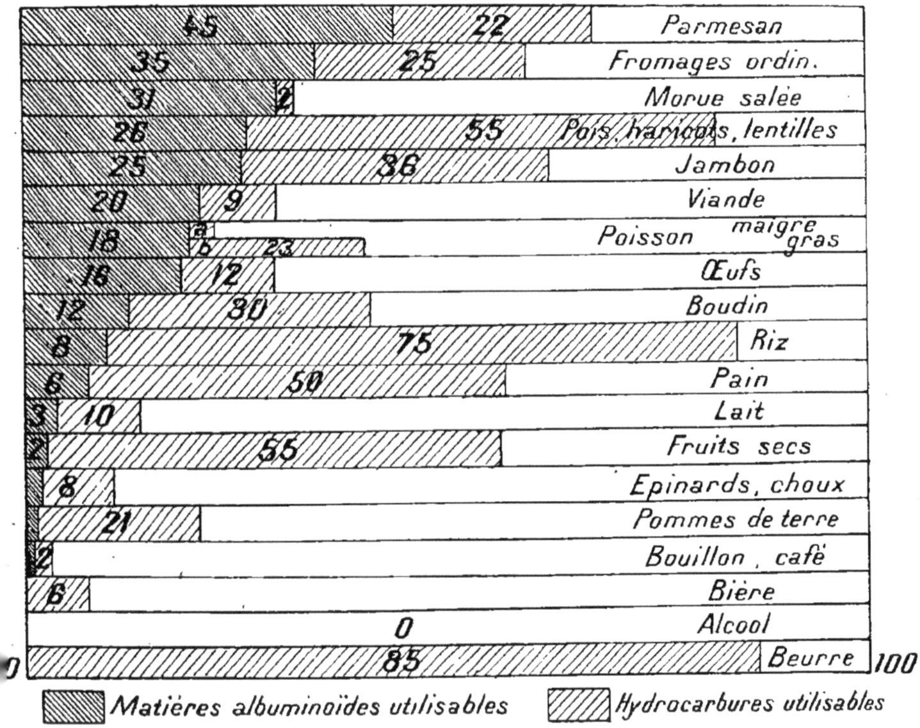

Aliments	Matières albuminoïdes utilisables	Hydrocarbures utilisables
Parmesan	45	22
Fromages ordin.	35	25
Morue salée	31	2
Pois, haricots, lentilles	26	55
Jambon	25	36
Viande	20	9
Poisson maigre (a) / gras (b)	18	a ; b 23
Œufs	16	12
Boudin	12	30
Riz	8	75
Pain	6	50
Lait	3	10
Fruits secs	2	55
Epinards, choux		8
Pommes de terre		21
Bouillon, café		2
Bière		6
Alcool		0
Beurre		85

0 — 100

Fig. 48. — Composition des aliments (d'après Plicque).

sont exposés aux excès de tension artérielle, aux putréfactions intestinales, à la constipation, aux maladies de peau, etc.

Par contre, un régime absolument *végétarien* exige une plus grande ingestion de masses alimentaires si on veut avoir la quantité d'albumine convenable ; de plus les déchets des végétaux sont extrêmement abondants par rapport à la partie utilisable. Aussi, bien que les partisans de ce régime prétendent qu'il adoucit le caractère, qu'il est favorable aux travaux de l'esprit, il est préférable de lui associer des aliments riches en albumine et en graisse, tels que les œufs, le lait, le beurre, etc.

D'une façon générale, le régime idéal d'alimentation est celui qui apporte à l'organisme les matériaux dont il a besoin sans laisser une partie de ces matériaux inutilisée. S'adresser exclusivement à la viande pour avoir les hydrates de carbone nécessaires aboutirait à l'absorption d'un excès d'azote, et, d'autre part, en demandant aux seuls féculents l'azote nécessaire à la vie, nous aurions un excès considérable de carbone en recette.

Le régime mixte permet d'éviter ces écueils, et c'est celui qui convient le mieux aux adultes bien portants. La répartition judicieuse des viandes et des légumes selon les exigences et les fatigues de la profession assure le jeu parfait des fonctions et le renouvellement incessant des tissus — en un mot nous assure la santé.

Conditions d'une bonne alimentation. — Etant donné un régime convenablement approprié aux exigences de l'âge, du sexe, de la profession et du climat, il importe, pour que l'organisme en retire le maximum de bénéfices, que les fonctions qui président aux divers actes de la digestion s'effectuent d'une façon convenable. La marche normale du tube digestif exige, en effet, un bon appétit, une bonne mastication, un régime bien ordonné, la régularité des évacuations. L'appétit, qui constitue le premier degré de la faim, fait le plus souvent défaut par manque d'exercice. On peut le réveiller de plusieurs manières par une marche de quelques minutes avant le repas, en prenant modérément des hors-d'œuvre salés (anchois, olives, harengs, etc.), par des condiments (poivre, moutarde), par des assaisonnements acides (vinaigre, citron), des boissons amères (décoction de quinquina, gentiane, etc.). Le meilleur stimulant des fonctions gastriques est une tasse de consommé. Pris avant le repas, il active le travail de l'estomac par ses propriétés peptogènes.

La mastication constitue le premier travail de la digestion, elle demande à être lente et soigneuse, certaines parties des liments (féculents) sont digérées par la salive dans la bouche même. Une bonne dentition assure une digestion convenable, et facilite le travail de l'estomac. Si les dents ne sont pas bonnes, il faudra utiliser des purées de légumes et des hachis. Le pain demande tout spécialement à être bien mâché.

Le régime alimentaire demande à être surveillé. Une alimentation trop abondante provoque de la dilatation de l'estomac, des vertiges, des battements de cœur, des cauchemars. Un régime trop chargé en matières azotées prédispose au rhumatisme, à la goutte, à l'albuminurie. Une quantité trop considérable de graisse provoque l'obésité et la surcharge graisseuse des organes, du cœur en particulier. Une alimentation insuffisante amène la diminution des forces, une plus grande sensibilité au froid, l'amaigrissement, l'anémie et une prédisposition particulière aux maladies infectieuses.

Le repas du matin doit être abondant et substantiel. Celui du soir doit être léger et composé d'aliments de digestion facile pour que la digestion s'effectue librement et ne trouble pas le sommeil. Enfin la régularité des évacuations a, elle aussi, une importance considérable. Il importe d'éviter la constipation, qui entraîne beaucoup de troubles digestifs et généraux. On la combat par l'habitude d'aller à heure fixe à la garde-robe, en faisant usage d'aliments dits rafraîchissants tels que le beurre, les fruits, etc., et en prenant des laxatifs pour rééduquer l'intestin.

Des aliments.

Les aliments usuels sont tirés du règne animal et du règne végétal. Les minéraux n'interviennent la plupart du temps que comme condiments.

Substance de provenance animale.

Viande. — La viande est la chair musculaire de certains animaux. Très riche en azote assimilable, elle constitue un aliment de force. Elle est indispensable aux personnes qui fatiguent. Il faut voir dans ce besoin l'origine de l'anthropophagie, qui existe encore dans plusieurs régions de l'Afrique et de l'Australie. Les indigènes n'ayant pas d'armes assez perfectionnées pour tuer les bêtes fauves et, d'autre part, le bétail étant très rare chez eux, sont obligés de se livrer à l'anthropophagie.

On fait entrer dans la catégorie des viandes les tissus de certains organes, tels que le foie, le rein, le cerveau, etc.

Les viandes que l'on mange le plus souvent sont : les *viandes rouges* (bœuf, mouton, cheval), qui sont très nourrissantes ; les *viandes blanches* (veau, agneau, poulet), qui sont de digestion plus facile pour les convalescents, auxquelles il faut joindre le porc, très nutritif, mais lourd à digérer, le *gibier* (perdreaux, cailles, faisans, lièvres), lapins, qui, à part leur saveur et leur fumet spéciaux, sont riches en principes azotés. Il n'est pas recommandable de manger le gibier faisandé ; il est toujours nuisible et souvent dangereux, parce qu'il provoque la révolte de l'estomac et de la diarrhée, premiers symptômes de l'intoxication alimentaire. Le mode de préparation a une influence considérable sur les qualités de la viande. Crue, elle est plus facile à digérer, et constitue l'aliment par excellence des affaiblis. Grillée ou rôtie, elle est encore d'une digestion facile. Les viandes bouillies ou en sauce demandent un estomac robuste.

Suivant le degré d'embonpoint de l'animal abattu et leur valeur alimentaire, on divise les viandes en : viandes de *première qualité* (animaux d'un bel embonpoint et reposés), viandes de *deuxième qualité* (animaux usés par le travail, maigres, mal nourris ou trop vieux), de *troisième qualité* (vieux taureaux, vaches fatiguées par la lactation, moutons maigres et porcs trop grossièrement nourris). Les divers morceaux de la bête abattue sont divisés en viandes de *première catégorie* (culotte, tranche, gîte à la noix, filets, aloyau), de *deuxième catégorie* (épaule, paleron, train de côtes, talon de collier) et de *troisième catégorie* (collier, plat de côtes, muscles abdominaux, partie inférieure des membres, queue, etc).

Suivant que les viandes sont plus ou moins propres à la consommation, on les divise en *viandes saines*, *viandes suspectes et viandes insalubres*.

Viandes saines. — La viande saine est de couleur rouge chez le bœuf et le mouton, d'un blanc légèrement rosé chez le veau et le porc. La chair doit être ferme au toucher et tendre sous le couteau. Elle doit laisser s'écouler sous pression un suc rose vif. La graisse qui l'entoure doit être blanche.

Viandes suspectes. — On appelle ainsi les viandes dont l'aspect anormal est dû au mauvais état de l'animal dont elles proviennent, même si cet animal n'est pas atteint d'une maladie quelconque. La graisse a presque disparu, les fibres musculaires ont diminué de volume, les os et les aponévroses prédominent. Elles sont infiltrées de sérosité louche, elles sont quelquefois saigneuses et laissent couler à la pression un suc brunâtre. Ces viandes proviennent d'animaux surmenés, tués dans des circonstances suspectes. Il faut y joindre les viandes provenant d'animaux traités par les vétérinaires et ayant absorbé des médicaments à odeur spéciale. Ces viandes entrent vite en putréfaction.

Viandes insalubres. — Les viandes insalubres comprennent :

Les viandes en putréfaction. — Elles se reconnaissent à leur aspect noirâtre, à la forte purulence de la graisse interstitielle, à leur odeur particulièrement repoussante, toutes circonstances qui permettent à première vue de les écarter impitoyablement de la consommation.

Les viandes fiévreuses. — Elles proviennent d'animaux atteints de maladies qui, comme la fièvre aphteuse, la clavelée, ne sont pas contagieuses à l'homme par les voies digestives ; leur danger provient des germes de maladies qui accumulent des produits toxiques. Si ces germes ne sont pas dangereux par eux-mêmes, ils peuvent déterminer dans l'organisme humain un milieu favorable au développement d'infections déterminées par des germes vivant à l'état normal chez l'homme comme parasites inoffensifs.

Les viandes tuberculeuses. — La tuberculose, dont nous aurons à parler plus longuement au cours d'un prochain chapitre, est une maladie infectieuse et contagieuse commune à l'homme et aux animaux et déterminée par le développement et la pullulation dans les tissus d'un microbe appelé bacille de Koch (*fig.* 49), qui détruit progressivement les organes et remplace les tissus qui les constituent par des masses visibles à l'œil nu, appelées *tubercules*. Bien que l'affection se localise plus spécialement sur les poumons, on peut rencontrer des tubercules et des bacilles de Koch dans les autres organes. C'est pour cette raison que les viandes provenant d'animaux tuberculeux sont dangereuses ; il est en effet démontré que la tuberculose aviaire (fréquente chez les gallinacés) est parfaitement inoculable à l'homme. Il en est de même de la tuberculose des bovidés. Il convient donc de prendre certaines précautions vis-à-vis de ces viandes.

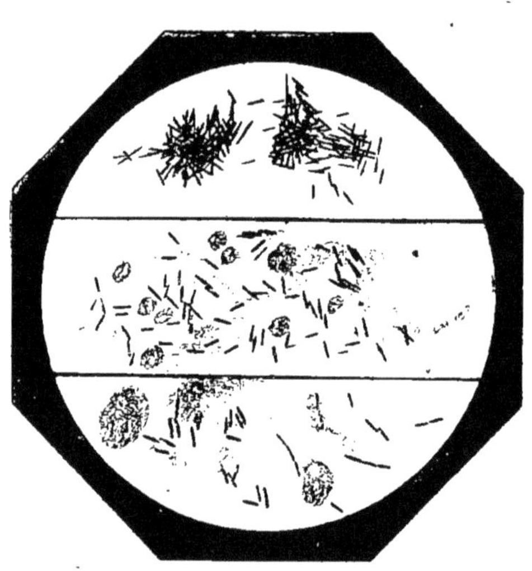

Fig. 49. — Bacille de la tuberculose.

S'il est vrai qu'on admet que la chair musculaire contient rarement des bacilles, que ceux-ci sont le plus souvent détruits par la cuisson de la viande, que notre muqueuse digestive oppose une barrière sérieuse à l'invasion de la maladie, il n'en est pas moins exact que, pour diminuer les chances de contagion, le comité consultatif d'hygiène publique de France s'est prononcé pour la saisie des viandes, même de belle apparence, provenant d'animaux affectés de la tuberculose :

1° Lorsque la tuberculose est généralisée ;

2° Lorsque les tubercules ont envahi en grande quantité les poumons et les plèvres ;

3° Lorsque les tubercules ont envahi en grande quantité le péritoine et les ganglions abdominaux.

La propagation de la méthode de recherche des animaux tuberculeux par la réaction de la tuberculine, permet de diminuer le nombre des animaux malades en séparant ceux qui sont infectés des animaux sains. Cette prophylaxie donne les meilleurs résultats, et on est de moins en moins exposé à consommer des viandes tuberculeuses.

Les viandes charbonneuses. — Le *charbon* est une maladie assez fréquente chez les bêtes à cornes. Elle est occasionnée par la présence dans le sang, et par conséquent dans tous les tissus, d'un microbe appelé *bactérie charbonneuse* (*fig.* 50). Les viandes provenant d'animaux charbonneux sont noirâtres et se décomposent facilement. L'ingestion de ces viandes serait inoffensive s'il n'existait aucune solution de continuité de la muqueuse digestive par où pourrait se faire l'inoculation de la maladie ; mais, comme on n'a jamais la certitude de cette intégrité, il est plus sage de s'abstenir de la consommation de ces viandes, même bien cuites, les spores charbonneuses résistant à la chaleur d'une grillade superficielle, surtout si le morceau est épais. De plus ces viandes sont extrêmement dangereuses à manier en raison de la virulence extrême du germe ; une simple égratignure, la moindre piqûre, détermine l'infection, qui marche avec une rapidité foudroyante. Les garçons bouchers paient au charbon un large tribut. Il faut donc éviter

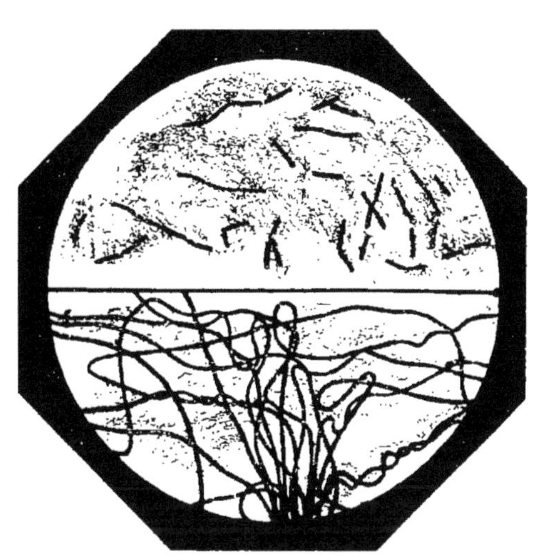

Fig. 50. — Bacille du charbon.

d'acheter des viandes charbonneuses, qui sont souvent vendues à vil prix aux bouchers malhonnêtes par leurs propriétaires.

LES VIANDES TRICHINÉES. — La *trichine* est un ver très petit, long de 51 millimètres. Ce ver s'enroule sur lui-même dans un petit kyste calcaire, et envahit le système musculaire du porc. Quand on vient à manger de la viande contenant des trichines encore vivantes, c'est-à-dire de la viande provenant d'un porc malade récemment abattu, crue, ou peu cuite, ou incomplètement salée, les capsules qui entourent les trichines se dissolvent rapidement. Les trichines ainsi mises en liberté se développent et donnent naissance à plusieurs centaines d'embryons filiformes qui se mettent immédiatement en mouvement, perforent les parois de l'intestin et arrivent ainsi dans les muscles du tronc d'abord, de la tête et des membres ensuite. Ils s'installent dans les faisceaux musculaires, et, au bout de quelques jours, ont les dimensions d'une trichine développée (*fig.* 51), puis s'enkystent à leur tour. Le grand nombre des trichines qui envahit ainsi le corps de l'homme détermine des symptômes inquiétants, tels que troubles digestifs, douleurs vives, contractures, avec un abattement plus ou moins profond, et enfin dans les cas graves de l'œdème de la face et des membres souvent suivi de mort.

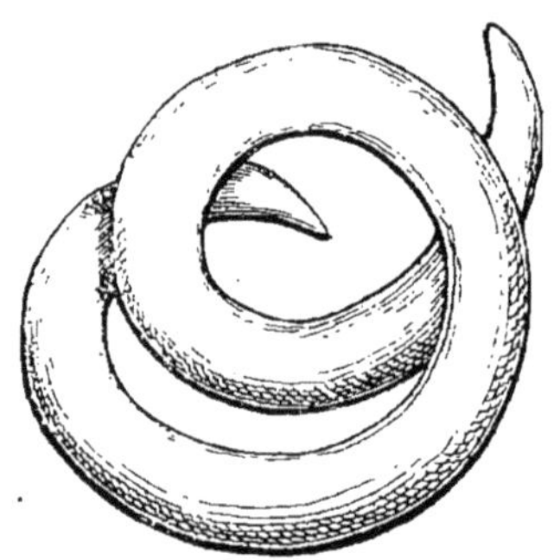

FIG. 51. — Trichine dégagée de son kyste.

Pour éviter une affection aussi grave, il importe de se rappeler : 1° que la viande de porc mangée crue ou peu cuite peut communiquer la maladie : 2° que la viande de porc bien salée ou bien cuite ne contient plus de trichines, la température de 60° suffisant à les détruire aussi bien que le salage ou le fumage convenablement exécutés.

VIANDES LADRES. — On désigne sous le nom de viandes ladres des viandes qui contiennent des *cysticerques* ou larves de tœnia, qui peuvent être pour la viande de porc le *tœnia solium* ou ver solitaire, et pour la viande de bœuf le *tœnia inerme*.

Tœnia solium (*fig*. 52). — C'est un ver ayant la forme d'un long ruban blanchâtre, filiforme à sa partie antérieure, où se trouve un petit renflement qui est la tête, puis élargi insensiblement d'avant en arrière jusqu'à l'extrémité postérieure. Ce ruban est constitué par une série d'anneaux qui ont de 7 à 12 millimètres de large vers la queue. Sa longueur totale atteint 8 ou 10 mètres et serait de beaucoup supérieure à ce chiffre si les anneaux restaient adhérents au lieu de tomber successivement. La tête, large de 1 millimètre à 1 millimètre et demi, est pourvue de quatre ventouses et d'une double couronne de crochets qui servent à l'animal pour se fixer (*fig*. 53).

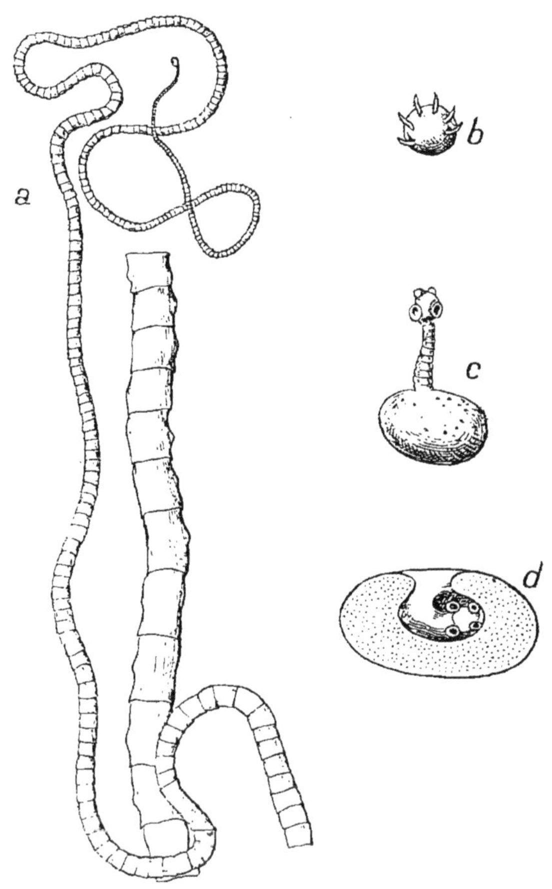

Fig. 52.
a, tœnia ; *b*, embryon exacanthe ; *c*, *d*, cysticerques.

L'embryon du ver solitaire ou *cysticerque* (*fig*. 52), qui se trouve chez le porc dans le tissu cellulaire, les muscles et les organes se présente sous la forme d'une petite vésicule blanchâtre ayant le volume d'un grain de riz. Quand la viande du porc ladre est mangée par l'homme, les vésicules se fixent dans l'intestin au moyen de crochets et se transforment en ver adulte. Lorsque le ver, qui se nourrit des liquides de la digestion, a atteint son complet développement, les anneaux les plus éloignés de la tête se détachent et sont rejetés au dehors. Ces anneaux sont remplis d'œufs qui ne tardent pas à être mis en liberté et restent sur le sol ou dans l'herbe où les porcs viennent les dévorer. L'enveloppe de ces œufs se dissout dans l'estomac du porc, ils en trouent les parois et sont charriés par le sang dans le tissu musculaire où ils restent à l'état de cysticerques. Le ver solitaire exige donc deux hôtes différents pour effectuer son complet développement. Le porc le conserve pendant la période embryonnaire. L'homme hérite, en mangeant la viande ladre, de la forme adulte.

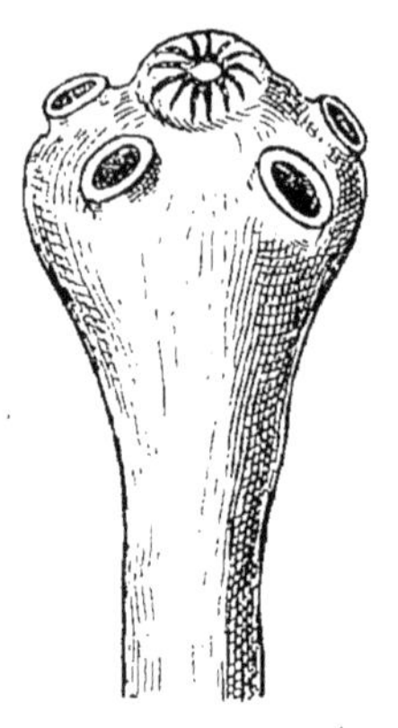

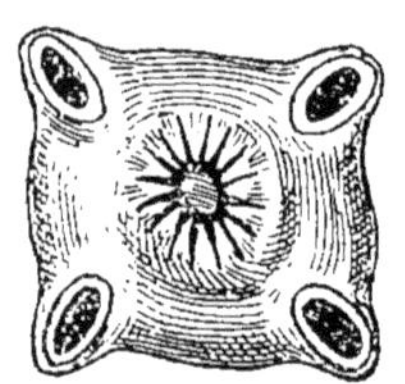

Fig. 53.
Tête de tœnia.

Tœnia inerme. — Une forme différente de tœnia existe chez les bovidés. On l'appelle tœnia inerme, parce que l'embryon et le ver lui-même sont dépourvus de crochets. C'est même cette forme qui est la plus fréquente dans nos pays, surtout depuis que s'est généralisée l'alimentation par la viande crue. L'évolution de la ladrerie du bœuf est identique à celle de la ladrerie du porc.

Le ver solitaire ne constitue pas une véritable maladie, mais c'est un hôte incommode qui peut procurer des troubles graves. Il occasionne un réel affaiblissement, de l'amaigrissement, des troubles de l'appétit, et la préoccupation résultant de sa présence met les personnes qui en sont atteintes dans un état de dépression nerveuse pouvant aller jusqu'à la neurasthénie.

Un autre inconvénient sérieux existe dans la difficulté extrême que l'on éprouve à se débarrasser de ce parasite gênant. Les anneaux peuvent se séparer en grand nombre, la tête restant solidement accrochée reconstituera incessamment le ver jusqu'à ce qu'une médication opportune lui fasse lâcher prise et la rejette au dehors.

Le moyen le plus efficace de se préserver du ver solitaire est de rejeter la viande de porc ladre de la consommation. On reconnaît qu'un porc est ladre, sur le vivant, en recherchant les cysticerques sous la muqueuse de la face inférieure de la langue et, après l'abatage, dans les muscles où ils sont visibles à un faible grossissement.

Il importe dans tous les cas, et pour plus de sécurité, de ne manger la viande de porc que bien cuite, de façon à tuer tous les cysticerques.

Poissons. — Les poissons constituent une nourriture très riche en azote. Ils sont aussi avantageux que la viande au point de vue alimentaire, et constituent la presque totalité d'alimentation des populations maritimes. Le poisson demande à être mangé frais; pris récemment, il a les écailles brillantes, les branchies rouge vif, les yeux saillants et transparents, la chair ferme. Il s'altère très rapidement lorsqu'il est sorti de l'eau. On le conserve bien salé (morue), fumé (hareng) ou dans l'huile (thon, sardines). La conservation par le froid n'est qu'un moyen provisoire.

Crustacés. — Ceux qui sont le plus fréquemment consommés sont : les homards, les langoustes, les écrevisses, les crevettes et les crabes. Leur chair est très savoureuse, bien qu'un peu lourde. La plupart des accidents qu'ils provoquent sont dus à leur altération, qui est très rapide dès qu'ils ont cessé de vivre. Aussi est-il indispensable de les cuire vivants.

Mollusques. — Il convient de citer les huîtres, escargots et moules. L'huître est certainement le meilleur coquillage en dehors de la période du frai. Elle excite l'appétit, est riche en phosphore et constitue un aliment de choix pour les convalescents.

Les mollusques entraînent des accidents très graves, quelquefois mortels, surtout les moules qui deviennent rapidement dangereuses dès qu'elles ne sont pas fraîches, à cause des poisons ou *ptomaïnes* qui s'y développent. Quant à l'accusation que l'on a formulée contre les huîtres de donner la fièvre typhoïde, elle n'a pas paru jusqu'ici absolument justifiée. Il s'agit plutôt d'accidents gastro-intestinaux, provoqués par le manque de fraîcheur résultant de la fermentation d'huîtres ayant subi un trop long voyage, ce qui n'empêche pas d'ailleurs qu'on ne saurait trop approuver les mesures qui exigent que les parcs d'élevage ne soient pas installés à l'embouchure des égouts dans les villes maritimes.

Œufs. — Les œufs sont des produits très nourrissants. Un œuf de poule équivaut à peu près au point de vue alimentaire à 50 grammes de viande assez grasse. C'est donc un aliment de grande valeur très facilement digéré, s'il est cru; l'œuf est encore meilleur à la coque que dur, très cuit, l'estomac éprouvant une réelle fatigue à digérer l'albumine coagulée, compacte.

L'œuf est d'autant meilleur qu'il est mangé frais. Les œufs frais plongent dans l'eau et sont transparents, les œufs altérés surnagent, deviennent opaques et donnent, quand on les agite, une sensation de ballottement.

La coquille de l'œuf étant poreuse, l'air qui entre fait pénétrer des microbes qui produisent l'altération de l'œuf. Ces germes donnent naissance à des ptomaïnes qui peuvent provoquer des troubles excessivement graves. Dans une ville du Midi, plus de deux cents personnes furent intoxiquées par des gâteaux achetés dans une pâtisserie. L'enquête démontra que les accidents gastro-intestinaux qui suivirent l'absorption de ces gâteaux étaient dus à des œufs altérés.

Lait. — Le lait est le type de l'aliment complet. Il suffit en effet à la nourriture de l'enfant pendant le tout jeune âge et à l'alimentation des malades, dans des conditions spéciales.

Il est sécrété par la mamelle des femelles des mammifères, et celui des animaux domestiques entre seul dans l'alimentation de l'homme. Le lait se présente sous la forme d'un liquide blanc, de saveur légèrement sucrée, de réaction alcaline, d'une densité légèrement supérieure à l'eau. Il doit son opalescence aux globules de *beurre* émulsionné qu'il tient en suspension. Ces globules se réunissent par le repos à la surface, et constituent la *crème*, qui, convenablement battue dans les barattes, donne le *beurre*.

Le sérum qui reste contient une matière albuminoïde qui est coagulable par la présure et les acides et qui est la *caséine* avec laquelle on fait le fromage. Lorqu'on a extrait du lait la crème et la caséine, il reste un liquide jaunâtre, transparant, qui est le *petit-lait*, dans lequel se trouvent en dissolution : du *lactose* ou sucre de lait, du phosphate de chaux et des chlorures.

Voici, d'après Regnault, la composition du lait de vache, d'ânesse et de femme :

	Vache	Anesse	Femme
Eau	87,4	90,5	88,6
Beurre	4,0	1,4	2,6
Sucre de lait et sels solubles.	5,0	6,4	4,9
Matières albuminoïdes	3,6	1,7	3,9

Le lait d'ânesse est presque identique comme composition à celui de la femme. Il contient presque autant de caséine et moins de beurre. Sa teneur moindre en corps gras le rend plus léger et le fait rechercher pour l'allaitement artificiel des enfants délicats.

Non seulement le lait est un aliment complet, mais encore il a l'avantage de s'assimiler rapidement et de produire aussitôt de la chaleur.

Contamination du lait. — Le lait cesse d'être l'aliment idéal, lorsqu'il a été contaminé par des impuretés ou des germes, ou lorsqu'il a été falsifié. Il peut être alors extrêmement dangereux, surtout pour les enfants.

Les médicaments absorbés par les femelles laitières rendent leur lait dangereux. Les fourrages gâtés, les tourteaux rançes rendent défectueux et nuisible le lait des bêtes ainsi nourries.

De même le lait qui reste exposé à l'air longtemps après la traite *tourne* ou aigrit très rapidement. Cette fermentation. qui est due au développement des microbes dans le lait, a pour inconvénient de détruire les matières sucrées ou azotées. Ces microbes peuvent d'ailleurs introduire dans le lait des toxines, véritables poisons.

Le lait peut enfin provenir de bêtes contaminées par des maladies infectieuses, et dans ce cas les personnes qui l'absorbent sont exposées à contracter ces maladies. La plus dangereuse est la tuberculose. On évite cette affection, qui est parfaitement transmissible par les voies digestives, lorsque le lait n'a pas été longuement bouilli, en n'absorbant que du lait de vaches reconnues indemnes par la *tuberculine*.

La fièvre de Malte, dont une épidémie assez grave a éprouvé dernièrement la population du littoral méditerranéen, est transmise à l'homme par le lait de chèvres atteintes de cette affection.

La fièvre aphteuse rend le lait de vaches capable de transmettre cette maladie aux consommateurs. La contagion se fait grâce aux aphtes qui se trouvent sur les trayons.

Comme pour la tuberculose, on évitera ces affections en soumettant le lait à une ébullition prolongée ou mieux en s'abstenant du lait d'animaux reconnus infectés.

Falsifications. — Le lait qui est vendu dans les villes est falsifié dans de formidables proportions, encore que la vigilance des pouvoirs publics exerce une rigoureuse surveillance sur les laitiers et que le Code pénal punisse les falsificateurs d'une forte amende et d'une peine de trois mois à un an de prison.

La falsification la plus fréquente, à cause des bénéfices qu'elle rapporte aux fournisseurs qui la pratiquent, est l'écrémage. C'est pour la masquer que le fraudeur est appelé à commettre toutes les autres. Lorsqu'on écrème le lait, on lui enlève la plus grande partie de sa matière grasse, rassemblée à la surface sous forme de crème. Le lait devient plus dense et la fraude peut être révélée par le lactodensimètre. Pour lui rendre la densité, le fraudeur mouille le lait, c'est-à-dire l'additionne d'eau. L'écrémage et le mouillage sont donc presque toujours combinés et, de ce fait, le préjudice causé au consommateur est double.

Non seulement l'écrémage prive le lait d'un de ses éléments les plus nutritifs, le beurre, mais il cesse alors d'être l'aliment complet et indispensable des enfants et de certains malades; de plus, le mouillage le rend dangereux, à cause de l'eau dont on l'additionne, qui est quelconque et qui peut contenir des germes dangereux, celui de la fièvre typhoïde, par exemple.

Le lait mouillé tourne facilement, et c'est pour éviter sa coagulation rapide que le falsificateur est amené à ajouter du bicarbonate de soude qui lui donne un goût fade, voire même certaines matières dangereuses telles que l'acide salicylique et le borate de soude. L'examen des cendres révèle la présence de ces produits.

Le lait mouillé perd aussi de sa blancheur qu'on essaie de lui rendre avec de l'amidon. Une goutte de teinture d'iode révélera la présence de cette fraude, en donnant au lait une belle coloration bleue.

Il est absolument indispensable de s'assurer de la qualité du lait et de déjouer les falsifications dont il est l'objet. Les enfants en bas âge sont décimés dans les grandes villes, au moment des chaleurs, par la gastro-entérite et le choléra infantile, résultant de l'emploi d'un lait falsifié.

Procédés de conservation du lait. — On peut arriver à conserver au lait les qualités nutritives et à éviter sa décomposition en le débarrassant par la chaleur de tous les germes dont il est souillé. La *pasteurisation* consiste à chauffer le lait en vases clos à la température de 70 à 80° pendant vingt à trente minutes, et à le refroidir brusquement au sortir de l'appareil de chauffage. Ce procédé débarrasse le lait des germes dangereux qu'il peut contenir, sans que ses qualités nutritives soient altérées. C'est un procédé de conservation provisoire. La stérilisation par ébullition d'une demi-heure au bain-marie dans des bouteilles bien propres et munies d'un bouchon de caoutchouc se soulevant par la chaleur et bouchant hermétiquement par refroidissement conserve le lait pendant plusieurs jours. Il est urgent d'utiliser immédiatement toute bouteille stérilisée, car, une fois débouchée, le lait qu'elle contient se décompose très rapidement (*fig.* 54).

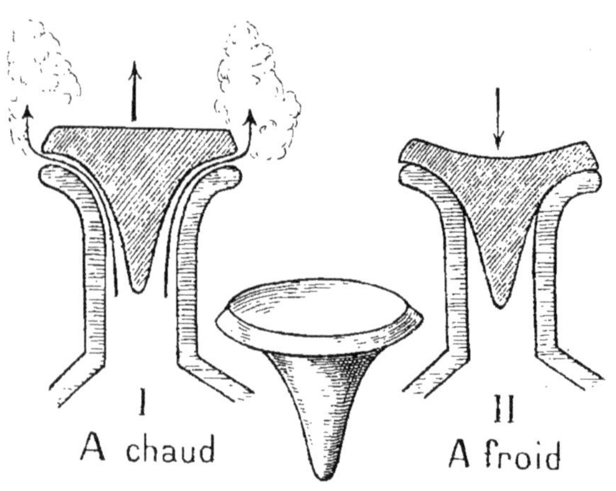

Fig. 54. — Stérilisation du lait

Beurre. — On obtient le beurre en battant la crème du lait dans une baratte. Il se présente sous la forme d'une pâte fine, homogène, de coloration plus ou moins jaunâtre, et ne doit pas laisser suinter l'eau. C'est un aliment de haute valeur nutritive, et qui est préféré à cause de sa saveur et de sa digestibilité aux autres graisses. Il a l'inconvénient de rancir facilement.

On peut lutter contre le rancissement en y mélangeant du sel à raison de 60 grammes par kilogramme.

Falsifications. — Les falsifications du beurre consistent le plus souvent dans l'introduction de lait, de petit-lait, d'eau, de fécule, de farines ou de graisses diverses. Comme ces opérations en changent la couleur, on parvient à la rétablir par l'addition de matières colorantes étrangères (safran, souci, suc de carottes).

La fusion de la matière grasse, l'observation de la température de la liquéfaction, l'examen des substances liquides ou solides qui s'en séparent permettent de révéler la falsification.

On vend aussi sous le nom de beurre un produit préparé

à l'aide de suif, ou graisse des animaux, d'un peu de lait et d'une certaine quantité d'huile végétale. C'est la *margarine*.

La margarine est très bon marché et constitue un assez bon aliment. Il n'y a donc aucun inconvénient à encourager son emploi dans la classe ouvrière, à condition qu'on ne lui fasse pas payer de la margarine pour du beurre.

Fromages. — Le fromage est obtenu par la coagulation de la caséine du lait. Cette coagulation est obtenue rapidement par la présure, matière contenue dans l'estomac des jeunes veaux.

Selon les proportions de la matière grasse emprisonnée dans la caséine, on a des fromages maigres ou gras. On distingue aussi les fromages frais, non salés, devant être consommés rapidement, des fromages crus et salés à conservation limitée (brie, camembert, roquefort) et des fromages cuits à pâte ferme qui se conservent longtemps (gruyère, hollande, chester, parmesan).

Le procédé de préparation de chaque espèce de fromage modifie ses qualités. Les fromages frais sont doux et nourrissants, ceux qui sont crus et salés plus digestibles, ceux qui sont cuits plus stimulants et plus aptes à favoriser les digestions.

Le fromage est, de tous les aliments, le plus riche en azote. Il constitue avec le pain un excellent aliment. 1.500 grammes de pain et un morceau de fromage suffiraient à l'alimentation du pauvre.

Il faut se méfier des fromages trop faits, et ne pas mettre sur le compte de son odeur particulièrement chère aux amateurs la putréfaction dont ils peuvent être le siège, et qui occasionne des accidents gastro-intestinaux.

Graisses. — Les graisses existent à l'état de dépôt dans le tissu cellulaire sous-cutané des animaux, du porc, en particulier : on l'appelle alors *lard*. Celle qui recouvre les intestins du porc, après avoir été épurée par fusion, est employée sous le nom de *saindoux*.

Les graisses, nous l'avons vu, sont source de carbone, de chaleur par conséquent, en hiver surtout et dans les climats froids. En été, il convient d'en mêler le moins possible aux aliments.

Les falsifications de la graisse consistent surtout en mélange de graisses inférieures aux graisses fines de porc, d'oie, de canard, avec lesquelles on prépare d'excellente cuisine.

Substances d'origine végétale.

Farines. — Les farines proviennent de la pulvérisation, par la mouture, des grains de blé, du seigle, du sarrasin, du maïs, de l'orge et même du riz.

Elles sont constituées par un mélange d'amidon (70 0/0) et d'une matière azotée appelée gluten (7 à 14 0/0). Elles contiennent aussi 10 0/0 d'eau, un peu de glucose, de son et 2 0/0 environ de matières minérales.

Les bonnes farines sont onctueuses au toucher, d'une couleur blanc plus ou moins jaunâtre (du moins celle du blé), d'une saveur fade, et forment avec l'eau une pâte homogène.

Les farines sont souvent consommées à peu près comme telles, ou du moins à l'état de bouillies; elles servent à la nourriture des enfants après le sevrage, et sont un aliment précieux pour les vieillards (avoine, maïs, orge, etc.).

La farine du blé est spécialement utilisée sous forme de pain; d'abord mélangée avec de l'eau et pétrie, elle subit ensuite la fermentation, destinée à la rendre spongieuse; vient enfin la cuisson, qui transforme la périphérie de la pâte en croûte en mettant l'amidon intérieur en liberté.

Le pain est un aliment excellent: 1.500 grammes de pain par jour donnent assez d'azote et plus de carbone qu'il ne faut. Les gros pains de ménage, trop riches en mie, sont moins chers, mais moins avantageux comme valeur nutritive. Le pain rassis doit être préféré au pain chaud, source d'indigestion. Le pain grillé se digère très aisément.

Le pain a besoin d'être soigneusement mastiqué pour que

a salive l'imbibe complètement et effectue d'une façon parfaite la transformation de l'amidon en sucre.

Altération et falsification des farines. — Les impuretés des farines sont constituées par des champignons parasites des grains, par des graines non comestibles ou par des parasites animaux.

Le plus dangereux, au point de vue sanitaire, des champignons parasites, est le *Claviceps purpurea*, qui cause l'*ergot*. Non seulement il amène une dépréciation marchande des farines, mais encore il procure une maladie appelée *ergotisme* qui peut présenter deux formes : la forme convulsive, caractérisée par des secousses musculaires, contraction des membres, syncopes, et la forme gangreneuse, qui amène la perte, par une gangrène sèche, des mains et des pieds.

Les moisissures de maïs ont été autrefois accusées de donner la *pellagre*, qui se traduit par des troubles digestifs, nerveux et cutanés. Il semble aujourd'hui qu'elle est plutôt déterminée par l'altération putride du maïs mal conservé.

Parmi les graines non comestibles qui peuvent se trouver réduites en farines, en même temps que le blé, le seigle, le maïs, il faut citer l'*ivraie*, qui peut occasionner des accidents graves, et la *nielle*, qui détermine chez l'homme, même lorsqu'elle est mélangée en proportions infimes, une véritable intoxication.

Enfin les parasites animaux dont on peut retrouver les débris dans la farine sont les *charançons*, des *larves*, des *chenilles*, des *vers;* ils procurent au pain une odeur et une saveur désagréables.

Les falsifications des farines diminuent leur valeur alimentaire. On falsifie la farine de blé avec celle du seigle, du maïs, des farines de fèves, de la fécule de pomme de terre pour rendre le pain plus blanc. Enfin on ajoute du plâtre pour le rendre plus lourd, du sulfate d'ammoniaque pour faire fermenter, et enfin tout récemment on a fraudé avec du talc. Des procédés chimiques simples, ou l'examen microscopique, permettent de reconnaître ces fraudes.

Légumes. Fruits. Champignons. — Les *pois*, les *haricots*, les *fèves*, les *lentilles* sont les légumes farineux les plus employés. On les conserve par dessiccation naturelle, et on leur restitue de l'eau par la cuisson. Ils sont très nourrissants, et sont supérieurs à la viande en azote et en carbone. Ils contiennent dans des proportions variables de la légumine. Le *riz* est un excellent aliment, de même l'orge.

La *pomme de terre* est beaucoup moins riche en principes nutritifs. Elle contient en effet 727 0/0 d'eau. Elle ne saurait constituer exclusivement une nourriture suffisante, et il convient de lui associer des substances nourrissantes : la viande, le lait, le porc, le poisson.

Tout légume doit être bien mâché afin que son enveloppe de cellulose, inattaquable par les sucs digestifs, soit d'abord enlevée, sinon la graine parcourt les intestins sans être altérée.

Les *légumes verts* se consomment à l'état frais. Ils sont riches en eau, sont peu nourrissants à cause de la cellulose qu'ils contiennent, mais ils varient l'alimentation et excitent l'appétit.

Parmi les *fruits*, on distingue les *fruits pulpeux* (poires, pommes, oranges, raisins, etc...), qui sont composés en grande partie d'eau et ont une teneur en sucre élevée. Ils sont très utiles par leurs sels de chaux, de potasse et de fer. Ils doivent toujours être bien mûrs. Le raisin est le plus nourrissant de tous.

Les *fruits secs* (noix, amandes, châtaignes) sont riches en hydrate de carbone, et renferment en plus une notable proportion de matières azotées, et souvent une importante quantité de matières grasses.

Les *champignons*, formés essentiellement de celluloses non digestibles et d'un peu de matières albuminoïdes, sont lourds à digérer. Leur valeur nutritive est insignifiante, et ils ne valent guère que par leur parfum.

Il est important de s'assurer de la qualité non vénéneuse des champignons. Les caractères généraux (pièce de monnaie) ou les correctifs culinaires n'ont aucune valeur pour disinguer les espèces comestibles des variétés dangereuses. Les nacérations dans du vinaigre, l'ébullition prolongée, sont sans efficacité sur les champignons vénéneux ; par contre, ils enlèvent leur saveur aux bons. Il est préférable de vulgariser a connaissance des champignons par des promenades dans es bois, où les instituteurs pourraient faire connaître aux élèves es espèces comestibles.

Condiments. — Ce sont des substances qui, mélangées aux aliments, en relèvent le goût et favorisent la digestion.

Les principaux sont : le sucre, le sel, le vinaigre, les condiments aromatiques.

Le sucre. — Le sucre a une importante valeur nutritive, et, d'après Chauveau, il est la source de l'énergie dépensée par les muscles. Une dose quotidienne de 100 grammes est suffisante. Il est susceptible de se transformer en graisse.

Le *sel*, que nous connaissons déjà, doit être consommé à la dose de 12 à 30 grammes.

Le *vinaigre* est un excellent assaisonnement. Le meilleur est le vinaigre de vin, qui provient de la fermentation acétique de ce liquide. Le vinaigre rend les aliments plus solides, excite les sécrétions intestinales et facilite la digestion. Pris en excès, il occasionne des troubles dans les fonctions gastriques.

Les *condiments* les plus employés sont : le poivre, les piments, la moutarde, la cannelle, etc... Ils font sécréter les glandes salivaires ou intestinales ; ils sont utiles dans les pays chauds où les fonctions digestives et l'appétit sont ralentis, mais leur abus est dangereux et provoque des gastralgies et des dyspepsies rebelles.

Conserves.

Les conserves sont des préparations qui ont pour but de conserver les aliments, sans diminuer leur valeur nutritive, jusqu'au moment de leur consommation en détruisant les germes répandus à leur surface, en même temps qu'on les protège contre l'invasion de ceux qui pourraient s'y déposer par la suite. Les principaux procédés mis en œuvre sont : la cuisson, le froid et les antiseptiques.

1° **Cuisson.** — La cuisson est appliquée à la conservation des viandes, des fruits, des légumes et du lait. Elle consiste à placer les aliments que l'on veut conserver dans des boîtes métalliques que l'on bouche et que l'on plonge dans un bain-marie pendant un temps plus ou moins long. On a la précaution de laisser sur la partie supérieure un petit trou par où s'échappe la vapeur et que l'on obture par une soudure. Les aliments doivent ainsi se conserver indéfiniment, à la condition que le vase soit étanche et que son contenu soit privé de tous les germes.

On peut aussi stériliser d'une façon complète les substances alimentaires en introduisant les boîtes dans un autoclave, dans lequel la température peut monter jusqu'à 110 ou 120° par la pression. Lorsque la conserve est bien faite, les fonds prennent une forme légèrement concave ; si elle est mauvaise. la fermentation des gaz fait saillir les fonds et les boîtes paraissent bombées.

2° **Froid.** — Nous avons vu que les basses températures paralysaient le développement des microbes. En partant de ce principe, on peut arriver à congeler les aliments sans leur enlever leur aspect agréable et leur saveur. On congèle ainsi les viandes venant de l'Amérique du Sud, et on les maintient à une température de — 5° pendant la traversée et jusqu'au lieu même où elles sont livrées à la consommation.

3° **Antiseptiques.** — A part les produits chimiques (acide borique, acide salicylique, formol), qui, s'ils peuvent arrêter certainement la pullulation des germes, constituent un danger pour les consommateurs, on dispose d'agents qui sont le sel, la fumée, le vinaigre, utilisés depuis un temps immémorial et qui, tout en conservant merveilleusement les produits, n'exercent aucune influence fâcheuse.

Le salage d'une viande s'effectue simplement. On la saupoudre de sel; elle s'imprègne peu à peu et se dessèche (viande de porc, morue), ou bien on l'entasse dans un récipient où le liquide provenant de l'eau de la viande se mélange au sel dont on la soupoudre (saumure).

Le fumage, qui succède souvent au salage, consiste à exposer la viande ou le poisson à un feu peu ardent fait avec du bois résineux. Les jambons, lard, harengs fumés ont une saveur particulière très prisée des amateurs. Le vinaigre sert à conserver certains légumes (oignons, cornichons).

Les conserves sont une ressource précieuse et leur emploi tend à se généraliser. Lorsqu'elles ne sont pas faites dans des conditions irréprochables, elles occasionnent de véritables empoisonnements. Il faut les examiner soigneusement par la vue et surtout par l'odorat avant de les utiliser.

L'abus des conserves, à l'exclusion de toute autre alimentation d'aliments frais et surtout de légumes verts, peut procurer le *scorbut*, maladie microbienne contagieuse, qui se manifeste chez les individus affaiblis par les fatigues et le froid et qui sont dépourvus d'aliments frais.

Précautions à prendre dans l'emploi des vases de cuivre ou de plomb.

Non seulement il faut que les ustensiles qui servent à la préparation des aliments soient d'une propreté absolue, mais il importe qu'ils soient faits de matières inoffensives.

S'il est reconnu que la faïence, la porcelaine, le verre et même avec certaines réserves la poterie de terre vernissée constituent d'excellents récipients inattaquables aux substances alimentaires, il est aussi de toute évidence que les ustensiles métalliques doivent être l'objet d'une surveillance particulière.

Les ustensiles de fer (fonte ou tôle) ne présentent par eux-mêmes que l'inconvénient de se rouiller. Mais, pour obvier à cet inconvénient et aussi au goût métallique qu'ils communiquent aux aliments, on est obligé de les étamer ou de les émailler. Or il arrive que l'étain destiné à l'étamage contient souvent de l'arsenic et du plomb qui provoquent de véritables empoisonnements. Il ne doit pas contenir plus de 0,5 0/0 de plomb et un dix-millième d'arsenic. Les récipients émaillés se craquèlent rapidement et sont difficiles à nettoyer ; de plus, des parcelles d'émail détachées peuvent être avalées avec les aliments et déterminer mécaniquement des lésions intestinales.

Les ustensiles de cuivre sont très résistants et très utilisés. Il importe de ne pas laisser refroidir les aliments à leur contact, sinon il se produit du vert-de-gris, qui non seulement se révèle par une saveur très désagréable, mais encore peut procurer une véritable intoxication. On évite cet inconvénient en étamant l'intérieur des vases de cuivre, mais on est obligé comme plus haut de surveiller l'étamage.

Les ustensiles d'étain contiennent du plomb dans une proportion souvent supérieure à 10 0/0. Ils deviennent alors très dangereux. De même les soudures de conserves peuvent donner naissance, lorsqu'elles contiennent une trop grande proportion de plomb, à des sels toxiques qui ont l'inconvénient de ne pas se trahir par une saveur spéciale et de provoquer chez les consommateurs les accidents habituels de l'intoxication par le plomb.

CHAPITRE II

HYGIÈNE DU VÊTEMENT

I. — Climats.

Les divers climats. — Au point de vue géographique, on désigne sous le nom de *climat* l'espace compris entre les deux lignes parallèles à l'équateur. On divise le globe entier en trois zones représentant trois sortes de climats : une *zone chaude* (région équatoriale) jusqu'à 25e degré de latitude, une *zone tempérée* du 25e degré au 55e degré de latitude, une *zone froide* du 55e degré à l'extrémité polaire. On distingue quelquefois les *climats torrides* des climats simplement chauds, et les *climats glacés* des climats froids. Ces divisions, outre qu'elles sont trop larges, ne sauraient être rigoureuses, parce que la décroissance de la température de l'équateur au pôle n'est pas régulière, modifiée qu'elle est par les vents, la nature du sol, sa configuration, l'évaporation des eaux, les courants chauds et froids de la mer, etc...

Pour obtenir sous le rapport thermique des climats comparables entre eux, on trace sur la sphère des lignes passant par les points où la température moyenne annuelle est la même. Ce sont les *lignes isothermiques* (*fig* 55). En appelant *équateur thermique* la ligne où la température moyenne est la plus élevée (28° centigrades) et qui représente le *climat torride*, on a le *climat chaud* de 25° à 15°, le *climat tempéré* de 15° à 5°, le *climat froid* de 5° au-dessus de 0 à 5° au-dessous, et le climat polaire de — 5° à — 15°.

A latitude égale et grâce à l'influence du *Gulf-Stream*, la température moyenne est plus élevée dans l'Europe occidentale qu'en Asie et qu'en Amérique ; elle est la même vers le détroit de Behring que vers le nord-est du Groenland, malgré une différence de latitude de 15°. Le Canada, à la latitude de la France, a la même température moyenne que Saint-Pétersbourg. Le Pérou est froid eu égard au voisinage de l'équateur.

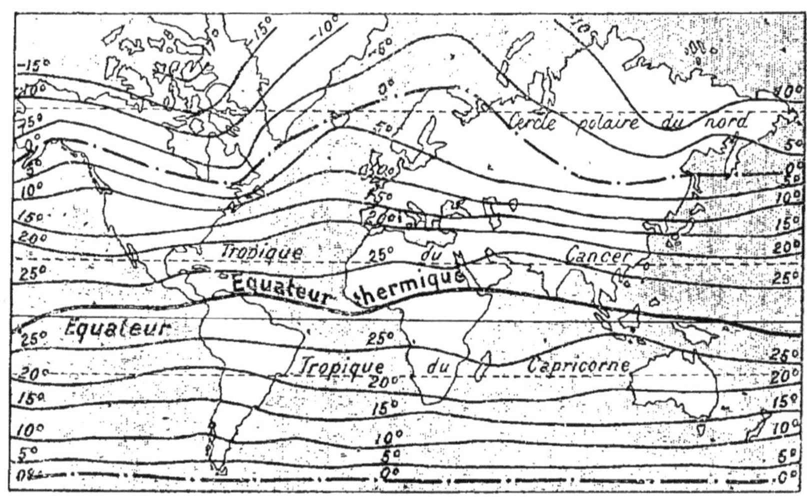

Fig. 53. — Lignes isothermiques.

Voici la température annuelle moyenne de quelques climats principaux de chaque zone :

Zone torride. — Nossi-bé, 26° ; mer Rouge, 25 à 30° ; Pondichéry, 29°,6 ; Singapour, 27° ; Martinique, 26°,6 ; Cayenne, 27°.

Zone chaude. — Oran, 16° ; Alger, 20° ; Égypte, 22° ; Madrid, 14° ; Valence, 18° ; Nice, 16° ; Bagdad, 20° ; Shang-Haï, 15° ; Sydney, 18°.

Zone tempérée. — Paris, 10°,8 ; Lille, 9° ; Bordeaux, 12° ; Montpellier, 13° ; Londres, 10° ; Berlin, 9° ; Stockholm, 5°,6 ; Astrakan, 10° ; Pékin, 12°,5 ; Valparaiso, 15°.

Zone froide. — Islande, 4° ; Arkhangel, 0°,8 ; Saint-Pétersbourg, 5° ; Québec, 5° ; Saint-Pierre (Terre-Neuve), 5°.

Zone polaire. — Mois chauds, — 4° ; mois froids, — 23°,3. En Sibérie, le 29 janvier 1838, le froid constaté a été de — 60°.

On distingue les climats constants des climats variables ou excessifs, suivant que l'écart est faible ou plus ou moins considérable entre le minima et le maxima de la température. Les climats deviennent de plus en plus constants à mesure qu'on se rapproche des régions tropicales ; mais, en même temps, l'écart entre la température du jour et celle de la nuit se prononce davantage.

La température est l'élément principal du climat. On doit tenir compte également des vents, de l'humidité de l'air, de sa composition, de la pression barométrique, de la tension électrique, toutes circonstances qui sont en rapport avec les dispositions hydrographiques et orographiques, telles que l'altitude, la composition du sol, l'état de la végétation, etc...

Au point de vue de leur action sanitaire, on distingue le *climat continental*, le *climat marin* et le *climat de montagne*.

Climat continental. — Le climat continental est un climat à grands écarts de température, et par conséquent un climat excessif. Les jours sont très chauds et les nuits très froides. A Madrid par exemple, on note des écarts de 14° ; les écarts sont encore plus grands au centre de l'Afrique.

Climat marin. — C'est un climat constant, il est généralement modérément chaud, la mer absorbant beaucoup de calorique. Les nuits sont peu froides, les saisons extrêmes sont modérées.

Climat de montagne. — La température y est basse en raison de la moindre densité de l'air et de la rareté de la vapeur d'eau. Le rayonnement solaire y est très intense, les nuits y sont très froides. Les climats exercent une influence sanitaire considérable en modifiant profondément les fonctions de l'organisme. Cette influence peut être heureuse, et contribuer à fortifier les individus, ou défavorable et en ce cas elle diminue leur résistance aux agents de maladies.

Suivant les climats, ce sont la pureté de l'air, sa richesse en oxygène, les matières salines de l'eau, les variations de la pression barométrique, de la température, de l'humidité, de la luminosité qui tendent à augmenter l'activité des échanges organiques. Il n'est donc pas étonnant qu'on ait essayé de faire intervenir le changement de climat pour modifier heureusement l'état des individus. Les climats marins s'appliquent de préférence au traitement du lymphatisme, de la scrofule, de la faiblesse constitutionnelle ou acquise; les climats continentaux, au traitement des affections respiratoires et de la tuberculose en particulier. Les climats de montagnes activent le retour à la santé des convalescents et triomphent aisément des troubles gastro-intestinaux de la première enfance, en particulier du choléra infantile.

II. — Hygiène du Vêtement.

Le rôle essentiel du vêtement est de protéger la peau contre les influences extérieures nuisibles et d'empêcher l'organisme de perdre son calorique par rayonnement, par conductibilité ou par évaporation.

Non seulement il doit protéger le corps contre la violence et la mobilité des agents atmosphériques, mais encore il doit laisser aux fonctions cutanées la facilité de s'effectuer librement. Il ne doit porter aucun obstacle à l'amplitude des mouvements, et ne doit pas gêner les fonctions circulatoires, respiratoires ou digestives. Les habits doivent être assez amples pour ne pas entraver la libre circulation de l'air au contact de la peau, sans toutefois être trop larges et favoriser les refroidissements.

On confectionne les vêtements avec des substances animales ou végétales spécialement préparées à cet effet.

Les tissus d'origine végétale sont : le *chanvre*, qui fournit une toile rude et solide, le *lin*, qui donne des toiles fines et le *coton*, qui, par sa grande variété de tissus et la modicité de son prix, est de plus en plus employé.

Les tissus d'origine animale sont : la *laine* qui est supérieure au coton par la qualité de ses tissus, la *soie* qui est un article de luxe, les *peaux* qui servent à fabriquer les chaussures et les *fourrures* qui doivent être réservées pour les pays très froids (*fig.* 56).

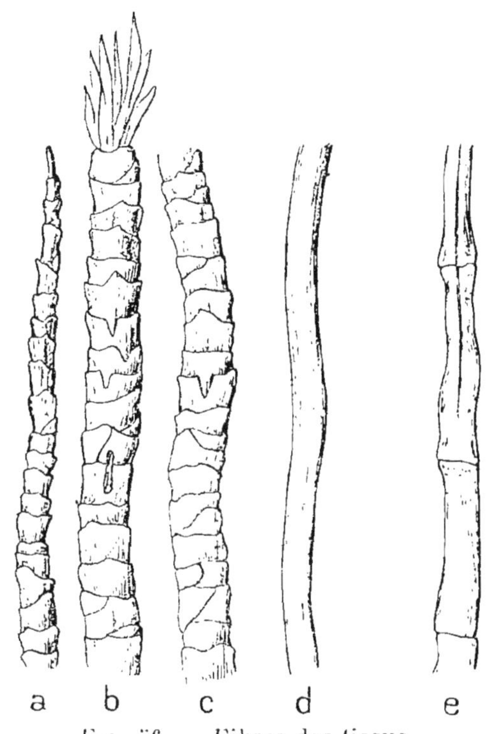

Fig. 56. — Fibres des tissus.
a, b, c, fibres de laine ; *d*, fibres de soie ; *e*, fibres de lin.

Les tissus avec lesquels on confectionne les vêtements varient selon que l'on a en vue la lutte contre le froid, contre la chaleur, ou contre l'humidité.

Lutte contre le froid. — Les tissus de laine (flanelle, drap) sont ceux qui, dans nos pays, répondent le mieux au rôle protecteur que doit remplir le vêtement contre le froid. Ils présentent l'avantage d'être suffisamment perméables pour permettre l'issue de la vapeur d'eau et de l'acide carbonique exhalés par la peau, et l'arrivée de l'air extérieur au contact des téguments, tout en étant très mauvais conducteur de la chaleur; grâce à cette dernière qualité, ils s'opposent à la déperdition du calorique et par conséquent au refroidissement du corps.

On doit éviter de faire des vêtements d'hiver trop chauds ou trop lourds, la protection contre le froid ne dépendant ni du poids, ni de l'épaisseur du vêtement. Deux vêtements légers superposés conservent mieux la chaleur qu'un vêtement lourd unique, car ils permettent la circulation entre eux d'une couche d'air isolante.

Il est bon de se rappeler que la couleur des vêtements exerce une influence sensible sur l'absorption de la chaleur des rayons solaires. Le noir ayant au plus haut degré cette propriété, on choisira de préférence les teintes noires ou sombres pour les vêtements d'hiver.

Lutte contre la chaleur. — La laine isole aussi bien contre la chaleur que contre le froid. Elle absorbe admirablement la sueur sans rien perdre de sa perméabilité, et en la laissant évaporer lentement, elle soustrait l'organisme aux effets dangereux d'un refroidissement brusque. C'est l'inconvénient des tissus de toile, de lin et de coton que l'on doit réserver pour les pays très chauds. La flanelle légère, qui isole le corps contre la température élevée du dehors, est presque universellement adoptée pour les colonies.

Les vêtements d'été devront être de couleur claire, blancs même dans les pays chauds, cette couleur n'absorbant nullement la chaleur solaire.

Lutte contre la pluie. — Les tissus imperméables de caoutchouc protègent bien contre la pénétration de l'eau de pluie, mais ils ont l'inconvénient de s'opposer à la circulation de l'air. On peut obvier à cet inconvénient en leur donnant la forme non d'un manteau ajusté, mais d'une ample pèlerine.

En imprégnant certains tissus d'une solution de paraffine dans du pétrole, ou d'acétate d'alumine à 1 0/0, on protège les fibres contre la pénétration de l'eau sans nuire à leur perméabilité à l'air. On obtient ainsi des manteaux à la fois chauds et imperméables.

Du linge de corps. — La toile, le coton, sont presque exclusivement réservés à la confection des vêtements de dessous en raison de l'extrême facilité avec laquelle on les lave. Le linge qui est en contact avec la peau en effet est constamment mouillé par la sueur et souillé par les excrétions organiques, glandulaires et autres. Il est donc important de l'entretenir dans un état de propreté rigoureuse. De là la nécessité de changer fréquemment de chemise ou de caleçons surtout lorsqu'ils sont imprégnés de sueur ou mouillés par la pluie.

Il est d'ailleurs tout à fait hygiénique de laisser chaque soir le linge de jour et de le remplacer par du linge de nuit, l'un et l'autre ayant ainsi le temps de s'aérer.

Accessoires du vêtement. — Ces accessoires sont les coiffures, cravates, bas, chaussures, jarretières, corsets, qui doivent fournir un genre de protection un peu particulier aux régions où ils sont utilisés, tout en remplaçant certaines conditions conformes aux données de l'hygiène.

Coiffure. — Si l'intensité des rayons solaires et la nécessité de faciliter la transpiration de la tête, ont dicté aux mahométans de porter un turban épais et de se raser le crâne, il n'en est pas de même dans nos pays, où les cheveux d'abord, une coiffure légère et aérée ensuite, protègent efficacement les centres nerveux contre l'action du soleil.

Le chapeau doit être d'épaisseur convenable et abriter utilement l'ensemble de la tête. S'il est trop lourd, il exerce des compressions pénibles ; s'il est imperméable, il peut, si la température ambiante est élevée, favoriser un certain surchauffement du crâne, et empêcher l'évaporation de la sueur.

Le feutre souple est de beaucoup, avec le béret, la coiffure la plus pratique ; il est souple, léger, commode, et, s'il est vrai qu'il est peu perméable, il n'est pas difficile de l'améliorer par l'adjonction d'une ventouse.

Les chapeaux haut de forme, en soie noire, sont tout à fait incommodes et absorbent, surtout en été, une quantité de calorique telle que la température sous un de ces chapeaux, en juillet peut s'élever jusqu'à 46 ou 50°.

En été ou dans les pays chauds, les chapeaux devront être blancs à larges bords, très aérés, et offrir une assez grande épaisseur pour ne pas se laisser traverser trop rapidement par la chaleur des rayons solaires. Les casques de liège sont à ce point de vue supérieurs aux chapeaux de paille.

La nuit, il est plutôt nuisible qu'utile de s'envelopper la

tête d'une coiffure quelconque. Il est facile de s'habituer à dormir la tête découverte, aussi bien pour l'homme que pour la femme.

Cols et cravates. — Il importe que les uns et les autres ne soient ni hauts ni serrés pour laisser libres les mouvements de la tête et ne pas entraver la circulation dans les vaisseaux du cou.

L'usage des cache-nez et foulards dans lesquels on emmitoufle les enfants doit être absolument proscrit; ils sont cause de rhumes, maux de gorge et angines.

Bas et chaussures. — Les bas et les chaussettes ont pour but d'interposer entre la chaussure et le pied une seconde enveloppe qui, par la facilité avec laquelle on la lave et on la renouvelle, permet de débarrasser le pied de la sueur et de la poussière qui s'y accumulent en même temps qu'ils amortissent les chocs reçus pendant la marche et qu'ils conservent la chaleur par les temps froids. On les fabrique en laine ou en coton.

La chaussette ou le bas de coton ont l'inconvénient de retenir complètement l'eau provenant de la transpiration et de produire la macération de l'épiderme plantaire. La chaussette et le bas de laine laissent au contraire filtrer une partie de la sueur, ils sont ainsi plus sains; aussi, en les choisissant plus ou moins épais, suivant la saison, et en les renouvelant fréquemment, on aura toujours les pieds en bon état, surtout les personnes qui ont une transpiration particulièrement abondante.

Les *chaussures de cuir*, du fait même qu'elles doivent protéger le pied contre les actions mécaniques extérieures, ne peuvent avoir, à cause de la résistance du cuir, la souplesse qui leur permettrait de s'adapter au pied. Aussi est-il indispensable de porter des bottines ayant une forme correspondant aux données de l'anatomie normale du pied (*fig.* 57 et 57 *bis*). Le malaise, la souffrance pendant la marche, les excoriations, l'apparition de cors et de durillons, sont la conséquence du port de chaussures de confection défectueuse (*fig.* 58).

Chez la femme, les bottines sont souvent toutes deux semblables et interchangeables. Elles sont pointues du bout, et pourvues d'un talon souvent trop élevé se recourbant sous le

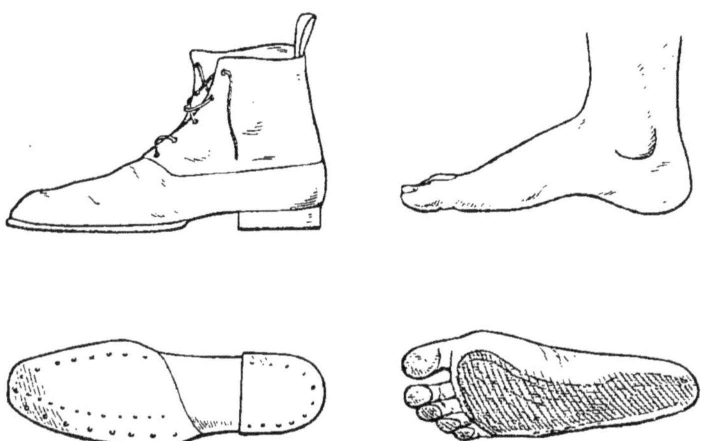

FIG. 57. — Soulier normal. FIG. 57 *bis*. — Pied normal surface d'application sur le sol.

milieu de la plante. Elles occasionnent des chutes dangereuses et de la fatigue ; en même temps le genou se porte en avant et se fléchit, le bassin se penche, les reins se creusent, et cette attitude vicieuse a un retentissement désastreux sur les organes de la cavité abdominale (*fig.* 59).

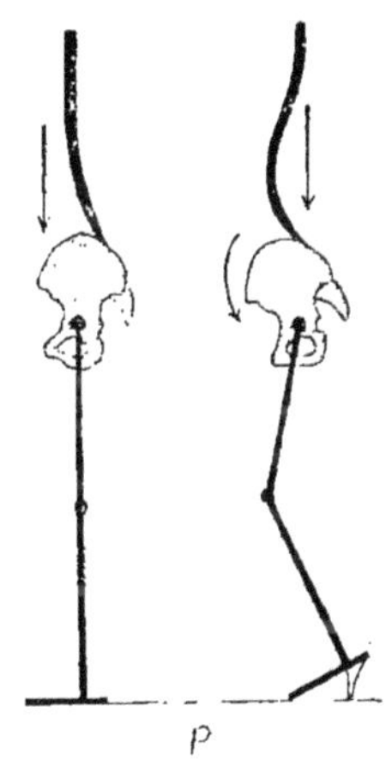

FIG. 59. — Influence du talon haut.

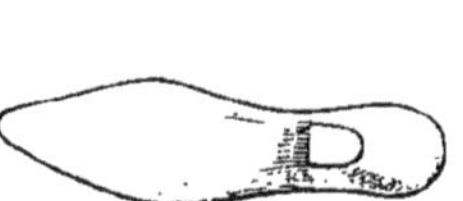

FIG. 58. Soulier de femme à la mode.

Chez l'homme, les chaussures étroites, pointues, resserrent les orteils, occasionnent des chevauchements, et la déviation du gros orteil en dehors, en même temps que la pénétration de l'ongle dans les chairs (ongle incarné).

Pour qu'une chaussure aille bien, il faut qu'elle laisse l'avant-pied libre, que les chevilles ne soient pas serrées, que la semelle soit épaisse pour amortir les chocs et éviter l'humidité du sol, qu'elle soit large pour permettre aux orteils de prendre une place normale, que les talons soient larges et bas pour ne pas déformer le pied.

Corset. — L'usage du corset remontant à la plus haute antiquité prouve que cet accessoire de toilette répond à un besoin. Il ne faut donc pas le condamner d'une façon absolue, mais il est bon de ne pas lui laisser jouer un autre rôle que celui auquel il est logiquement destiné, à savoir : maintenir la gorge et soutenir les parties inférieures du vêtement de la femme.

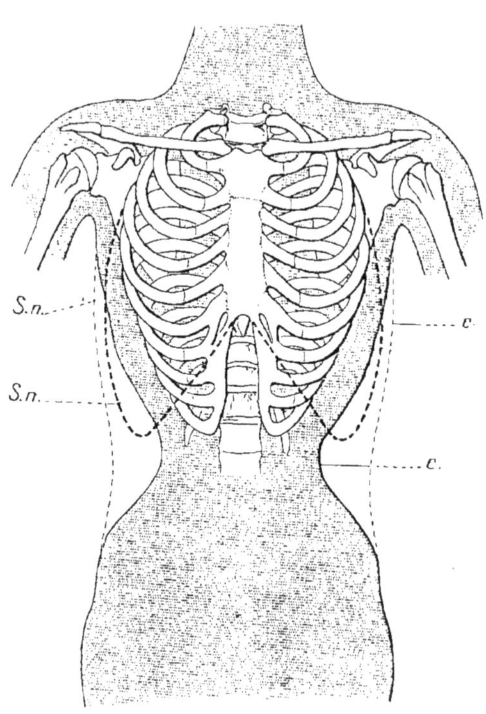

Fig. 60. — Déformation du thorax par le corset.
c, position dans le corset ; Sn, sujet normal.

Il n'en est malheureusement pas ainsi, et, pour paraître plus sveltes, les femmes en ont fait un instrument de supplice qui compromet d'une façon sérieuse le jeu et les fonctions des organes qu'il comprime (*fig.* 60). La cage thoracique perd la forme normale d'un tronc de cône à base inférieure extensible pour prendre celle d'un cylindre rétréci à sa partie inférieure qui est immobilisée, et où les fausses côtes ne peuvent effectuer leur part de mouvements respiratoires (*fig.* 61). Le diaphragme lui-même ne fonctionne plus. La respiration est entièrement troublée, et la tuberculose trouve un terrain favorable dans ce poumon qui fonctionne mal. Les viscères abdominaux n'occupent plus leur position normale, le foie est abaissé et basculé, le rein chassé de sa loge, l'estomac étranglé, l'intestin tombant. En un mot, tous les organes sans exception sont congestionnés et déplacés.

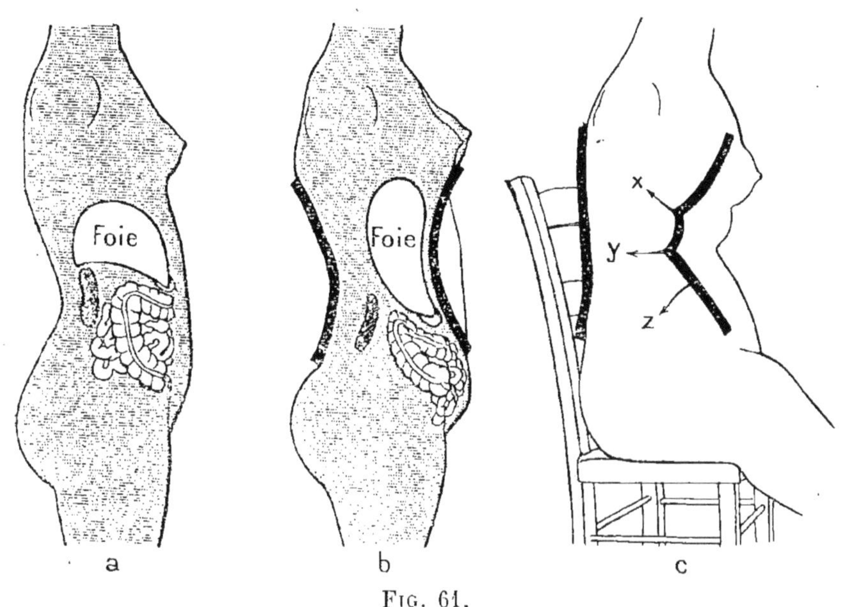

Fig. 61.

a, *b*, Action du corset sur les organes abdominaux (Glénard) :
c, Pression exercée par le corset dans la station assise (d'après M. Auvard).

On pourrait supprimer les inconvénients du corset en le réduisant à une simple ceinture large, souple et élastique, pourvue de très peu de baleines, qui, laissant la poitrine et l'estomac libres, prendrait point d'appui sur le bassin, et soutiendrait complètement les parois abdominales. Le corset doit être léger, s'appliquer sur le corps sans le déformer, et surtout sans causer ni gêne ni souffrance.

Chez l'homme, la ceinture trop serrée occasionne des troubles digestifs et des douleurs d'intestin après le repas. Il est préférable de porter des bretelles, à la condition qu'elles soient faites en tissu élastique pour permettre au corps de se tenir droit sans être tiraillé en avant, comme cela arrive avec les bretelles inextensibles.

Jarretières. — Les jarretières ne doivent jamais être placées au-dessous du genou, ni être en tissu inextensible (lacet ou cordon). Elles déforment la jambe et occasionnent des varices (*fig.* 62). Les jarretières élastiques placées au-dessus du genou et non serrées présentent à un degré moindre cet inconvénient. Bien préférables encore sont les jarretelles qui retiennent sans inconvénient les bas à la ceinture ou au corset.

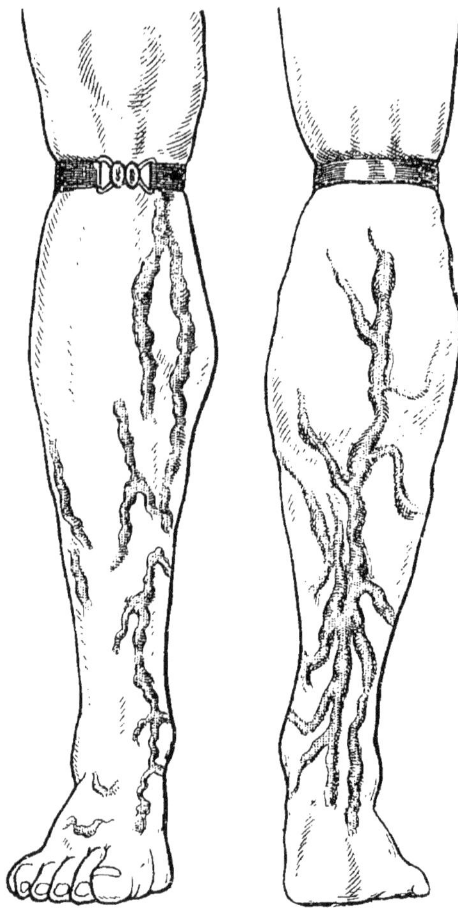

Fig. 62. — Influence des jarretières au-dessous du genou (varices).

Du lit. — On ne saurait arrêter là les quelques conseils que nous venons de donner pour les vêtements du jour sans entrer dans quelques détails indispensables sur le lit, qui est le vêtement de nuit, vêtement dans lequel on passe la moitié de l'existence.

Le lit ne doit servir qu'à nous protéger contre le froid de la nuit pendant le sommeil. Il ne faut pas le transformer en un nid à miasmes infectieux. De là la nécessité d'abandonner le linge de jour en se couchant et de renouveler aussi souvent que possible le linge de couchage. On doit supprimer les lits de plume, d'un nettoyage difficile, qui provoquent la sueur et occasionnent des congestions ; les paillasses, dont le nettoyage est difficile ; les oreillers de plume et les lits de bois. Il vaut mieux se coucher sur un lit en fer, sans alcôve ni rideaux, avec sommier métallique si possible, avec des matelas de laine, et un oreiller de crin, en variant les couvertures avec les climats ou les saisons.

D'une façon générale, on s'habitue facilement à trop se couvrir. La transpiration est ainsi augmentée, et la gêne des mouvements respiratoires devient une cause de fatigue et de cauchemar,

---

CHAPITRE III

HYGIÈNE DE L'HABITATION

L'homme passe à l'intérieur de l'habitation la plus grande partie de son existence, soit pour se livrer au travail qui assure son pain, soit pour goûter le repos que les fatigues de chaque jour rendent obligatoire. Il est donc indispensable de fixer les principes de construction et d'aménagement de l'habitation qui permettent à l'homme et à sa famille d'être soustraits à l'action des propriétés nocives de l'atmosphère, en bénéficiant dans la plus large mesure des propriétés physiques et chimiques de l'air; en un mot, la maison doit être un asile contre la chaleur ou le froid, dans lequel l'air et la lumière entreront largement, dans le double but de faciliter les échanges gazeux indispensables à la vie et de détruire les germes de maladies, auxquels l'action de l'oxygène contenu dans l'air est fatale, et qui résistent mal à l'action prolongée de la vive lumière.

Emplacement de l'habitation. — Si le choix de cet emplacement ne comportait d'autres considérations que celles qui sont dictées par l'hygiène, on éliminerait *a priori* les terrains argileux qui, en retenant l'eau d'infiltration, deviennent facteurs d'humidité, les terrains souillés de matières organiques, les terrains rocheux qui, s'ils présentent l'avantage d'assurer de solides assises, laissent s'accumuler les souillures de la surface. On écarterait systématiquement les terrains marécageux et d'alluvions, qui sont inhabitables à cause des fièvres intermittentes. On éviterait de construire dans les bas-fonds qui sont humides et sur les endroits trop élevés à cause des vents violents et froids.

L'emplacement idéal consisterait à choisir, à flanc de coteau, en un endroit abrité du vent, mais bien aéré et bien ensoleillé, un terrain perméable, c'est-à-dire sablonneux, de gravier ou de calcaire léger, à pente très douce, de manière à rendre très facile l'écoulement des eaux ménagères et météoriques.

Malheureusement les exigences de la vie sociale mettent le plus souvent l'homme en face de situations dont il doit s'accommoder et les considérations touchant l'hygiène n'interviennent que rarement dans le choix de l'emplacement où il doit édifier son habitation. C'est alors qu'il faudra mettre à profit les quelques données que nous allons passer en revue pour combattre les inconvénients qui résultent d'un emplacement souvent insalubre, restreint, ou situé au milieu d'agglomérations urbaines.

Orientation. — L'orientation des bâtiments doit varier suivant le climat, le régime des vents et des pluies et aussi suivant les destinations des différentes pièces. Il faut admettre comme un principe que l'habitation doit être ensoleillée le plus longtemps possible. D'une façon générale, dans nos pays tempérés, la meilleure orientation consiste à placer le grand axe du bâtiment suivant la ligne nord-sud. On disposera vers le sud, qui est le point le plus longtemps éclairé par la lumière du soleil, les pièces où on se tient habituellement pendant la journée, c'est-à-dire la salle à manger, le salon, le cabinet de travail. Les chambres à coucher seront disposées à l'est pour bénéficier de l'air frais du matin et de la lumière stérilisante du soleil levant; les cuisines, lieux d'aisances, salles de bains pourront être exposées au nord, la puissance des vents de cette région assurant le renouvellement de l'air et l'expulsion facile des odeurs ménagères.

Construction.

1. **Désinfection du sol.** — C'est une sage précaution à prendre, avant l'édification d'une maison, de désinfecter aussi

soigneusement que possible le sol sur lequel elle doit s'élever, surtout si cet emplacement a été occupé, et particulièrement dans le cas fréquent où une construction neuve doit remplacer une masure vieille et insalubre.

Cette opération, qui est peu coûteuse, consiste à répandre sur le terrain un mélange de 100 grammes de sulfate de fer et 200 grammes de chaux vive par mètre carré. Pour les terrains très souillés, anciennes fosses d'aisances, trous à fumier, puisards, etc., on emploiera efficacement l'acide phénique du commerce et l'acide sulfurique en parties égales, à raison de $2^{kg},500$ pour 100 litres d'eau répandue, ainsi préparée, sur 1 mètre carré.

B. **Matériaux de construction**. — Les matériaux de construction doivent être judicieusement choisis. Ils doivent être à la fois solides, légers, être mauvais conducteurs de la chaleur et non susceptibles d'absorber l'humidité ou de dégager des gaz dangereux.

Les principaux matériaux employés sont les pierres, les briques et les tuiles, les mortiers, le bois et le fer, chacun de ces matériaux prenant une importance spéciale selon les ressources du pays.

1° *Pierres*. — Il existe en France de nombreuses carrières de pierres calcaires que l'on désigne sous le nom de *pierres de taille dures*, grises et de *pierres de taille tendres*, blanches. Les premières sont utilisées pour constituer les assises solides des grands édifices ; les secondes, le plus commodes à travailler, sont employées pour les façades (*fig*. 63). Les murs sont faits

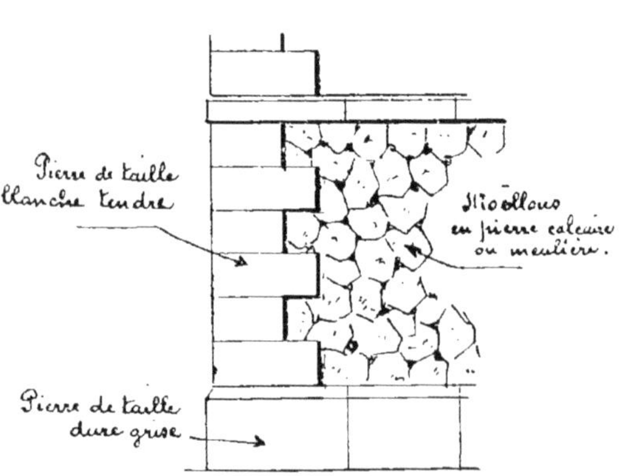

FIG. 63. — Différentes espèces de pierres.

avec des pierres meulières de couleur blanchâtre ou rougeâtre dont les parements sont remplis de trous irréguliers qui donnent une grande adhérence au mortier. On emploie dans le même but les moellons en pierre dure extraits des carrières à l'aide du pic ou de la mine.

2° *Briques et tuiles.* — Les briques de terre cuite sont fabriquées avec de l'argile, qui est elle-même constituée par de la silice et de l'alumine. Les briques de bonne qualité se reconnaissent à leur cassure nette offrant un grain fin, serré et ne présentant aucune fissure. Les briques creuses sont réservées à la construction des travaux légers, planchers, cloisons, etc. Les briques pleines, émaillées, décoratives, sont destinées à revêtir les murs intérieurs ou à décorer les façades. Les briques sont d'excellents matériaux de construction, légers, et mauvais conducteurs de la chaleur, à cause de l'air qu'elles contiennent (*fig.* 64).

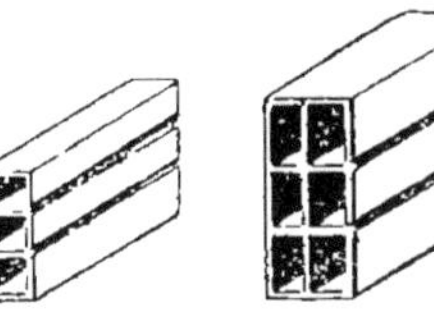
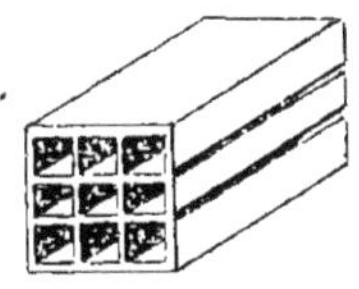

Fig. 64. — Briques creuses.

Les *tuiles*, dont la fabrication est à peu près identique à celle des briques, servent à recouvrir les bâtiments, à en former la toiture. Elles affectent des formes différentes, creuses, rondes (tuiles canal) ou plates (tuiles mécaniques).

3° *Mortiers.* — Les mortiers sont constitués par un mélange intime de matières diverses et d'eau jusqu'à consistance pâteuse. Ils s'appliquent sur les murs auxquels ils adhèrent fortement et scellent entre elles les différentes pièces de construction, grâce à la dureté qu'ils acquièrent en séchant. Les mortiers les plus employés sont : les *mortiers ordinaires*, constitués par de la chaux et du sable, le mortier de *chaux hydraulique*, utilisé pour les constructions destinées à être immergées et qui durcit grâce à la présence d'une certaine quantité d'argile.

Le *ciment* contient de l'argile cuite pulvérisée. Il est très employé dans les constructions hydrauliques et comme enduit pour s'opposer à l'introduction de l'humidité à travers les murs. On l'emploie pour les dallages étanches, les trottoirs, le revêtement des caves, etc...

Le *plâtre* est utilisé pour le revêtement des murs intérieurs. C'est un excellent isolant, qui adhère parfaitement à tous les matériaux.

4° *Bois*. — Le *bois* sert à confectionner toutes les menuiseries, les planchers et les charpentes. Les essences les plus recherchées, qui résistent le mieux à l'humidité, sont le chêne et le teck : viennent ensuite le sapin du nord, le pitchpin et le pin. Le bois présente l'inconvénient, à part sa combustibilité, d'avoir une tendance à se disjoindre : il se fend et est fréquemment envahi par des parasites de toutes sortes.

5° *Métaux*. — L'emploi du *fer* et de l'*acier* tend à se généraliser toujours davantage. Ces métaux servent à l'exécution des colonnes de soutènement, des charpentes et des planchers et constituent souvent l'ossature presque complète des grandes constructions modernes. L'inaltérabilité et la légèreté relative du *zinc* le font utiliser pour recouvrir les toitures : on en revêt les corniches et les saillies des façades pour les protéger contre les eaux de pluies : les gouttières, tuyaux de descente d'eau sont en zinc. Le *plomb*, mou, très malléable, est surtout utilisé pour les conduites d'eau et de gaz. On remplace aujourd'hui avantageusement les tuyaux en plomb par des tuyaux en *polymétal* dont la résistance est supérieure à celle des tuyaux en plomb. De plus, au point de vue de l'hygiène, le polymétal assure une meilleure conservation des eaux canalisées et sa manipulation est moins nocive que celle du plomb.

L'*ardoise* d'Angers est un silicate inattaquable aux acides et aux bases, elle n'est pas poreuse, présente une grande résistance et ne varie pas sous l'influence des agents atmosphériques. Elle est surtout employée pour les toitures dans les pays très froids ou très pluvieux, pour la confection de cuves, de tables de laboratoire, d'éviers, etc...

Des isolants. — Pour rendre les matériaux de construction étanches et les mettre ainsi à l'abri de l'humidité, on utilise depuis quelques années des enduits et des revêtements isolants.

Les pierres de taille demi-dures et tendres, surtout celles qui sont exposées au bord de la mer, ont une tendance plus ou moins accentuée suivant leur qualité à s'effriter ou à se ronger. L'application de certains produits liquides, leur incorporation au mortier, arrêtent l'effritement et la désagrégation ; l'imperméabilité de ces solutions contribue à la salubrité des habitations en empêchant la pénétration de l'humidité. Parmi ces produits on peut citer la *marmoréine*, qui contient une grande quantité d'acide borique, la *céresite*, l'*asbestic* tiré des mines d'amiante du Canada.

On emploie également, comme recouvrement, isolants pour les couvertures, plafonnages, revêtements de murs, des plaques semi-rigides composées de fibres d'*amiante* comprimées. Le *fibro-ciment*, composé de fibres d'amiante et de ciment de Portland, est inattaquable aux sels marins, ne gèle pas, ne s'effrite pas, se laisse travailler, clouer, scier facilement ; il est utilisé pour les toitures. Les couvertures en *ciment volcanique* sont formées de couches superposées de papier fabriqué spécialement et d'un enduit imperméable, élastique et très adhésif appelé ciment volcanique. Comme produits isolants, on peut utiliser avec avantage les briques ou carreaux en liège aggloméré qui remplacent avantageusement la brique ordinaire en terre cuite à l'intérieur des appartements. Les cloisons ainsi construites sont légères, solides, réfractaires au son et à l'humidité. L'application de carreaux de liège sous les combles protège les habitations contre les variations atmosphériques.

On fait usage, pour préserver le bois de construction contre la pourriture par le sol, les champignons et les insectes de produits désinfectants parmi lesquels on peut citer le *microsol* et la *carbolinite* : ces produits à base d'acide phénique et de créosote assurent indéfiniment la conservation des bois.

Les *peintures à l'huile*, les enduits laqués genre ripolin, sont utilisés pour les revêtements intérieurs des murailles ainsi que les carreaux en faïence décorée ou en grès émaillé.

Construction. — *1° Fondations.* — Il est indispepsable de protéger les fondations de la maison contre la pénétration de l'humidité extérieure, surtout s'il existe une nappe d'eau souterraine dans les environs ; non seulement on revêtira le sol, à 2 mètres environ autour des murs, d'un pavage étanche et bien incliné, mais encore on creusera une tranchée autour de la surface où doivent reposer les fondations et dans laquelle on disposera des cailloux et des tubes creux de poterie de façon à assurer le drainage des eaux souterraines vers un puits absorbant, un égoût ou un cours d'eau.

Ces fondations, qui descendront profondément dans le sol, aussi bien pour éviter les gelées que pour constituer des assises solides, seront formées de pierres de taille dures, de granit ou de briques très cuites, peu perméables, reliées par du ciment hydraulique ; elles reposeront d'ailleurs sur un épais revêtement de béton. La partie souterraine des murs de fondation peut être protégée par une couche de cailloux fins et de graviers (*fig.* 65).

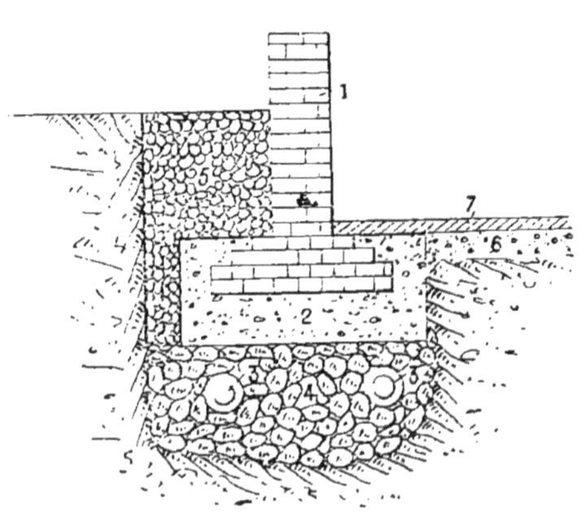

Fig. 65. — Coupe d'un mur.

1, mur ; 2, béton, 3, drains en poterie ; 4, couche de gros cailloux ; 5, cailloux fins et graviers ; 6, couche de revêtement du sol en béton ;

La surface du sol même de l'habitation doit être parfaitement étanche, non seulement parce qu'étant au-dessous du niveau du terrain avoisinant, on s'exposerait à des infiltrations d'eau, mais aussi parce que les gaz pourraient pénétrer par les interstices. On a eu à déplorer des accidents provenant d'infiltrations souterraines de gaz d'éclairage. Une couche de béton, bien recouverte de ciment ou d'asphalte, assure parfaitement l'isolement du sol. Malgré ces précautions, les pièces en contre-bas sont toujours humides, difficiles à aérer, souvent mal éclairées ; aussi ne peuvent-elles servir qu'à des caves.

2° *Murailles.* — Il est indispensable de donner aux murs une épaisseur convenable pour qu'ils puissent jouer leur rôle isolant et conserver à l'intérieur de l'habitation une température égale. Les murs récemment construits, emmagasinent dans le mortier qui a servi à les construire une grande quantité d'eau qui les rend meilleurs conducteurs de la chaleur. Aussi est-il indispensable, avant de recouvrir d'enduits les murs intérieurs, d'attendre que cette eau soit évaporée, sinon l'habitation deviendrait insalubre à cause de l'humidité que l'on enfermerait dans les murailles.

Dans tous les cas, on ne devra habiter une maison neuve que lorsque les murs seront parfaitement secs ; on s'exposerait aux douleurs rhumatismales et à la pullulation des germes infectieux occasionnée par l'atmosphère humide.

Les murs qui ne sont pas en pierre de taille dure doivent être *imperméabilisés du côté extérieur* pour éviter la pénétration de l'eau qui s'effectue surtout sur les façades exposées à la pluie. On obtient un revêtement étanche au moyen de *crépis de ciment, de peinture à l'huile* ou en incorporant au mortier des *solutions isolantes* à base de silicates, d'acide borique, etc., dont nous avons parlé plus haut.

Pour le revêtement intérieur des murs, qui sont le plus souvent recouverts d'une couche de plâtre, il faut éviter les *tapisseries en papier*, qui sont encore utilisées pour la décoration intérieure des pièces à cause de leur prix modique ; elles absorbent l'humidité et les poussières, se salissent facilement, ne peuvent se nettoyer, et, de plus, elles sont dangereuses par la décomposition de la colle qui les fixe et par les toxiques qui servent à les colorer, tels que le *vert d'arsenic*. Les mêmes reproches s'adressent aux dispendieuses tentures d'étoffe qui sont des nids à microbes. Combien il est préférable de recouvrir les murs de *peinture à l'huile*, à la condition de remplacer la céruse par du blanc de zinc, par des *peintures laquées*, du genre ripolin, ou encore par des *carrelages en terre émaillée* ou des *toiles vernies* ! Toutefois pour les habitations modestes, on peut se contenter de passer sur les plâtres *une bonne couche de lait de chaux* qui constitue un revêtement clair, simple, hygiènique et désinfectant, surtout si on le renouvelle tous les ans.

Les pièces qui nécessitent des lavages à grande eau fréquents, telles que l'office, les cabinets de toilette, d'aisances, les salles de bains et les cuisines, devront être recouvertes de *carreaux de faïence* ou de *grès émaillé* au moins à hauteur d'homme.

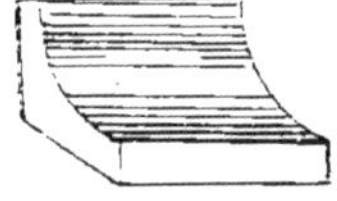

Fig. 66. Brique à gorge arrondie.

Il est hygiénique de supprimer dans les pièces les moulures, corniches et autres travaux décoratifs qui sont des nids à poussière d'un nettoyage difficile. Pour le même motif les cloisons se joignant à angle droit doivent être unies par des gorges arrondies (*fig.* 66).

3° *Planchers et plafonds.* — Les différents étages des habitations sont séparés par des parois horizontales doubles qui constituent les plafonds et les planchers.

L'espace compris entre le plancher d'une chambre et le plafond de la chambre sous-jacente porte le nom d'*entrevous*. Destiné en principe à prévenir les déperditions de calorique et à amortir les bruits, l'entrevous est en réalité le réceptacle où s'accumulent les poussières qui passent à travers les frises des planchers (*fig.* 67).

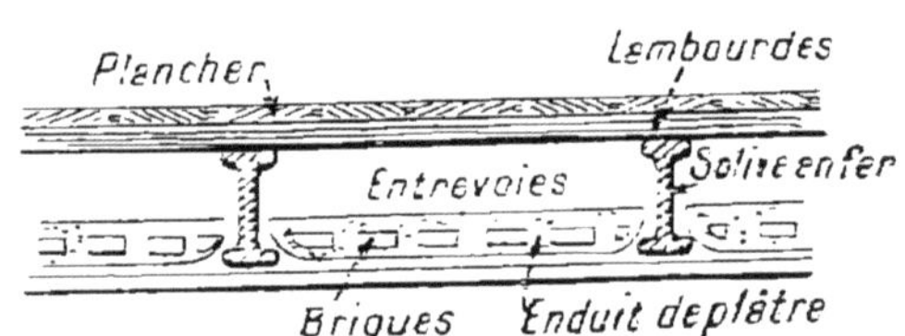

Fig. 67. — Parquet sur entrevous.

Ces poussières deviennent un milieu de culture idéal pour les germes pathogènes et les maladies contagieuses qui reparaissent à intervalles variables dans les mêmes appartements, sont cachées dans les planchers et frappent successivement les différents locataires sans que les mesures de désinfection les plus rigoureuses puissent efficacement les atteindre.

Il est donc extrêmement important d'obtenir des sols absolument imperméables ne laissant passer à travers les matériaux assemblés ni poussières, ni humidité. On peut arriver à ce résultat :

1° En supprimant l'entrevoûs, soit en le comblant par des substances imputrescibles ou incombustibles (amiante, agglomérés de liège), soit avec du béton, du ciment armé ou de l'asphalte, soit enfin en comblant l'espace des solives de fer avec des briques creuses (*fig.* 68-69) :

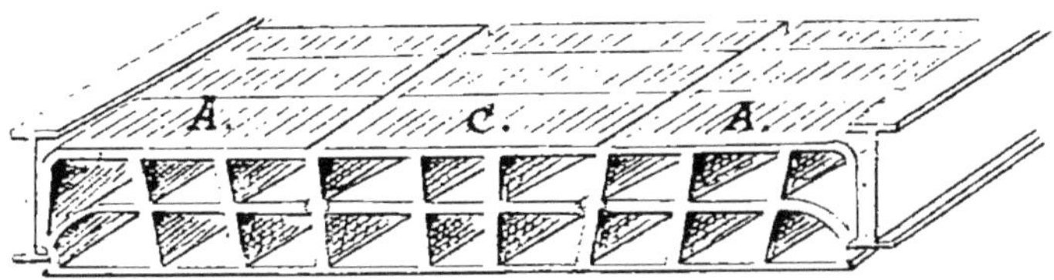

FIG. 68. — Entrevoûs avec briques tubulaires.

2° En s'assurant de l'assemblage et de la parfaite étanchéité du plancher. Il est difficile d'obtenir ce résultat même avec des bois de teck ou de chêne, car il se produit des écarts

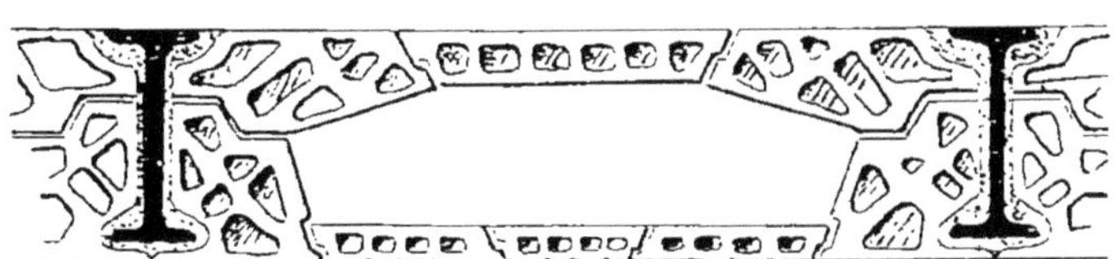
FIG. 69. — Briques creuses pour entrevoûs.

entre les lames. On peut éviter ces ennuis en traitant les bois par des produits qui assurent sa conservation, tels que le *carbonyle*. On peut aussi imperméabiliser les planchers avec de la paraffine bouillante qui pénètre facilement le bois et obstrue les interstices.

Les parquets de bois sont légers et conservent admirablement la chaleur, mais ils ne sauraient convenir pour les locaux qui nécessitent des lavages sérieux et fréquents. Par contre le ciment, les mosaïques, les carrelages, l'asphalte se lavent très aisément et sont complètement imperméables. Ils constituent l'aire idéale des offices, cuisines, cabinets de toilette, etc.

Les portes, fenêtres, châssis, etc., doivent être aussi lisses que possible et dépourvus de moulures qui emmagasinent la poussière. Il est bon de les recouvrir de peintures lavables et de les garnir de plaques de verre aux endroits que l'on peut salir avec les doigts.

Les corridors, escaliers devront être larges, spacieux et bien éclairés.

La toiture doit protéger l'habitation contre la pluie et maintenir une température égale à l'intérieur. Pour faciliter l'écoulement des eaux, elle doit avoir une certaine inclinaison et les charpentes doivent être recouvertes de matériaux bien lisses. Les tuiles sont préférables à l'ardoise et aux revêtements métalliques; elles isolent mieux l'habitation contre la chaleur, surtout les tuiles mécaniques.

4° *Combles et gouttières.* — On protège l'habitation des écarts de température des combles en disposant sous les tuiles des substances isolantes légères (carreaux de liège, laine de scories, etc.).

Les gouttières doivent avoir une pente suffisante pour ne pas laisser stagner l'eau, et le sommet des murs doit être parfaitement protégé contre les infiltrations.

Aération

L'air intérieur des habitations est vicié constamment par des causes multiples dont les principales sont :

1° Les produits gazeux résultant de la respiration et de l'exhalation cutanée des habitants ;

2° La dessiccation de l'air et la production de gaz carbonique par les appareils de chauffage ;

3° Les gaz toxiques provenant de l'éclairage qui absorbe lui-même une partie de l'oxygène de l'air;

4° Les émanations des fosses d'aisances ;

5° L'évacuation défectueuse des eaux ménagères.

Il est de toute évidence que le séjour prolongé dans des locaux où l'air est ainsi confiné exerce une influence néfaste sur la santé. L'organisme s'anémie et présente de ce fait une résistance moindre aux germes infectieux.

Pour empêcher l'accumulation des gaz toxiques dans l'habitation, il est nécessaire :

1° Que les habitants disposent d'un cube d'air suffisant ;

2° Que cet air soit fréquemment renouvelé.

1° Cubage de l'air. — On évalue à 30 mètres cubes environ le volume d'air nécessaire à la respiration d'un individu séjournant pendant plusieurs heures dans une pièce (chambre, atelier, etc.). Ce volume est indispensable pour assurer la dilution des gaz dangereux provenant de la respiration et pour permettre le renouvellement de l'air confiné par l'air neuf sans que la vitesse de pénétration de cet air soit difficile à supporter.

La loi de 1902 impose le chiffre de 25 mètres cubes comme cubage minimum d'une chambre particulière. Le chiffre peut être réduit de moitié pour un enfant. La même loi impose une hauteur minimum de plafonds de 2m,60, qui est nécessaire pour assurer le renouvellement de l'air respirable. Une hauteur supérieure à 4 mètres est inutile, les couches supérieures ne contribuant au renouvellement de l'air que dans une faible mesure.

2° Renouvellement de l'air. — Il ne suffit pas que les pièces d'une habitation soient munies de portes et de fenêtres de vastes dimensions pour qu'elles soient largement et convenablement aérées ; il faut que ces baies soient largement et fréquemment ouvertes pour que l'air extérieur puisse remplacer l'air intérieur grâce à un courant dû à leur différence de densité.

En hiver, ce procédé présente l'inconvénient de refroidir les appartements.

Une ventilation permanente s'effectue par les joints des portes, des fenêtres, et par les cheminées, grâce aux courants qui s'établissent entre l'air du dedans et l'air du dehors. Il ne faut pas se contenter de ce moyen d'aération, qui peut être insignifiant en été et qui est par contre incommodant en hiver.

La ventilation est produite artificiellement grâce à des dispositifs spéciaux qui facilitent le renouvellement de l'air respirable. Rationnellement l'entrée de l'air pur doit se faire par des orifices situés au niveau du parquet ; il se vicie en se chargeant des gaz de la respiration et, en s'échauffant, il se confine à la partie supérieure de la pièce ; c'est à ce niveau qu'il faut disposer les orifices de sortie de l'air respiré.

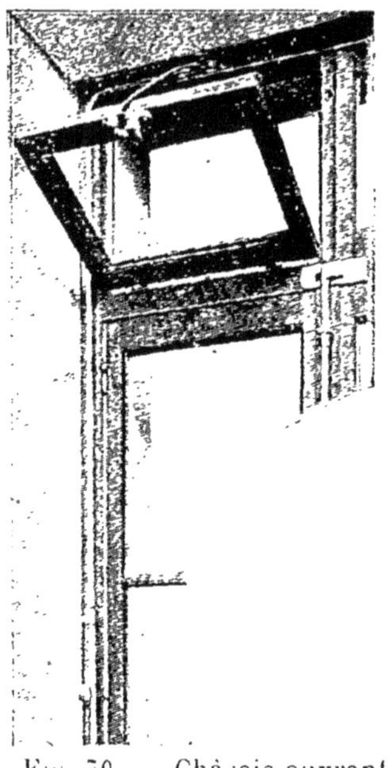
FIG. 70. — Châssis ouvrant d'une fenêtre pour aération.

Dans les grands locaux, la ventilation s'effectue au moyen de ventilateurs en forme d'hélices, actionnés par un moteur électrique, au moyen de procédés d'aspiration spéciaux, par l'intermédiaire des appareils de chauffage.

Pour assurer le renouvellement constant de l'air dans les maisons d'habitation, on peut utilement adapter aux fenêtres des impostes mobiles basculant vers l'intérieur (*fig.* 70), des vitres perforées système Appert, et surtout dans les carreaux contrariés de Castaing (*fig.* 71) constitués par deux vitres incomplètes, distantes de 1 centimètre ; l'air arrive par le bord libre de la vitre extérieure et pénètre dans la pièce par le bord libre de la vitre intérieure.

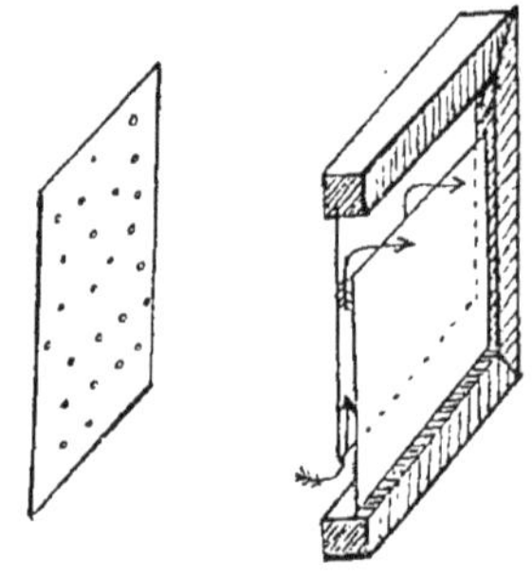
FIG. 71. — Vitre perforée et vitres doubles.

L'air vicié doit être évacué par des cheminées placées dans l'épaisseur des murs, recouvertes, sur la toiture, de capes qui empêchent le refoulement de l'air par l'intérieur.

Il est de toute évidence que l'aération des habitations ne peut s'effectuer d'une façon rationnelle que si l'air extérieur circule librement et présente des garanties certaines de pureté. De là la nécessité d'établir dans les villes des voies larges, de supprimer les ruelles obscures, les impasses et les courettes de façon à éviter l'accumulation de l'air vicié et des poussières. Il est inutile de recommander que la prise extérieure d'air soit établie loin de toute émanation malsaine, à l'abri des poussières, de l'humidité et à distance de l'ouverture des égouts.

Éclairage

Il existe deux modes d'éclairage : l'éclairage naturel, qui est fourni par la lumière du soleil pendant le jour ; 2° l'éclairage artificiel, qui est produit par la combustion de certains corps dans des appareils spéciaux.

1° **Éclairage naturel.** — Que la lumière du soleil arrive directement ou qu'elle ne parvienne que diffuse, il est certain que c'est elle qui constitue l'éclairage par excellence, celui qui convient le mieux à nos yeux, celui qui est aussi le plus hygiénique, la lumière solaire exerçant sur les microorganismes une action stérilisante qui contribue dans une large mesure à la salubrité des habitations. Il importe donc que l'éclairage naturel nous soit largement dispensé, et à ce point de vue l'élargissement des rues tel qu'il est conçu actuellement dans les villes contribue largement à assurer l'arrivée de la lumière solaire, aussi bien que de l'air sur les façades des habitations.

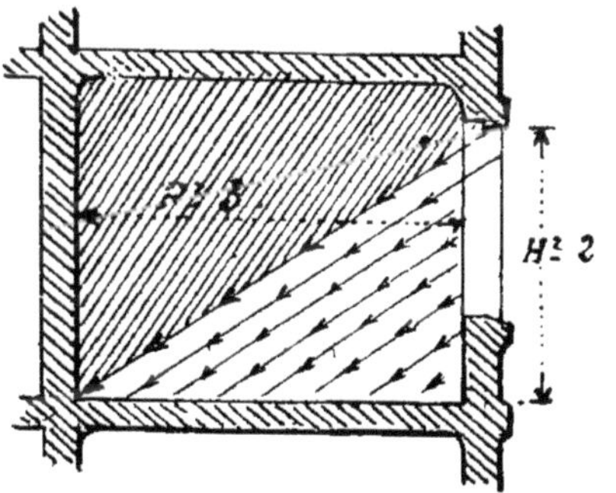

Fig. 72. — Bon éclairage naturel.

Il importe, d'autre part, que les fenêtres soient vastes et en rapport avec la capacité du local. M. Trélat admet que la profondeur d'une pièce ne doit pas dépasser une fois et demie la hauteur des fenêtres au-dessus du parquet. Il faut que les rayons lumineux puissent pénétrer directement jusqu'au fond de la pièce avec une inclinaison de 3 de base pour 2 de hauteur (*fig.* 72). Les fenêtres doivent donc monter aussi près que possible du plafond.

L'usage de persiennes, stores ou jalousies présente l'avantage de régulariser l'éclairage naturel et d'éviter à nos yeux l'action fatigante de la lumière directe du soleil.

2° **Éclairage artificiel.** — Lorsque les rayons solaires cessent de nous éclairer, nous sommes obligés, pour rendre nos appartements habitables, d'avoir recours à la lumière artificielle. Il est essentiel, pour bien observer les règles de l'hygiène, que cet éclairage satisfasse à certaines conditions. Il ne doit nullement fatiguer les organes de la vue, la source lumineuse doit être placée à une hauteur convenable, donner une lumière suffisamment intense, bien diffusée et bien orientée de manière à ne produire ni éblouissement ni ombres gênantes. De plus il faut tâcher de réduire au minimum les conséquences de l'éclairage sur l'air des locaux ; dans ce but on devra donner la préférence aux procédés qui échauffent le moins les lieux habités et qui n'altèrent pas la composition de l'air intérieur par les émanations d'acide carbonique ou d'autres gaz toxiques.

La bougie et les huiles végétales. — Après la *résine*, les anciens ont utilisé les corps gras. La *chandelle* était faite avec du suif brut et donnait une flamme éclairante, à combustion incomplète, accompagnée d'une odeur désagréable et irritante. La *bougie*, qui l'a remplacée, est un corps raffiné provenant du mélange d'acides gras extraits des suifs et graisses animales. Elle brûle plus complètement, sa mèche s'incinère et ne donne aucune odeur. Elle a l'inconvénient d'être très coûteuse et de donner une lumière d'intensité assez faible.

Les *huiles végétales* (huile de colza, d'œillette, d'arachides) étaient autrefois très employées. La combustion de la mèche qui trempait dans l'huile produisait une lumière douce, régulière, ne charbonnait pas et ne donnait pas d'odeur, surtout lorsque Quinquet d'abord, et plus tard Carcel apportèrent de précieux perfectionnements dans la construction des lampes. Toutefois la cherté de ce procédé ne lui a pas permis de rivaliser avec les essences minérales, le gaz d'éclairage, l'acétylène et la lumière électrique qui constituent les moyens modernes d'éclairage artificiel.

Pétrole. — Le *pétrole* est une huile minérale provenant de la distillation souterraine de la houille : c'est un mélange de carbures d'hydrogène auquel on fait subir une série de distillations pour en extraire les éthers de pétrole, les essences minérales, la benzine, les huiles lourdes, la paraffine et la vaseline, et ne conserver que le pétrole lampant qui distille entre 150 et 180°. Après une dernière distillation qui a pour but de lui enlever son odeur, on obtient un liquide de consistance plutôt huileuse, très riche en carbone, donnant une lumière vive et éclairante à bon marché.

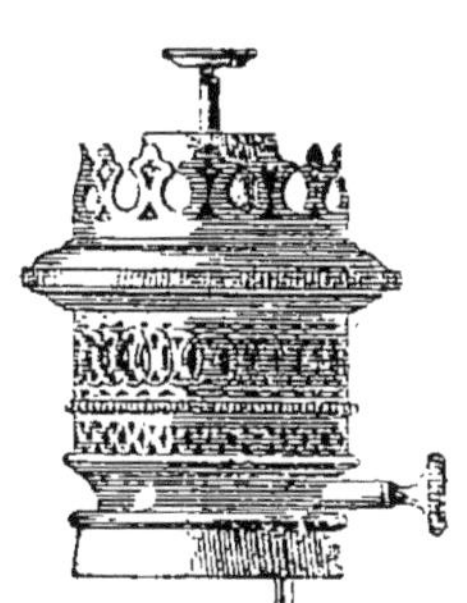

Fig. 73.
Bec à disque rond.

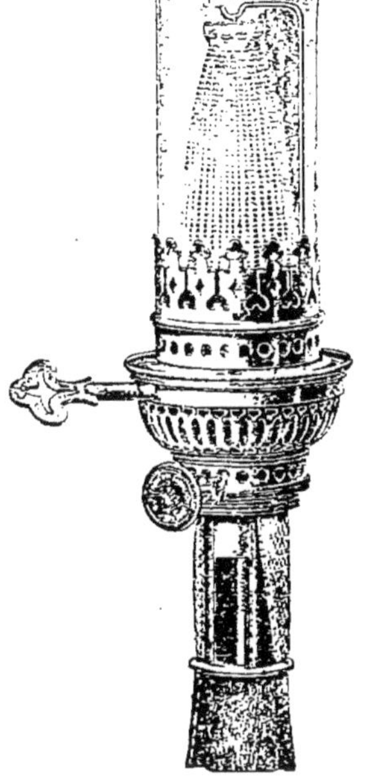

Fig. 74.
Bec à incandescence par le pétrole.

Le pétrole s'emploie avec deux espèces de lampes : la *lampe à bec plat*, qui n'est presque plus utilisés de nos jours, et la *lampe à bec rond* (*fig.* 73), creux, où l'air vient activer la combustion.

L'adjonction de manchons incandescents constitués par des corps réfractaires a considérablement amélioré et perfectionné l'éclairage par le pétrole. On obtient ainsi une lumière très intense avec une minime consommation de liquide (*fig.* 74).

Essence minérale. — Les *essences minérales*, qui sont des produits plus volatils que le pétrole, s'emploient dans de petites lampes en métal (*lampes Pigeon*), surmontées d'un bec dans lequel se trouve une mèche pénétrant à fond dans le réservoir qui contient une matière spongieuse saturée d'essence. Ces lampes sont à flamme nue et éclairent faiblement.

On fabrique aujourd'hui de bonnes lampes à essence munies de becs à incandescence. Ces lampes, de construction simple et robuste, donnent un très bel éclairage et consomment peu. Elles n'explosent pas et s'éteignent en se renversant ou en tombant à terre.

Alcool. — Depuis quelques années on utilise l'*alcool* comme procédé d'éclairage. L'alcool dénaturé du commerce que l'on emploie de préférence à cause de son prix peu élevé ne donne qu'une flamme insignifiante. On augmente son pouvoir éclairant en y ajoutant des carbures ou des manchons à incandescence. L'alcool a l'avantage de ne donner ni odeur ni fumée, mais il est d'un maniement dangereux.

Gaz d'éclairage. — Le *gaz d'éclairage* est un carbure d'hydrogène fourni par la distillation de la houille en vases clos ; après distillation, le gaz est condensé et épuré, l'épuration ayant l'avantage de rendre la flamme plus brillante et ne donnant pas de fumée. Recueilli dans un gazomètre, il est distribué à domicile par voie de canalisation.

Jusqu'en 1880 le gaz était brûlé dans deux sortes de becs : le *bec papillon*, formé d'un tube creux sphérique à son extrémité et fendu, donnait une flamme plate et consommait beaucoup de gaz ; le *bec à couronne*, percé de trous avec courant d'air au centre pour activer la combustion, donnait une flamme plus vive grâce à une cheminée de verre dont il était muni. Ces becs sont aujourd'hui à peu près complètement abandonnés depuis l'apparition des *becs à incandescence*, qui ont l'avantage, pour une dépense moindre, de donner une intensité lumineuse plus grande.

Le bec Auer, qui est le type des becs à incandescence, est constitué par un brûleur Bunsen et une galerie (*fig.* 75). Dans le brûleur se trouvent l'éjecteur A à plaque de nickel percée de trois ou cinq petits trous, le tube de brûleur B, la bague C pour le réglage d'entrée de l'air et la clochette D qui évite le retour de flamme au moment de l'allumage. La galerie E supporte le manchon à incandescence F suspendu à une tige de nickel K et le porte-globe H. Le manchon est constitué par une matière très réfractaire (l'oxyde de thorium et de cérium) qui, portée à l'incandescence, devient extrêmement lumineuse. La fragilité de ces manchons, obligatoire pour qu'ils soient facilement portés à l'incandescence sans dépense exagérée de gaz, est un obstacle à leur longue durée. Les divers becs construits depuis le bec Auer ont en partie obvié à cet inconvénient, et aujourd'hui ce mode d'éclairage est plus économique et plus salubre que les autres systèmes.

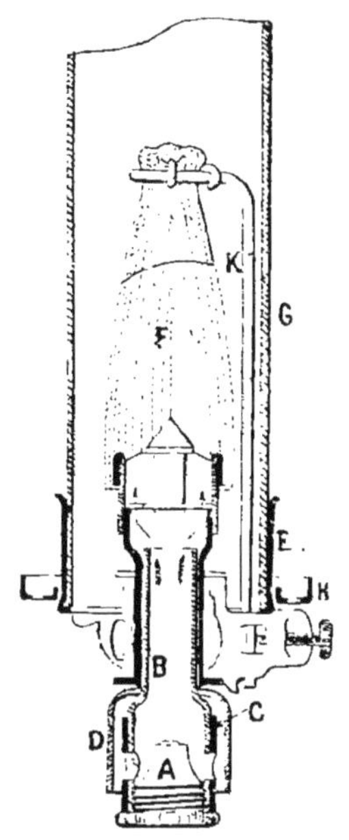

FIG. 75. — Bec Auer.

Les becs *renversés*, de construction récente, sont ceux dont le manchon à incandescence se trouve placé au-dessous du brûleur (*fig.* 76).

On peut allumer automatiquement ces becs dans le but de ménager le manchon soit au moyen d'une veilleuse à gaz qui est ménagée dans le bec, soit par l'intermédiaire d'une pastille de mousse de platine qui est portée au rouge par le mélange d'air et de gaz dès qu'on ouvre le robinet, et allume l'appareil (*fig.* 77).

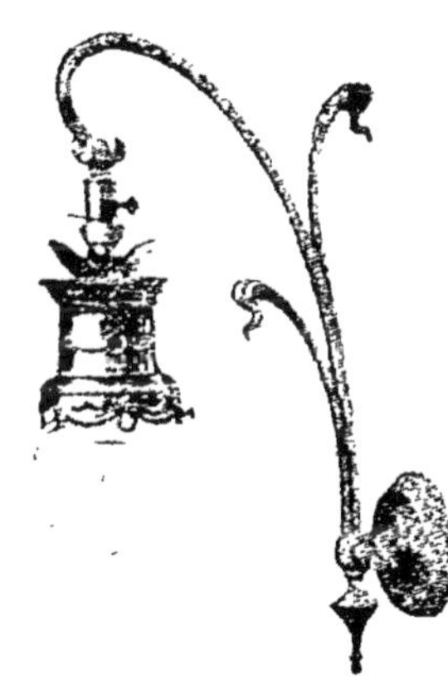
FIG. 76. — Bec renversé.

L'emploi du gaz est aujourd'hui à peu près universellement répandu, et tout le monde sait l'utiliser aujourd'hui, de sorte que les accidents graves de ce système d'éclairage sont infiniment moins nombreux qu'autrefois. On ne saurait néanmoins prendre trop de précautions, car le gaz est irrespirable et peut occasionner des intoxications mortelles. De plus, mélangé avec l'air dans la proportion de 1 volume de gaz pour 10 volumes d'air, il produit un mélange détonnant qui explose au contact d'un corps enflammé. De là la nécessité de surveiller les canalisations souterraines et les tuyautages des appartements et de rechercher attentivement les fuites, dès qu'on est averti par l'odeur caractéristique de la présence du gaz.

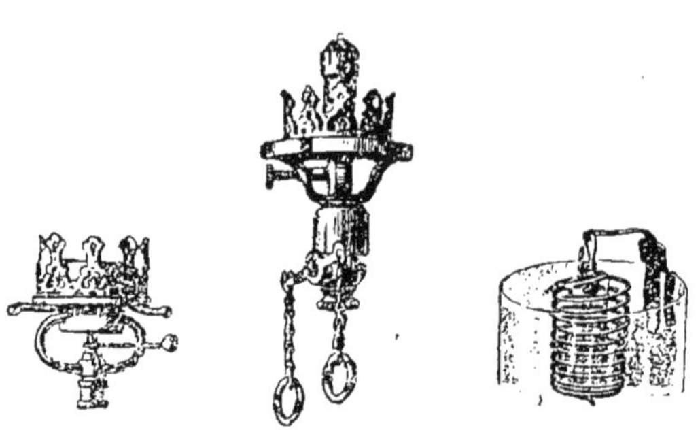

Fig. 77. — Becs à veilleuse et conus.

Acétylène. — L'*acétylène* est un gaz qui résulte de la décomposition du carbure de calcium par l'eau à la température ordinaire.

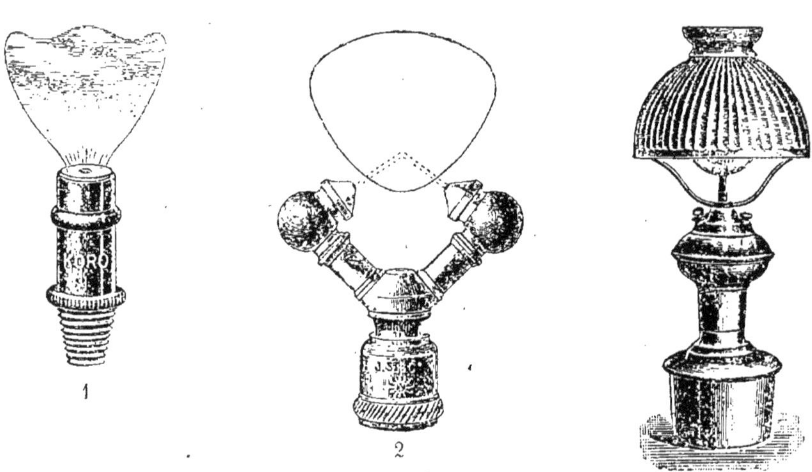

Fig. 78. — Éclairage par l'acétylène.
1, bec simple ; 2, bec double ; 3, lampe portative.

Les générateurs font arriver l'eau goutte à goutte au contact du carbure et le gaz qui se dégage est emmagasiné dans un gazomètre. Comme pour le gaz d'éclairage, on peut faire usage non seulement de becs papillons, mais encore de manchons incandescents (*fig.* 78).

L'acétylène donne une belle flamme blanche d'une grande intensité et d'une fixité parfaite; au point de vue respiratoire, les expériences ont démontré que les produits de combustion de l'acétylène étaient peu toxiques et qu'ils ne renfermaient que très peu d'acide carbonique et point d'oxyde de carbone.

L'acétylène fait explosion lorsqu'il est mélangé avec l'air dans la proportion de 1 volume de gaz pour 9 volumes d'air; comprimé à plus de 2 kilogrammes, et surtout liquéfié, il détonne sous un simple choc ou au contact d'une étincelle.

L'installation d'un appareil générateur d'acétylène est simple à condition de le construire solide et de l'éprouver, de le placer dans un endroit séparé des habitations et en contact avec l'air extérieur; c'est un mode d'éclairage qui peut rendre de grands services dans les localités dépourvues d'usines à gaz ou de stations électriques, dans les petites villes les châteaux, les fermes, les usines, etc.

Electricité. — L'électricité a contribué dans une large mesure à perfectionner l'éclairage artificiel grâce à l'élévation de température et aux phénomènes lumineux qui se produisent lorsqu'un courant électrique rencontre sur son trajet un point où la résistance est plus élevée. On a utilisé cette propriété pour l'éclairage en construisant l'arc voltaïque et la lampe à incandescence.

L'*arc voltaïque* jaillit entre les extrémités de deux tiges de charbon de cornues séparées de quelques millimètres (*fig.* 79,1 et 2). Il répand une lumière extrêmement vive qui se rapproche de celle du soleil. Cette lumière est tellement intense en raison de la température des charbons (4.000°) qu'il est indispensable d'en atténuer l'éclat par un globe dépoli. C'est un procédé idéal pour les travaux de nuit en plein air, les grands ateliers, etc...

La *lampe à incandescence* (*fig.* 79,3) donne de la lumière par l'incandescence, dans une ampoule de verre vide d'air, d'un conducteur ténu, en fil très fin de charbon, sous l'influence du courant électrique. Elle convient admirablement à l'éclairage de l'habitation, malgré son prix élevé, en raison de l'intensité de la lumière produite, qui est de 10 à 20 bougies.

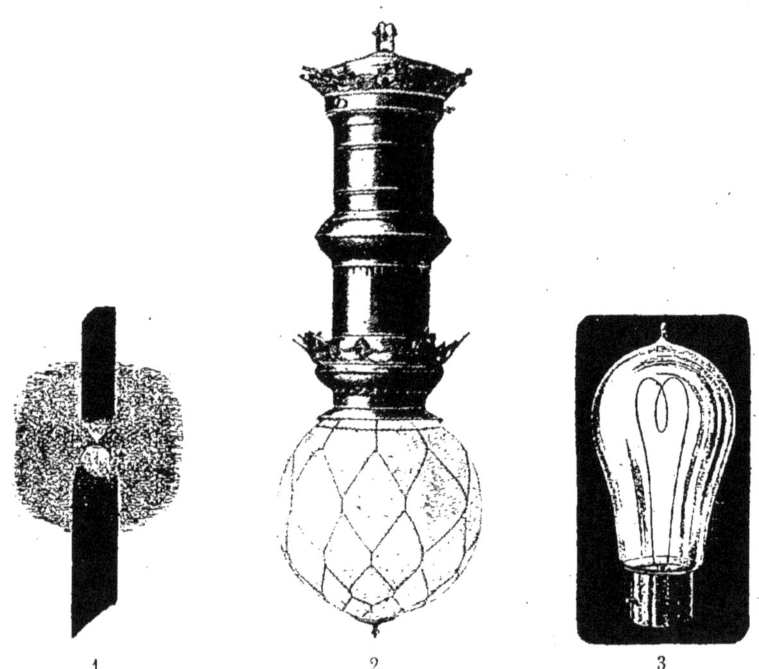

1 2 3

FIG. 79. — Éclairage électrique.
1, arc voltaïque ; 2, lampe à arc ; 3, lampe à Incandescence.

L'éclairage électrique présente sur tous les autres procédés des avantages nombreux. Il ne donne naissance à aucun produit de combustion ni à aucun gaz toxique et n'élève pas la température des appartements. Il présente l'inconvénient d'occasionner des incendies par courts-circuits. On évite ces accidents par l'interposition de plombs fusibles.

Chauffage

Le chauffage intérieur des habitatations a pour but d'empêcher le refroidissement du corps. La chaleur émanant de notre organisme est sollicitée à rayonner avec une intensité d'autant plus grande que l'intérieur de l'habitation est à une température inférieure à la nôtre. De là la nécessité de procurer à cet intérieur une quantité de chaleur suffisante pour empêcher la déperdition de notre calorique.

Le chauffage est obtenu à l'aide d'appareils qui doivent remplir, quel que soit le procédé employé, les conditions suivantes :

1° Ils doivent pouvoir être facilement réglés de façon à entretenir dans les locaux une température constante malgré les influences de l'air extérieur. Cette température doit être favorable à la santé. Elle ne doit pas excéder 20° ni être inférieure à 10°. Une bonne température moyenne est 16° pendant le jour. Les chambres de malades, d'enfants ou de vieillards doivent être à une température de 18 à 20°. Dans les ateliers, au contraire, une température de 12 à 14° est suffisante. Enfin il faut moins chauffer les chambres où l'on couche que les locaux où l'on se tient pendant le jour ;

2° La chaleur doit être répartie d'une façon régulière ; cette condition est difficile à réaliser en raison de la différence de densité de l'air chaud qui tend à monter ;

3° Le chauffage ne doit pas laisser pénétrer dans l'atmosphère des appartements les produits gazeux de la combustion (acide carbonique, oxyde de carbone, fumée, etc.) ;

4° Il ne doit pas dessécher l'air des appartements.

5° Les appareils doivent être économiques et présenter le maximum de garantie contre l'incendie.

Matériaux de chauffage. — Les principaux matériaux de chauffage ou *combustibles* sont :

Le *bois*, qui est le plus hygiénique des combustibles, qui procure une flamme agréable et une douce chaleur rayonnante, malheureusement son prix élevé en fait un combustible de luxe.

La *tourbe* chauffe peu. Sa fumée est âcre et irritante.

La *houille*, bien que dégageant beaucoup de fumée, du moins les houilles grasses ; le *coke*, qui donne moins de fumée, mais un peu moins de chaleur que la houille, constituent les combustibles de chauffage les plus pratiques parce qu'ils sont les moins coûteux.

Le *charbon de bois* dégage beaucoup d'oxyde de carbone et ne doit être employé qu'à la cuisine.

Le *gaz*, le *pétrole*, l'*alcool* sont également utilisés pour le chauffage.

Appareils de chauffage. — Le *chauffage* dit *local* est obtenu par des appareils de combustion placés dans la pièce à chauffer qui sont les *cheminées* ou les *poêles*. Lorsque le chauffage est obtenu par un appareil unique d'où la chaleur se répartit dans toute l'habitation, le chauffage est dit *central*.

A. — Chauffage local

Cheminées. — La cheminée ordinaire est constituée par un foyer à feu visible, adossé au mur, entouré d'une gaine en

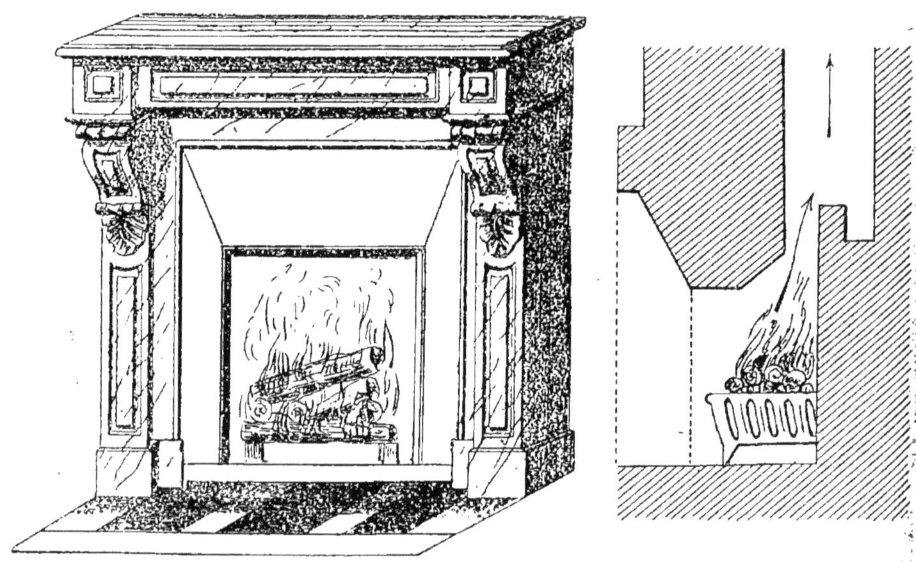

Fig. 80. — Cheminées.
1, vue de face ; 2, coupe de profil.

maçonnerie et surmonté d'un tuyau de fumée (*fig.* 80, 1-2). Elle offre l'avantage de fournir une chaleur agréable, de déterminer par le tirage un courant d'air constant dans la pièce et de ne pas modifier l'état hygrométrique de l'air. Par contre elle a l'inconvénient de n'utiliser que la dixième partie environ du calorique développé, la plus grande partie passant dans la cheminée ; il est impossible d'assurer son fonctionnement pendant la nuit. Enfin la facilité même avec laquelle s'effectue la ventilation par la cheminée peut devenir une cause de refroidissement.

On a perfectionné les cheminées dans le but de parer à ces inconvénients en augmentant leur pouvoir rayonnant et en mettant l'air en contact prolongé avec le foyer ou avec les tuyaux d'élimination de la fumée et du calorique. On arrive ainsi à utiliser 35 0/0 au moins de la chaleur produite.

Un inconvénient important des cheminées, qu'elles présentent plus souvent que les autres appareils de chauffage, est de fumer. Non seulement la pénétration de la fumée dans un local constitue une incommodité gênante, mais surtout la présence des gaz toxiques refoulés avec elle constitue un danger sérieux.

Poêles. — Les poêles sont des appareils qui utilisent jusqu'à 70 ou 80 0/0 de la chaleur dégagée. La combustion se fait ici dans un foyer clos où l'air n'arrive qu'en quantité suffisante pour assurer la combustion, au lieu d'emporter la plus grande partie du calorique comme dans les cheminées. De plus, l'appareil tout entier se trouvant placé dans la pièce, il se produit un dégagement de chaleur sur toutes les faces et même par le tuyau de fumée, qui parcourt une étendue plus ou moins grande de la chambre avant d'atteindre la cheminée.

On distingue les poêles à combustion vive ou à combustion lente.

Poêles à combustion vive. — Ils peuvent être en faïence ou en métal. Les poêles en faïence ou en terre produisent lentement l'échauffement de la pièce, à cause des matériaux qui les constituent et qui sont mauvais conducteurs de la chaleur. Par contre ils conservent plus longtemps leur chaleur et constituent de ce fait le chauffage idéal des pays septentrionaux où le bois est le combustible qu'on y brûle de préférence parce qu'il est beaucoup moins cher que dans nos régions.

Les poêles en métal sont généralement en fonte. Ils s'échauffent très vite et fournissent beaucoup de chaleur. Ils utilisent la presque totalité du combustible et sont, de ce fait, très économiques ; mais, dès qu'ils sont éteints, ils se refroidissent rapidement. Ils dessèchent l'air et, lorsqu'ils sont portés au rouge, ils laissent passer l'oxyde de carbone à travers leurs parois de fonte devenue poreuse.

Le réglage des poêles est obtenu par une clef qui est généralement placée sur le parcours du tuyau et qui est destinée à régler le tirage en cas de besoin. Lorsque le tuyau de fumée est obstrué par la clef, il peut y avoir dégagement d'oxyde de carbone. Mieux vaut supprimer la clef et régler le tirage par la porte située devant le cendrier.

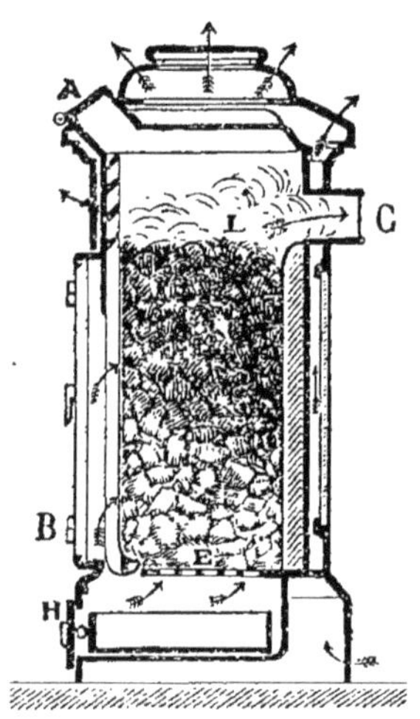

Fig. 81. — Poêle Musgrave à double enveloppe.

Les *poêles ventilateurs*, à double enveloppe, appelés aussi calorifères, peuvent être utilisés dans certaines habitations collectives, telles que les écoles, casernes, etc..., et remplacer le chauffage central. L'air, qui circule de bas en haut dans l'intervalle laissé entre les deux enveloppes, s'échauffe au contact du foyer et se dégage à la partie supérieure de l'appareil (*fig.* 81).

Poêles à combustion lente. — Ces appareils sont établis de façon à donner le maximum de chaleur (80 à 90 0/0) avec le minimum de dépense du combustible. On arrive à ce résultat en faisant brûler le charbon lentement, l'air arrivant en très petite quantité dans l'appareil ; on obtient une régularité de combustion qui leur a fait mériter le nom de *poêles à feu continu*. Ils restent allumés jour et nuit pendant l'hiver (*fig.* 82).

On appelle aussi ces poêles *poêles mobiles*, parce qu'ils

peuvent être déplacés d'une cheminée à une autre pour chauffer successivement plusieurs pièces d'un même appartement.

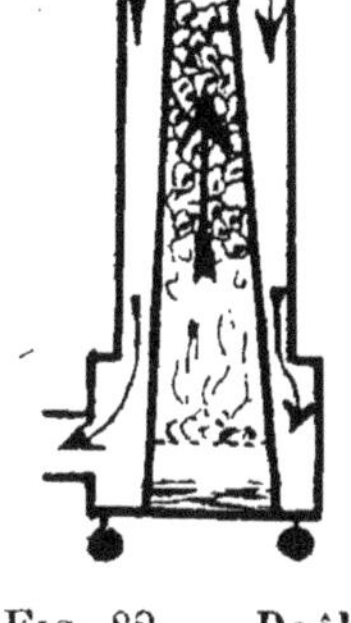

Fig. 82. — Poêle à combustion ralentie.

Tous ces avantages (facilités de charge, de transport et de maniement, chaleur régulière, économie de combustible), expliquent la vogue toujours croissante des poêles à combustion ralentie ; malheureusement ils font courir de sérieux dangers à ceux qui les emploient.

Ils fournissent en effet, du fait de la lenteur de la combustion, beaucoup d'oxyde de carbone; de plus leur tirage est peu rapide; aussi se produit-il un appel d'air par la cheminée voisine, et, si la température est très basse, il peut se faire un tirage renversé qui ramène dans la pièce les gaz de combustion fournis par l'appareil. Nombreux sont les cas d'asphyxie qu'on a eu à déplorer (*fig.* 83).

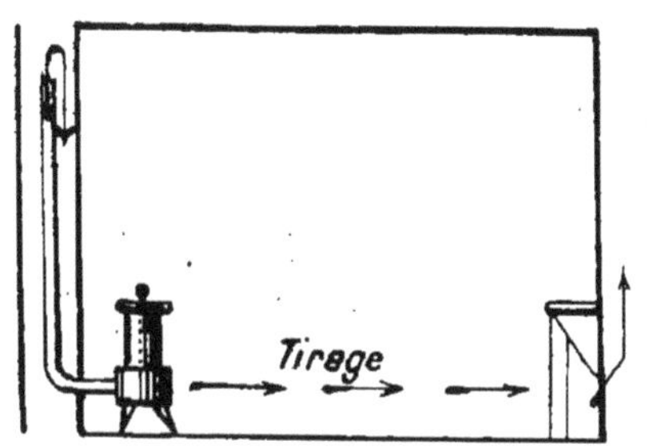

Fig. 83. — Tirage renversé.

Les inconvénients des poêles à combustion lente sont certainement réduits au minimum si on renonce à les déplacer d'une cheminée à l'autre et si la cheminée à laquelle on les fixe définitivement a toujours présenté un tirage régulier et puissant. On construit aujourd'hui des poêles-cheminées, à feu visible et continu, se chargeant toutes les vingt-quatre heures, dont les parois intérieures sont en plaques réfractaires, qui renvoient la chaleur dans la pièce et qui donnent une chaleur régulière et hygiénique.

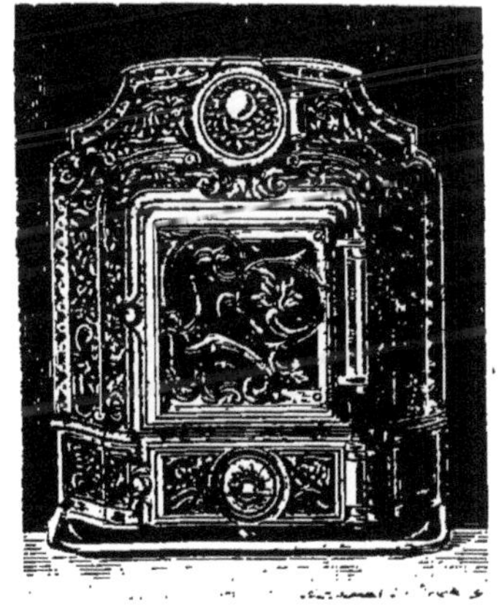

Fig. 84. — Foyer Godin.

Bien que pouvant être déplacées d'une pièce à l'autre, ces cheminées, dont la *Salamandre* et les appareils Godin (*fig.* 84) constituent les types, ne sont réellement parfaites et sans danger que si on renonce à les déplacer et si on les adapte d'une façon définitive à une bonne cheminée.

Pour plus de prudence, les poêles à combustion lente, si perfectionnés soient-ils, ne doivent jamais être installés ni dans les chambres à coucher ni dans les cabinets de toilette adjacents, et on aura toujours soin de fermer la nuit la porte des chambres communiquant avec une pièce où fonctionne un de ces appareils.

Chauffage au gaz. — Le chauffage au gaz d'éclairage présente de sérieux avantages : propreté absolue, plus de manipulation de combustible ; ni cendres, ni poussières, suie ou fumée ; commodité résultant de l'allumage qui est instantané. Aussi ce mode de chauffage est-il très répandu. Le prix du gaz est plus élevé que celui des autres combustibles, mais il devient le procédé économique de choix dans les locaux où l'on désire obtenir une chaleur immédiate pendant une durée de temps déterminée, grâce à la simplicité et l'instantanéité du mode d'allumage et d'extinction des appareils où on le brûle. Le gaz d'éclairage présente le très sérieux inconvénient de former avec l'air des mélanges détonants et de donner naissance en brûlant à des gaz toxiques, aussi est-il indispensable de surveiller les conduites et de munir les appareils d'un tuyau destiné à évacuer au dehors les produits de combustion.

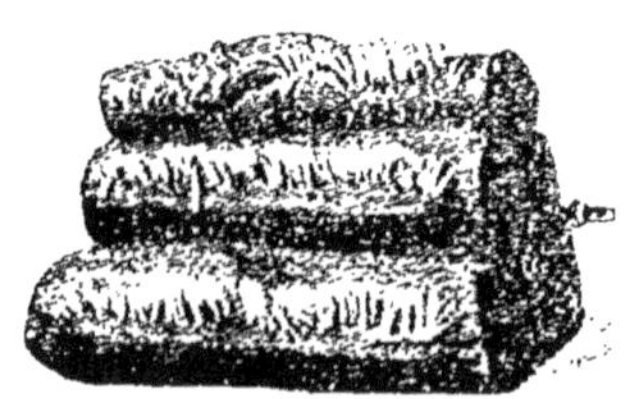

Fig. 85. — Cheminée à gaz à bûches d'amiante.

Les calorifères à réflecteurs paraboliques à rampe de flammes sont aujourd'hui délaissés ; ils étaient insalubres avec une consommation de gaz exagérée.

Les cheminées rayonnantes constituées par des bûches revêtues d'amiante (*fig.* 85), les radiateurs à manchons en terre réfractaire donnant une chaleur considérable, sont aujourd'hui fréquemment employés (*fig*. 86).

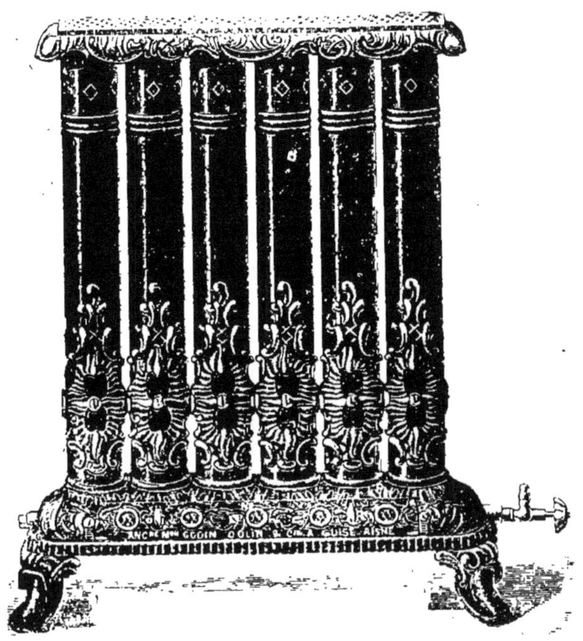

Fig. 86. — Radiateur à gaz Collin.

Il est prudent de ne pas installer le chauffage au gaz dans les chambres à coucher.

Chauffage électrique. — L'électricité, qui donne une si belle lumière, peut aussi contribuer au chauffage de nos habitations. Si un fil oppose une grande résistance à un courant, l'électricité se transforme en chaleur. Comme la chaleur rayonnante est forcément faible en raison du peu de surface du fil, on le noie dans un émail qui le protège contre l'action oxydante de l'air et qui est assez mince pour ne pas entraver la transmission de la chaleur. Ce fil ainsi armé peut supporter des températures très élevées et très inégales. On l'adapte intimement à des plaques de métal armées de nervures qui forment les batteries de chauffe.

Les appareils actuellement mis dans le commerce sont très nombreux : poèles, radiateurs, chauffeuses murales, chaufferettes, ainsi que des appareils et ustensiles de cuisine (*fig.* 87). Ils ne dégagent ni odeur, ni fumée, ni gaz toxiques. Ils sont donc éminemment recommandables au point de vue de l'hygiène. Malheureusement ils constituent un procédé coûteux qui s'oppose à la généralisation de son emploi. Les seules précautions

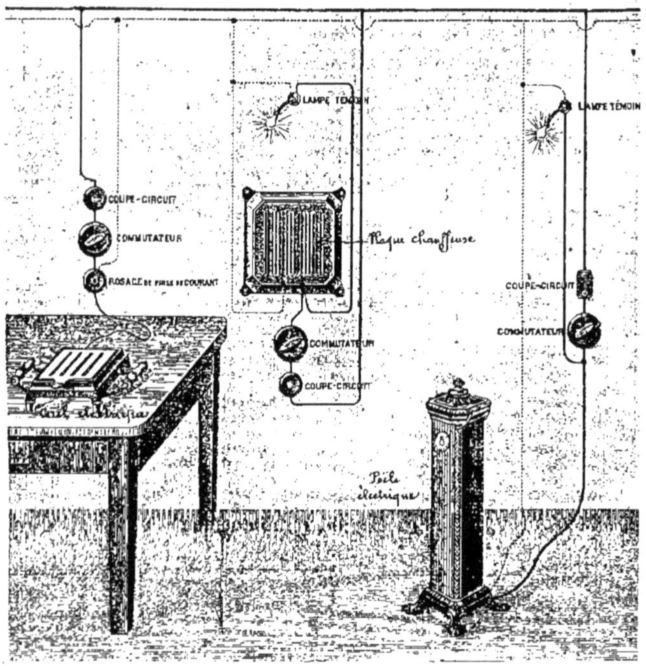

Fig. 87. — Schéma d'installation d'appareils de chauffage électrique (Collin de Guise).

à prendre consistent à les isoler parfaitement du sol, sur des supports, à les maintenir à l'écart de toute substance inflammable et à les munir d'une lampe témoin pour éviter de les laisser en circuit par inadvertance.

Les autres procédés de chauffage, chauffage au pétrole, chauffage à l'alcool, ne sont réellement pas pratiques, le premier en raison de l'odeur et des gaz toxiques auxquels la combustion du pétrole donne naissance, le dernier à cause du prix élevé de l'alcool.

Les braseros doivent être absolument proscrits à cause de

l'absence de tuyaux d'évacuation pour l'oxyde de carbone. Les chaufferettes à charbon de bois présentent le même inconvénient et peuvent occasionner des varices. Il vaut mieux leur préférer la brique chaude ou la bouillotte.

b. — Chauffage central.

Comme nous l'avons vu dans le chapitre précédent, le chauffage local par les cheminées ou les poêles exige une dépense notable de combustible, souvent peu en rapport avec la chaleur obtenue ; de plus les divers appareils produisent de la fumée ou de la poussière qui détériorent les meubles et les tentures et vicient l'air respirable. Le gaz et l'électricité constituent, du moins actuellement, un moyen onéreux et ne peuvent être utilisés pour le chauffage d'ensemble de tout un immeuble.

Le *chauffage central* obtenu par un foyer unique situé en dehors des locaux dont on se propose d'élever la température et distribuant la chaleur aux pièces par des conduites spéciales donne toute satisfaction et remplit les conditions exigées par l'hygiène et le confort modernes. Il réalise une notable économie de combustible, utilise parfaitement la chaleur qu'il répartit également dans l'habitation, qui n'est plus souillée par les cendres et la fumée.

On distingue le chauffage central par *calorifères* à air chaud et le chauffage central par *radiateurs*.

Chauffage central par calorifères. — Le chauffage central fut, au début de son utilisation, réalisé par l'emploi de calorifères à air chaud. Les inconvénients de ce système, qui est encore très répandu, sont multiples. En effet, l'air réchauffé au contact du foyer de combustion est un air qui est desséché par son contact avec les surfaces de chauffe. Le passage de l'air chaud à travers les gaines qu'il est impossible de nettoyer fréquemment le rend souvent impropre à la respiration. Il est chargé de poussière avant de pénétrer dans les appartements en dépit de toutes les précautions prises pour le purifier. Un autre danger est la viciation de l'air par les gaz de combustion qui peuvent pénétrer insidieusement dans les gaines adductrices. En un mot, le chauffage par calorifères à air chaud ne donne que très rarement la sensation de bien-être qu'on est en droit d'attendre du chauffage central. Il est impossible de régler le chauffage et la distribution de la chaleur. Influencé par la direction et la densité du vent, l'air chaud ne se répand pas également dans toutes les pièces ; il en est même qu'il est absolument impossible de chauffer. Ce procédé présente en plus l'inconvénient d'être très onéreux par la raison qu'il est difficile de régler la combustion d'après le nombre de bouches de chaleur en fonctionnement, d'où une perte de combustible brûlé sans profit.

Chauffage central par radiateurs. — Le chauffage central par *radiateurs à eau chaude* ou *à vapeur* supprime les inconvénients des calorifères à air chaud et résume tous les progrès accomplis à ce jour par la science du chauffage. Il constitue un système parfaitement étanche, chauffant l'air ambiant par des surfaces de chauffe maintenues à une température relativement peu élevée. Il permet d'assurer un chauffage parfait, confortable, économique, d'une installation et d'un fonctionnement faciles.

Il constitue la contre-partie du chauffage par l'air chaud : au lieu d'amener dans la pièce l'air réchauffé, il chauffe l'air dans la pièce même; ainsi se trouve écarté le danger de viciation du milieu par l'apport d'un air contaminé et desséché.

Il procure une température douce, agréable, uniforme, et on n'a pas l'inconvénient de passer d'une pièce surchauffée dans une pièce glaciale.

Le chauffage central par radiateurs se compose :

1° D'une source de chaleur, la *chaudière ;*

2° D'une distribution multiple de chaleur, les *radiateurs ;*

3° D'un transport de chaleur, la *canalisation.*

La *chaudière*, qui emmagasine la chaleur dégagée par le

combustible, fonctionne sans pression sensible et ne peut jamais présenter de danger. Dans les installations à vapeur, elle est généralement placée dans le sous-sol; dans les installations à eau chaude, elle peut être placée soit en sous-sol, soit de plain-pied. Elles se chargent toutes les vingt-quatre heures et sont munies d'un régulateur de température et de combustion.

Les *radiateurs*, à qui incombe le rôle bienfaisant de distribuer la chaleur, font partie intégrante de l'ameublement. Aux anciens tuyaux compliqués ou à ailettes on a substitué des radiateurs de formes variées et décoratifs qui trouvent leur place dans n'importe quelle pièce et dont l'importance est proportionnelle au cubage du local à chauffer.

Pour obtenir le meilleur rendement calorique, il est bon de mettre le radiateur à l'endroit le plus exposé, dans l'allège des fenêtres par exemple, contre le mur le plus froid ou près de la porte, afin que l'air qui pénètre soit échauffé dès son arrivée.

La *canalisation*, aussi bien pour les systèmes à eau chaude que pour les systèmes à vapeur à basse pression, se compose de tuyaux en fer de faible diamètre, faciles à poser et qui peuvent se dissimuler aussi bien que les conduites d'eau et les fils électriques.

Chauffage à la vapeur. — Dans le *chauffage à la vapeur à basse pression*, qui est presque exclusivement employé dans les habitations privées, la vapeur se rend dans les radiateurs où elle se condense en abandonnant sa chaleur. L'eau résultant de cette condensation retourne par son propre poids et par des tuyaux spéciaux à la chaudière où elle se vaporise pour retourner ensuite chauffer les radiateurs. C'est toujours la même eau qui sert, et il n'est besoin que d'ajouter de temps en temps quelques litres d'eau pour compenser l'évaporation (*fig.* 88).

Lorsque l'installation est bien faite, le système fonctionne sans le moindre bruit et avec une régularité mathématique.

Lorsqu'il s'agit de chauffer des bâtiments séparés les uns

des autres à l'aide d'un appareil de chauffage unique, on utilise le *chauffage à la vapeur à haute pression* pour permettre

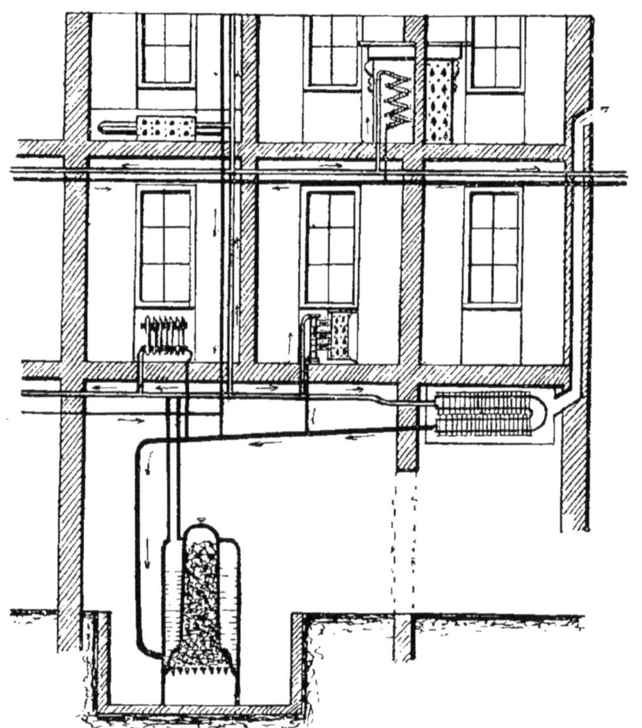

FIG. 88. — Schéma d'une installation de chauffage central par la vapeur à très basse pression.

à la vapeur de parcourir des distances considérables et éviter le refroidissement. La manipulation des générateurs est très délicate et les explosions sont à craindre.

Chauffage à eau chaude. — Dans ce système, tous les appareils, chaudière, radiateurs et tuyaux, sont remplis d'eau. L'eau prenant son maximum de densité à 4° centigrades, dès que sa température s'élève sous l'action du foyer de la chaudière, elle se dilate, et, à volume égal, devient plus légère. Elle est alors refoulée dans les tuyaux ascendants par le poids de l'eau froide, plus lourde, qui descend dans les tuyaux de retour; elle monte et va dans les radiateurs, cédant une partie de sa chaleur à l'air froid en contact avec les parois de ces appareils.

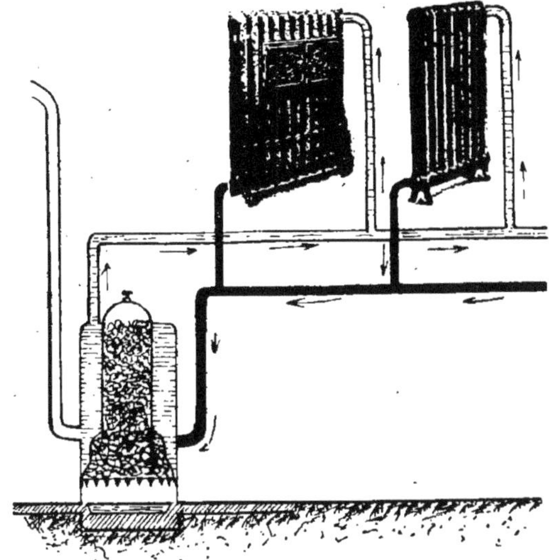

FIG. 89. — Schéma d'une installation de chauffage central par l'eau chaude.

Cette eau refroidie augmente de densité et retombe vers la chaudière par les tuyaux de retour (*fig.* 89).

Propreté des habitations.

Nettoyage. — Évacuation des ordures ménagères. Évacuation des matières fécales.

Le séjour dans les appartements deviendrait rapidement impossible si on laissait s'accumuler les souillures multiples résultant de la présence des habitants. Indépendamment en effet de la respiration même des habitants, des gaz, fumées et cendres provenant de l'éclairage et du chauffage, il se produit une accumulation de déchets organiques (urines, matières fécales), des ordures ménagères, des poussières de balayage, qui constituent un danger permanent d'infection ou d'intoxication. Il est donc important d'éloigner au plus vite tous les déchets de la vie de chaque jour.

Nettoyage. — Le nettoyage a pour but de débarrasser les appartements des souillures et des poussières qui se déposent sur les meubles, les murs et le sol. Le balayage à sec, qui est trop souvent exclusivement effectué, ne fait que déplacer les poussières, les soulever dans l'air en attendant qu'elles retombent de leur propre poids et sans les chasser de l'intérieur de l'habitation. Il est de beaucoup préférable de nettoyer les planchers avec un linge humide ou de la sciure de bois humectée d'eau, en passant bien dans les coins et sous les meubles qui seront eux-mêmes essuyés au linge humide.

Les petites balayeuses mécaniques munies d'une boîte où s'accumulent les poussières et qui est vidée après le balayage ont l'inconvénient de ne pas passer dans les angles.

Le nettoyage idéal est fait au moyen d'aspirateurs qui produisent mécaniquement le vide et aspirent toutes les poussières. C'est dans le nettoyage des tentures et tapis que ce procédé rend d'importants services. Les poussières s'infiltrent dans les tissus, détériorent les couleurs et surtout restent cachées avec les germes des maladies contagieuses dont elles sont le véhicule. Non seulement le nettoyage par le vide assure la conservation des tapis et des tentures en évitant le battage, mais il est parfaitement hygiénique. Les appareils aspirateurs à bras sont très fatigants à manœuvrer et ne produisent qu'une aspiration faible et peu efficace. Aussi dans les grandes villes, à Paris par exemple, dispose-t-on d'appareils électriques mobiles qui restent dans les rues, les tuyaux aspi-

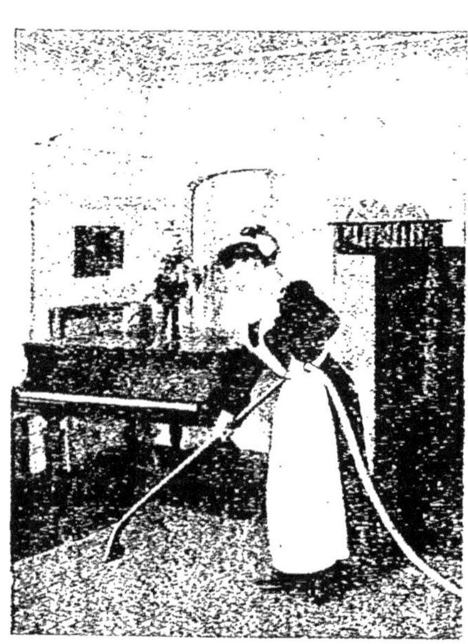

Fig. 90. — Nettoyage par le vide.

rateurs seuls pénétrant dans les immeubles (*fig.* 90). Dans les maisons très importantes, hôtels, casernes, hôpitaux, pourvus de générateurs électriques ou de dynamos, on peut installer le nettoyage central absolument comme le chauffage central. Les orifices des tuyaux aspirateurs sont disposés convenablement dans les pièces et les appareils de nettoyage, très variés et très maniables, permettent d'aspirer la poussière des tapis, tentures, sièges capitonnés, corniches, etc... (*fig.* 91).

Les poussières sont ensuite détruites par le feu, ce qui est la solution la plus hygiénique.

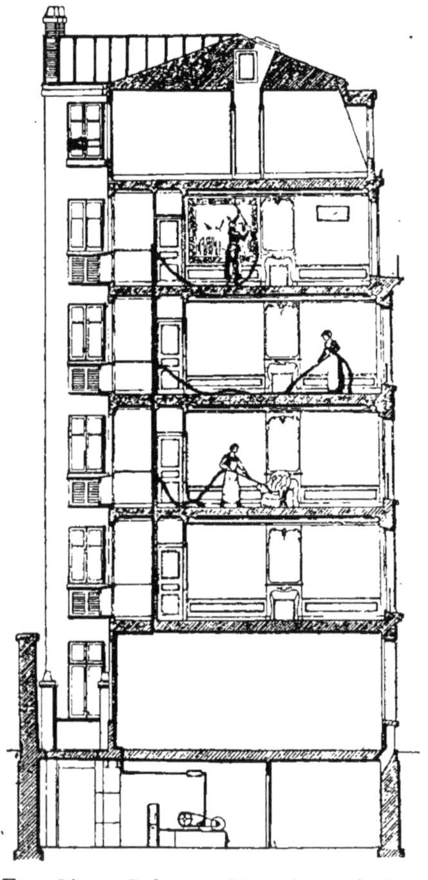

Fig. 91. — Schéma d'une installation de dépoussiérage par le vide.

Évacuation des ordures ménagères. — L'évacuation des ordures ménagères solides (déchets de cuisine, résidus alimentaires) doit être faite hâtivement et régulièrement de façon à éviter leur putréfaction dans l'intérieur même des habitations. Il faut les recueillir dans une caisse métallique étanche munie d'un couvercle en attendant qu'on les vide en dehors. Il est à désirer que la coutume des boîtes à ordures fermées se vidant directement dans les voitures municipales se généralise dans toutes les agglomérations urbaines. On éviterait ainsi la dispersion de leur contenu sur la chaussée par les chiens et les chiffonniers en attendant qu'elles soient transportées hors de la ville.

Les ordures ménagères liquides (eaux de cuisine et de lavage) doivent être reçues dans les éviers en pierre dure, ou mieux en grès vernissé en faïence ou en fonte émaillée, portant au point le plus déclive une grille empêchant le passage

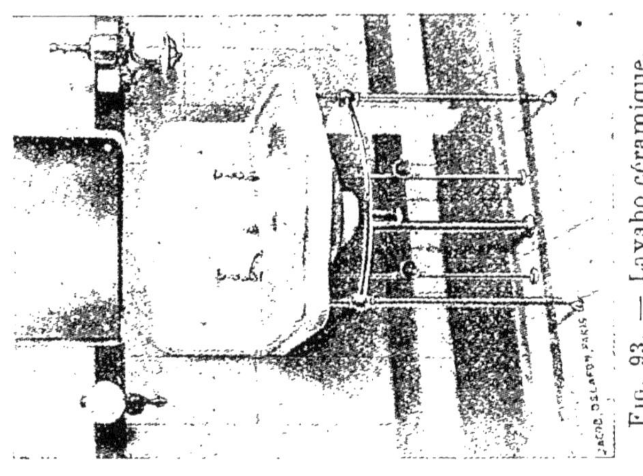

Fig. 93. — Lavabo céramique.

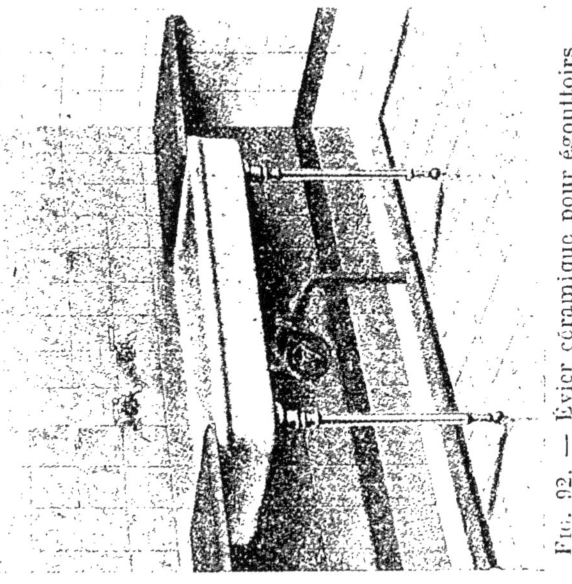

Fig. 92. — Évier céramique pour égouttoirs.

des matières solides (*fig.* 92). Les vidoirs et égouttoirs, les lavabos pour le nettoyage des mains doivent également être construits de façon à éliminer rapidement les eaux tout en étant d'un nettoyage facile et complet (*fig.* 93). Le mur qui est situé au-dessus de ces appareils récepteurs doit être recouvert de carreaux émaillés pour le protéger contre l'humidité.

Les tuyaux de chute qui canalisent les eaux de lavage vont aboutir dans le sous-sol soit avec la conduite principale qui se rend à l'égout, soit dans les fosses par l'intermédiaire du tuyau qui reçoit les eaux de pluie. Dans ce cas il est indispensable que les fosses soient creusées loin de l'habitation pour éviter les souillures du sol, et que ces fosses soient en un point en contre-bas, de façon à éviter l'infection de la nappe d'eau souterraine qui alimente l'habitation et les maisons voisines.

On évite le retour des gaz et des odeurs qui se forment dans les tuyaux en disposant sous les éviers un *siphon hydraulique* qui établit une interception absolue entre l'air des conduits et l'air des appartements. Le siphon hydraulique est constitué par un tuyau en forme d'S horizontale dans la concavité duquel il reste toujours une quantité de liquide suffisante pour empêcher les refoulements gazeux (*fig.* 94). Pour éviter l'aspiration trop intense d'eau produite par un écoulement abondant, on fait communiquer la partie supérieure du siphon avec l'air extérieur, au moyen d'un tuyau de ventilation (*fig.* 95). Il est indispensable de faire couler abondamment de l'eau claire après l'évacuation des eaux grasses pour éviter que l'occlusion du siphon soit effectuée par celle-ci.

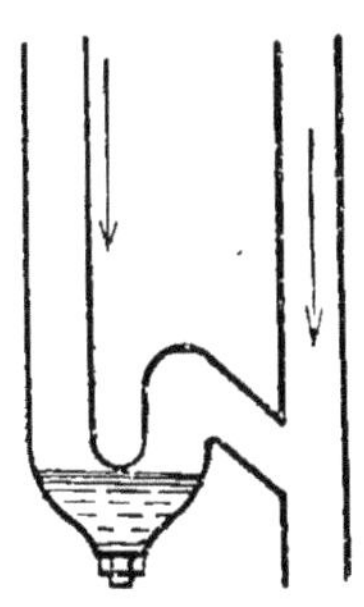

Fig. 94. — Siphon hydraulique.

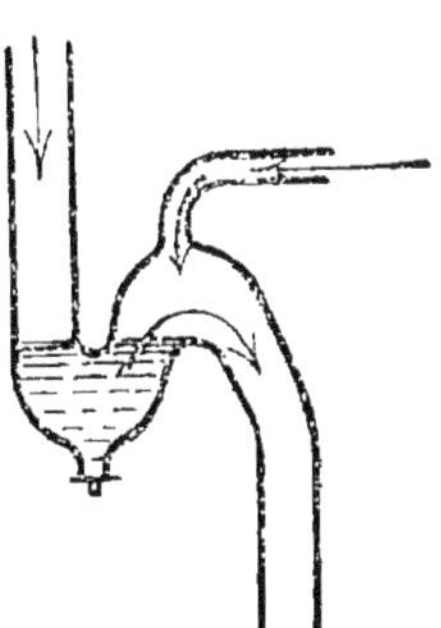

Fig. 95. — Tuyau de vidange siphoné et ventilé.

Évacuation des matières fécales. — Les urines et les matières fécales sont des produits incommodants et dangereux à cause des gaz qu'ils dégagent et de la quantité considérable de germes qu'ils contiennent; il importe donc au plus haut point de les collecter convenablement en attendant qu'ils soient évacués sans retard.

D'une façon générale, les cabinets d'aisances ne sont absolument parfaits au point de vue de la propreté que lorsqu'ils sont disposés sur une canalisation d'égout, en raison de la grande quantité d'eau qu'il est indispensable de verser sans mesure pour assurer l'éloignement complet et rapide des excréments.

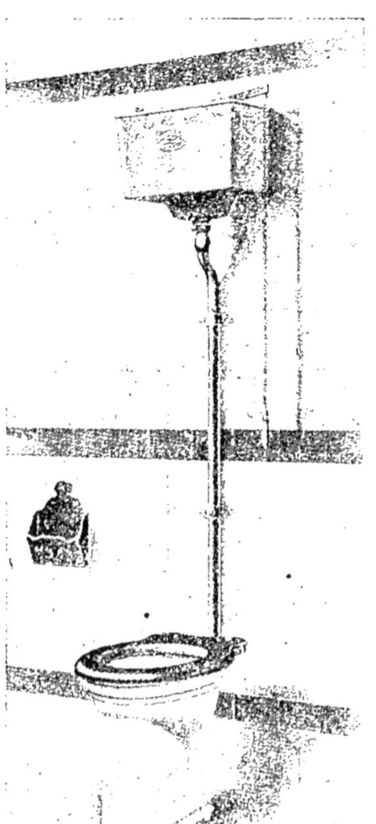

Fig. 96. — Cabinets à chasse.

Il faut renoncer aux sièges à coffre de bois qui abritent les souillures ; combien préférable est un siège en bois mobile, pouvant être relevé, disposé sur une cuvette en grès, faïence ou porcelaine d'ouverture ovoïde, et dont le fond, en forme de siphon, s'oppose au refoulement des gaz. Le nettoyage est assuré par la chute d'une colonne d'eau de 2 mètres de hauteur provenant d'un réservoir qui se vide par un cordon de tirage et se remplit automatiquement (*fig.* 96 et 97).

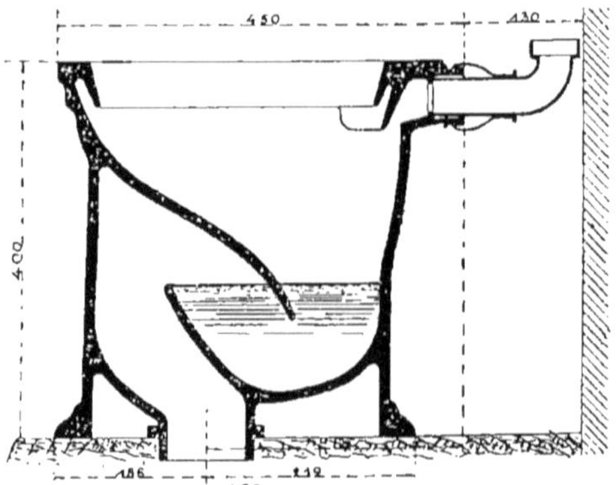

Fig. 97. — Coupe de la cuvette des cabinets à chasse.

Les cabinets à la turque, même perfectionnés avec des

cuvettes en faïence, des pédales et une chasse d'eau automatique (*fig.* 98), n'en restent pas moins inférieurs aux cabinets à siège mobile en raison des souillures constantes dont ils sont l'objet.

Les urinoirs collectifs (ateliers, casernes, etc.) ne doivent pas être, comme le sont la plupart d'entre eux, revêtus d'ardoises, faiblement arrosés ou badigeonnés d'huile minérale. Il faut qu'ils soient en faïence ou autre matière analogue, munis d'un siphon hydraulique et d'une chasse d'eau intermittente et automatique (*fig.* 99).

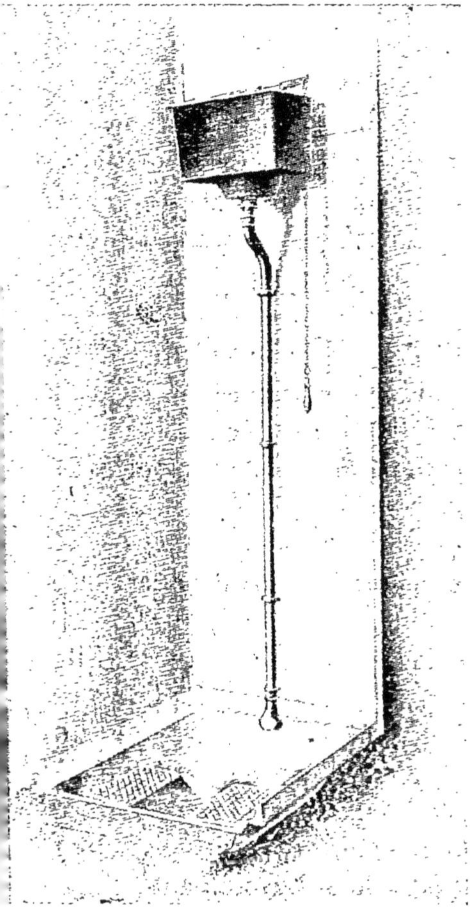

Fig. 98. — Siège à la turque avec chasse (Jacob-Delafond).

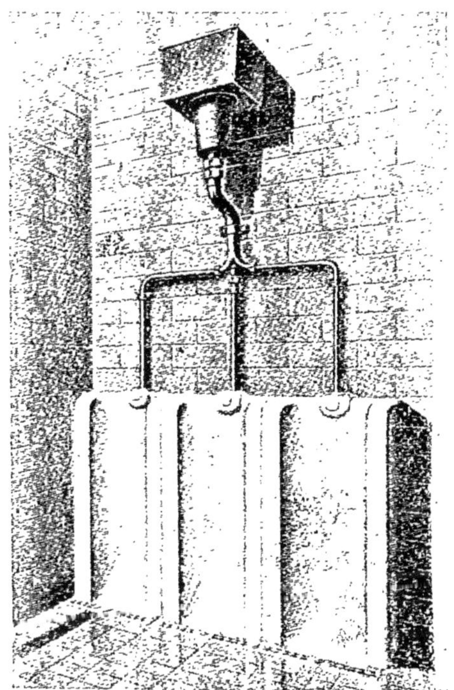

Fig. 99. — Urinoirs collectifs à effet d'eau (Jacob-Delafond).

Les cabinets d'aisances demandent à être largement et facilement nettoyés. Un carrelage du sol parfaitement étanche, des carreaux émaillés sur le mur à hauteur d'homme, le reste de la surface étant recouvert de peinture lavable, assureront leur propreté, et le renouvellement de l'air s'effectuera par une baie tenue constamment ouverte.

Les matières fécales ne peuvent, pour les raisons que nous avons données plus haut, séjourner dans les habitations. Il est impossible de les déverser dans une fosse voisine de l'habitation, elles infecteraient le sol et les eaux de boisson. Force est donc de les éloigner le plus rapidement possible. Si on ne dispose pas d'une canalisation pour leur éloignement, on les recueille provisoirement dans les fosses spéciales ou dans des récipients dont on est obligé d'opérer régulièrement la vidange ; ce sont : la fosse fixe et la tinette mobile.

Dans le procédé du « tout à l'égout » au contraire, les matières ainsi que les eaux ménagères et même les eaux de pluie sont recueillies dans les canalisations spéciales aboutissant à un canal souterrain, appelé *égout*, qui transporte les matières excrémentielles hors de la ville.

Fosses fixes. — La fosse fixe est une excavation creusée dans le sol au niveau des fondations de la maison dans laquelle aboutit le tuyau de chute des cabinets d'aisances. Elle reçoit les excréments jusqu'à ce qu'elle en soit remplie ; à ce moment il est indispensable d'en opérer la vidange. Les inconvénients de la fosse fixe sont multiples : il se produit en effet une quantité énorme de gaz fétides qui peuvent refluer vers l'habitation; elle est rarement étanche et les matières s'infiltrent presque fatalement dans le sol avoisinant ; enfin elle nécessite l'opération incommodante de la vidange. C'est pourtant le seul système qui soit le plus souvent appliqué dans les maisons isolées, les campagnes et les petites villes ne possédant pas le tout à l'égout. Aussi, lorsqu'on est obligé d'avoir recours à ce système, doit-on faire en sorte de combattre aussi complètement que possible ses inconvénients.

La fosse fixe sera creusée de préférence au nord, un peu en dehors de l'aire de l'habitation, le plus loin possible du puits qui alimente la maison en eau potable. Les parois, en maçonnerie, seront construites avec des matériaux aussi étanches que possible et enduits de ciment de Portland ; les angles en seront arrondis et le fond sera concave pour faciliter le nettoyage.

L'inconvénient résultant des émanations fétides sera combattu : 1° par l'installation de siphons hydrauliques à tous les cabinets d'aisance ; 2° par l'adjonction d'un tuyau d'évent qui va déboucher sur les toits. Comme la ventilation ne suffit souvent pas pour supprimer les *émanations* nauséabondes, on peut désodoriser les matières avec du *lait de chaux*, du *sulfate de fer* ou de *crésyl*.

La vidange, qui doit être pratiquée au moment opportun, ne doit être faite à bras, avec des seaux et des pelles, qu'exceptionnellement. L'aspiration du contenu de la fosse par une pompe qui le recueille dans les réservoirs métalliques étanches réduit au minimum pour les habitants et les voisins les inconvénients de l'opération, qui doit être pratiquée la nuit, et les ouvriers qui en sont chargés sont moins exposés aux inflammations oculaires et nasales provenant des produits ammoniacaux et surtout à l'intoxication grave occasionnée par les dégagements des gaz de la fosse au moment de l'ouverture ; les ouvriers appellent *plomb* cette asphyxie, qui est souvent mortelle.

Tinette mobile. — La tinette mobile est un récipient métallique cylindrique dont la capacité doit être proportionnelle au nombre des habitants, de façon à pouvoir en opérer la vidange deux fois par semaine. Elle est unie par un couvercle au tuyau de chute des cabinets et enfermée dans un local étanche muni d'un tuyau d'évent, pouvant être nettoyé facilement et où on accède aisément du dehors pour la remplacer au moment venu par un récipient vide.

Les avantages de ce procédé sur le précédent sont plus apparents que réels. En effet, s'il est vrai que les excréments séjournent moins longtemps, que la vidange se fait plus facilement et qu'elle est à peu près inodore, il faut néanmoins reconnaître que, si on ne renouvelle pas à temps la tinette ou si la manipulation ne se fait pas avec précaution, il en résulte la souillure du local et la propagation des émanations dans la maison. De plus on ne peut nettoyer le tuyau de chute à grande eau sous peine de remplir trop rapidement la tinette et de rendre plus fréquentes les opérations de vidange.

On utilise en Angleterre, dans les campagnes ou les habitations isolées, un genre de fosses mobiles plus pratique qui consiste à déverser dans le récipient placé sous le siège des substances absorbantes (cendres, terre sèche, tourbe), qui saupoudrent les matières automatiquement. On a ainsi des matières désodorisées,et la vidange est exempte de mauvaises odeurs.

Tinette filtrante. — La *tinette filtrante*, qui a pour but de séparer les excréments solides de la partie liquide, a le seul avantage de faciliter le lavage des cabinets et des conduits en laissant s'écouler dans une canalisation les eaux ménagères et de lavage, alors que les parties solides seules sont retenues dans un récipient percé de trous ; elle présente l'inconvénient des émanations et de la vidange, celle-ci un peu moins fréquente en raison de la liquéfaction progressive des matières fécales. Ce système est aujourd'hui abandonné.

Fosse septique. — Les inconvénients indiscutables des fosses fixes ou mobiles peuvent être évités par l'emploi du système des fosses dites *septiques*, destinées à recevoir les matières, à liquéfier les matières solides, et à laisser s'écouler la partie liquide dans un puits perdu ou dans les égouts (*fig.* 100).

La *fosse septique* consiste en une fosse à double compartiment ne communiquant en aucune façon avec l'air extérieur. Dans le premier compartiment arrive le tuyau de chute, qui descend assez profondément au-dessous du niveau du liquide afin d'éviter le reflux des gaz et des odeurs du second compartiment par le tuyau de vidange. Ces deux parties sont séparées par une cloison incomplète dont le bord supérieur est au-dessus du niveau du liquide et dont le bord inférieur est percé d'orifices laissant passer les liquides du premier dans le second compartiment.

Dans cet appareil où l'air n'arrive pas, il s'effectuera une pullulation de bactéries anaérobies et par suite une fermentation qui désagrège et solubilise les matières solides. Comme le niveau du liquide est constant, à toute quantité de matières arrivant dans le premier compartiment correspond l'issue d'une partie équivalente d'un liquide assez clair et ne dégageant presque pas d'odeur.

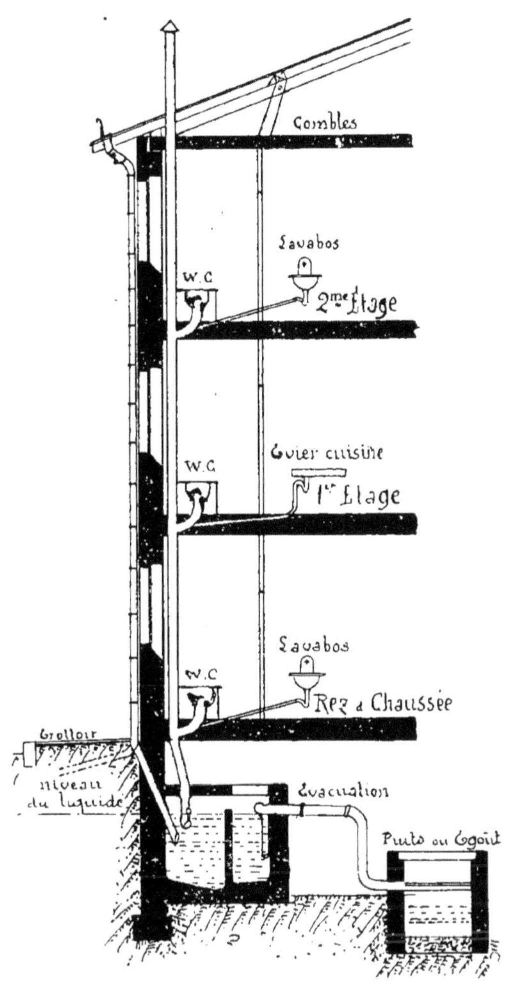

Fig. 100. — Plan schématique d'une installation de fosse septique dans une habitation.

S'il est exact que les fosses septiques ainsi conçues clarifient et désodorisent les matières, il ne s'ensuit pas pour cela qu'elles soient épurées et les éléments nocifs qu'elles contiennent, et qui peuvent être agents de maladies contagieuses, peuvent infecter le sol autour des habitations, les nappes souterraines et les cours d'eau avoisinants. Pour rendre ce liquide tout à fait inoffensif, il faut le soumettre à une épuration biologique qui consiste à lui faire traverser un *filtre bactérien d'oxydation* constitué par des couches de coke, de scories ou de tourbe ; pendant la traversée de ce filtre, sous une influence microbienne nitrifiante, les matières organiques deviennent imputrescibles et à peu près inoffensives au point

coup plus dangereux et malheureusement plus fréquent. On ne doit jamais prendre comme collecteur des eaux résiduaires d'une ville le cours d'eau qui la baigne. Il est plus rationnel de déverser les eaux d'égout bien en aval et, malgré l'épuration spontanée qui se produit au cours de la descente du fleuve, épuration à laquelle contribuent l'air, la lumière, les mouvements de l'eau, l'action des microorganismes et des végétaux, il est certain que ce procédé est un danger permanent pour les populations échelonnées sur les rives. De là la nécessité de rendre inoffensives les eaux d'égout avant de les jeter au fleuve.

On épure les eaux d'égout en détruisant complètement les matières putrescibles dissoutes ou en suspension. Ces matières putrescibles, qui sont des matières organiques, doivent être ramenées à leurs éléments minéraux primitifs et, grâce à l'activité des microbes d'espèces différentes contenus dans le sol, être réduites finalement à l'état d'acide carbonique, d'eau, d'azote gazeux ou d'acide nitrique.

La traversée du sol permet à l'eau des égouts de subir cette purification qui s'effectue par une filtration à travers les couches du terrain dans lesquelles sont retenues les impuretés et par une oxydation dans les interstices du sol où des microbes dit nitrifiants réduisent les matières en leurs éléments simples.

L'humus ou terre végétale est un milieu essentiellement favorable à ces transformations. On répand par des rigoles l'eau des égouts sur un vaste terrain que l'on aère par le labour et on assure l'écoulement des eaux purifiées par un drainage profond. La circulation de l'eau devra être assurée par le choix d'un terrain en pente douce. Cette opération, appelée épandage, présente le double avantage de rendre inoffensives les eaux d'égout avant leur retour à la rivière où elles doivent être déversées et en même temps d'utiliser pour la culture l'engrais qu'elles contiennent.

Les champs d'épandage de Gennevilliers, Achères, etc., comprennent 5.000 hectares et reçoivent tous les jours 600.000 mètres cubes. Ce sont aujourd'hui des terrains très fertilisés où, en raison des souillures possibles, il est interdit de cultiver des fruits et des légumes destinés à être mangés crus.

L'épuration bactériologique artificielle s'effectue en faisant subir aux eaux d'égout une décantation, puis en les faisant séjourner quelques heures dans une fosse septique où les matières sont solubilisées et en les conduisant sur les lits bactériens de contact (mâchefer, coke, etc.), où se fait l'épuration finale.

CHAPITRE IV

DE L'EXERCICE

L'exercice a pour but de régulariser la nutrition de l'organisme par la production d'un travail musculaire qui détermine une intensité plus grande des phénomènes d'assimilation et de désassimilation.

Il contribue au maintien de la santé en réglant les relations du corps et de l'esprit, et, pratiqué d'une façon régulière et même scientifique, il permet à l'homme d'atteindre une vieillesse avancée exempte d'infirmités physiques, en conservant l'entière subtilité des fonctions intellectuelles. Il doit occuper une place importante dans l'éducation de la jeunesse, car, pour former un homme, il faut veiller aussi bien au développement complet du corps qu'à la culture du cerveau.

Le travail musculaire est obligatoire non seulement pour les convalescents dans le but d'activer le retour rapide à la santé, mais même pour les personnes bien portantes; celles que leur profession appelle à vivre à la campagne, celles qui effectuent un travail actif, accomplissent certainement un exercice suffisant dont les premiers bénéfices sont : un appétit excellent et des digestions parfaites; celles au contraire qui exercent des professions sédentaires, au cours desquelles les mouvements sont rares et limités, doivent dépenser par pure hygiène une certaine quantité de force musculaire. Quant aux personnes qui se livrent exclusivement aux travaux intellectuels, elles doivent consacrer quelques instants tous les jours au travail corporel, qui est facteur indispensable de la santé.

Effets généraux de l'exercice. — Le système musculaire est le plus puissant régénérateur de l'organisme; par son in-

niques, parce qu'ils sont constitués de mouvements naturels, variés, accomplis avec entrain et en plein air. Sous la forme de jeu, ils sont d'abord les bases de l'éducation physique de l'enfant; organisés sous une forme plus rationnelle, ils deviennent des facteurs puissants d'entraînement et, indépendamment du charme qu'ils procurent, ils constituent une salutaire détente pour les fonctions cérébrales.

Les principaux sports sont :

1° L'escrime, la lutte, la boxe;

2° Le canotage et la natation;

3° L'équitation;

4° Le foot-ball, la bicyclette.

L'Escrime. — L'escrime développe méthodiquement la force et l'adresse, mais elle ne peut être recommandée comme un délassement pour des intellectuels, car elle exige, dans l'assaut, un travail cérébral assez considérable; tous les muscles doivent être tendus, mis en éveil, et cette tension est fatigante au dernier point.

La *Boxe* est préférable, d'abord parce que les muscles respiratoires y jouent un grand rôle, ensuite parce que tous les muscles des membres inférieurs et supérieurs collaborent à une grande variété d'exercices. C'est un excellent travail d'assouplissement, et elle nécessite en même temps des qualités d'initiative, de sang-froid, de décision brusque.

La *Lutte* est un exercice où l'effort est considérable, avec un travail musculaire intensif; elle développe au sein des tissus des combustions très actives. La boxe et la lutte constituent des exercices de force qui augmentent le volume et la force des muscles.

Le *Canotage* est surtout pratiqué en Angleterre. C'est un sport qui doit être chaudement recommandé, car aucun ne développe à ce degré, simultanément, tous les groupes de muscles, dorsaux, lombaires, abdominaux. Mais l'exercice doit être dosé et gradué, et il ne doit jamais dégénérer en violence; il faut absolument l'interdire aux sujets atteints d'affection cardiaque, car, en provoquant un surmenage du cœur, il produirait des troubles fonctionnels graves.

La Natation. — La natation réclame aussi des contractions musculaires intenses de tous les membres, une respiration profonde et rare. Elle produit le redressement des muscles de la tête. C'est un exercice peu recommandable pour les personnes cardiaques ou affectées d'une maladie de poitrine; le plongeon surtout doit leur être interdit.

L'*Équitation* ne met guère en jeu que les muscles des membres inférieurs; il est vrai que cet exercice varie singulièrement avec la tactique du cavalier, l'allure du cheval et la vitesse qui lui est imprimée; la *voltige* est trop violente et trop difficile pour pouvoir être recommandée à tous.

Le *Cyclisme* est un sport excellent, à condition d'être pratiqué modérément à une allure calme, sans de trop longues étapes; il faut éviter de marcher penché en avant; il est bon aussi de rappeler que, pour s'y livrer sans danger, il faut avoir le cœur et les poumons sains. La bicyclette offre des avantages indiscutables, elle fait travailler les muscles, surtout ceux des membres inférieurs; elle agit sur la circulation et la respiration, stimule l'appétit, active les fonctions de nutrition.

Le *Foot-Ball*, le *Tennis*, les *Jeux de Ballon et de Pelote* sont aussi très hygiéniques, à cause de la grande souplesse des mouvements qu'ils permettent d'effectuer dans une extrême variété d'attitude.

Le repos. — Il est indispensable de se reposer avant d'atteindre les signes manifestes de la fatigue ou du surmenage; le repos est une période d'arrêt pour les organes, pendant laquelle ils essaient d'éliminer les déchets et les toxines; or ce travail d'élimination ne peut s'accomplir que quand l'organisme est entièrement inactif.

Toute déperdition de force occasionnée par le travail doit être immédiatement suivie d'un repos dont la durée varie avec la nature de l'énergie du travail; les exercices produisant l'essoufflement exigent des alternatives de repos très nombreuses et très courtes; un effort et une fatigue musculaire plus continus nécessitent des intervalles de repos plus espacés, mais très longs.

Le repos complet réclame l'inaction absolue de tout le système musculaire, et la réparation totale des forces ne s'effectue que dans le sommeil; l'affaiblissement et le surmenage proviennent de la privation ou de l'insuffisance du sommeil; la nuit est par excellence le moment consacré au sommeil, car le repos durant le jour ne paraît pas aussi efficace ni aussi réparateur. Un sommeil d'une durée de huit heures est suffisant pour les jeunes gens.

Conditions de la pratique de l'exercice. — La pratique rationnelle de l'exercice comporte des variations sensibles, suivant que l'on envisage l'état de santé, l'âge et le sexe des individus. Avant de se livrer à un exercice et surtout à un exercice violent, il est bon de consulter le médecin pour être fixé sur l'état du cœur et des poumons; ce n'est que lorsqu'on aura la certitude de l'intégrité parfaite de ces organes qu'on pourra sans danger s'adonner aux sports actuellement à la mode. Dans le même ordre d'idées, si les personnes bien portantes peuvent songer à utiliser l'excès d'énergie qui résulte d'une santé parfaite, les affaiblis et les convalescents ne devront effectuer que des mouvements modérés de courte durée, qui doivent servir uniquement d'excitants légers et réparateurs.

L'âge du sujet a également une importance considérable; pendant la période de la puberté, de treize à dix-sept ans, l'accroissement de la taille l'emporte sur le développement du thorax. Il en résulte une insuffisance du cœur et des poumons qui font une obligation de rejeter les exercices de force. Par contre, la marche, la course, la gymnastique suédoise, dont l'action est favorable aux poumons, seront particulièrement recommandés. Pour les vieillards, la marche quotidienne est un exercice salutaire.

Les filles ont besoin d'une culture physique au même titre que les garçons. Les jeux de plein air et la gymnastique suédoise contribueront largement à la réalisation de l'harmonie des formes, de l'énergie musculaire, de l'amplitude thoracique. Ralentie au moment de la puberté, l'éducation physique sera reprise utilement vers la seizième année, lorsque l'organisme aura atteint son développement à peu près définitif.

En résumé, l'exercice doit être recommandé à tout le monde en raison des excellents résultats qu'il procure à l'organisme, et il est bon de rappeler qu'au bénéfice qu'en retirent les organes s'ajoute, du fait de la stimulation des fonctions, une plus grande énergie nerveuse et intellectuelle, qui se manifeste par une endurance au travail et un esprit de décision dont on éprouve très rapidement les heureux résultats.

CHAPITRE V

PROPRETÉ INDIVIDUELLE

La peau constitue un revêtement qui nous protège par sa résistance et par sa souplesse. Par la sueur, elle nous débarrasse de résidus et de déchets de notre nutrition. Aussi, pour jouer son rôle, doit-elle être tenue dans un état absolu de propreté, sinon l'accumulation des sécrétions cutanées deviendrait un danger, soit par suppression des fonctions de la peau, soit par le développement d'agents infectieux ou parasitaires.

Propreté générale

La propreté générale est facile à obtenir avec peu d'ustensiles. Il suffit d'eau en abondance, de savon de Marseille, d'une éponge rugueuse et d'un linge rude à la peau.

Ce matériel est très suffisant, à la condition de ne pas se laver chichement la figure avec un bout de serviette mouillée et de tremper les mains jusqu'aux poignets, mais bien de laver tout le corps.

Le *tub* est une lotion froide et rapide pratiquée avec une éponge trempée dans de l'eau à la température de la chambre. On commence par passer l'éponge imbibée d'eau sur la figure et sur la tête, puis sur la poitrine et le dos, en terminant par les jambes et les pieds. Aussitôt après on s'enveloppe dans un drap et on se frictionne jusqu'à rougeur générale des téguments.

Le tub est excellent pour entretenir le corps dans un état de propreté parfaite si on le complète par un savonnage soigneux des mains et de la figure. De plus il active la circulation et tonifie le système nerveux, il rafraîchit en été et réchauffe en hiver.

A part le tub qui constitue le moyen simple et pratique d'entretenir la propreté générale du corps, on peut atteindre le même but par les bains, les douches et les bains-douches.

Bains. — Les bains peuvent être chauds, tièdes ou froids.

Bains chauds. — Les bains chauds, de 30 à 35°, sont par excellence des bains de propreté. Les frictions et l'emploi de savon aident à la dissolution des matières grasses accumulées à la surface cutanée et la température de l'eau facilite cette opération. Ils ont l'inconvénient d'occasionner des vertiges et des évanouissements. Aussi ils ne doivent être pris qu'une fois par semaine, comme agents de propreté, et d'une durée de vingt minutes au plus.

Bains tièdes. — Les bains *tièdes*, pris entre 25 et 30°, calment le système nerveux, ils délassent l'organisme fatigué et favorisent le sommeil.

Bains froids. — Les bains froids, dont la température peut varier de 15 à 20-22°, ne peuvent efficacement assurer la propreté, la température de l'eau employée ne favorisant pas la dissolution des excrétions cutanées. Par contre ils ont une action stimulante indéniable. A la suffocation, au tremblement que l'on éprouve en entrant dans l'eau font suite une sensation de chaleur, une respiration plus large et une accélération du pouls. Cette réaction est favorisée par un exercice tel que la marche ou une friction sèche. Le bain froid doit être pris très court et doit être réservé aux sujets bien portants.

Douches. — On entend par douche la projection de l'eau froide ou chaude sur le corps, en pluie ou en jet. La douche froide stimule les fonctions de la peau et développe l'activité musculaire. Elle doit être de courte durée et suivie d'une friction énergique, soit sèche au gant de crin, soit à l'alcool.

La douche alternativement chaude et froide (douche écossaise) est surtout employée comme agent thérapeutique.

Bains-douches. — Les bains-douches constituent un moyen économique d'entretenir la propreté corporelle tout en bénéficiant de l'action stimulante de la douche. L'usage commence à s'en répandre dans beaucoup de villes sous forme d'établissements publics où, moyennant un prix des plus modiques, l'ouvrier peut satisfaire aux lois de l'hygiène corporelle en se débarrassant des déchets et des excrétions organiques accumulés pendant le travail. Les bains-douches comprennent un savonnage complet du corps suivi d'une aspersion sous une douche en pluie. Il est à désirer que la facilité de leur application les fasse adopter dans les usines où l'eau chaude existe toujours en grande quantité.

Il est indispensable d'enseigner la propreté aux jeunes enfants : non seulement elle facilite le développement de l'organisme, mais encore elle aguerrit contre le froid et exerce une heureuse influence sur le développement de l'énergie.

Hygiène spéciale des diverses régions du corps

Les *pieds* sont exposés à la souillure résultant de la poussière de la marche, à l'accumulation de la sueur qui imprègne les bas et les chaussures, et qui est sécrétée chez certaines personnes en quantité exagérée. De là des fermentations fétides pénibles et des excoriations qui rendent la marche douloureuse. D'une manière générale, les bains de pieds répétés, le renouvellement fréquent des bas et chaussures suffisent à assurer la propreté des pieds. Les personnes affectées de sueurs exagérées devront, pour éviter les ennuis résultant de cette infirmité, se lotionner les pieds tous les soirs au coucher avec un linge imbibé d'eau froide, les poudrer avec du talc le matin et changer tous les jours de bas. Dans les cas particulièrement rebelles, les lotions au formol modifieront heureusement les sécrétions en les atténuant largement.

Après le bain de pieds de propreté que l'on doit prendre au moins chaque semaine, les ongles des pieds seront coupés carrés pour éviter l'ongle incarné.

Il est superflu de recommander la propreté minutieuse des *mains*, à cause de leur contact permanent avec des objets de toute sorte, souillés souvent de germes pathogènes. Des lavages fréquents, notamment avant les repas, pratiqués avec des savons neutres à base de potasse, et faits minutieusement, assureront une propreté méticuleuse. Pour arriver à éviter les gerçures et garder à la peau toute sa souplesse, on frottera les mains encore enduites de savon, avec un peu d'huile de vaseline. Quant aux ongles, ils seront toujours tenus courts et nettoyés délicatement.

Pour le *visage*, on recommande les ablutions à l'eau froide précédées d'un savonnage soigneux. L'eau tiède ou chaude doit être évitée, ainsi que pour les mains, par les personnes ayant la peau délicate, car l'eau froide produit pour l'épiderme une plus grande endurance pour les températures très basses. On doit prohiber absolument toutes les préparations artificielles, fards et pâtes, le plus souvent à base de plomb ou d'arsenic, qui, indépendamment du danger qu'elles présentent, ont l'inconvénient de flétrir la peau. Il vaut mieux leur substituer des lotions légèrement alcoolisées pour tonifier la peau.

La *bouche* exige aussi des soins minutieux de propreté ; les débris d'aliments séjournant entre les dents peuvent y provoquer des fermentations ; ces fermentations sont la cause la plus fréquente de la carie dentaire. Aussi les dents doivent-elles être soigneusement nettoyées ; la manière la plus efficace consiste en un savonnage fait le matin au lever, après chaque repas et le soir au coucher à l'aide d'une brosse souple. Ce n'est que dans des cas très exceptionnels qu'on aura recours aux antiseptiques, efficaces, sans doute, pour les microbes résultant des fermentations, mais souvent irritants pour les muqueuses et les dents. Le dentifrice le meilleur est constitué par la poudre de charbon, la craie préparée additionnée d'essence de menthe ou de menthol. Il est nécessaire également de faire examiner les dents à la moindre douleur.

Pour le nettoyage des *oreilles*, on introduira dans le conduit auditif externe une petite tige de bois surmontée à son extrémité de coton légèrement humecté d'alcool pour dissoudre le cérumen. On évitera soigneusement d'y introduire des pointes de métal.

Les *cheveux* seront portés très courts chez l'homme et coupés fréquemment ; le nettoyage qui s'impose quotidiennement à la chevelure est l'aération à l'aide du peigne et de la brosse, et de temps en temps quelques frictions savonneuses tièdes pour enlever les poussières et les dépôts graisseux. On doit éviter l'emploi de brosses trop dures et les opérations qui consistent pour les femmes à tordre les cheveux, à les friser, toutes choses qui affaiblissent le cheveu et amènent sa chute. Les cheveux doivent être tenus souples avec un peu d'huile de vaseline. La femme peut les nettoyer avec du borax.

On proscrira l'usage des teintures, pour la plupart à base de plomb ou d'arsenic, dont l'effet est nuisible pour les cheveux et pour la peau; l'eau oxygénée rend le cheveu cassant et le fait tomber.

La *barbe* ne doit jamais prendre des dimensions excessives; on l'entretiendra par des lotions savonneuses et par l'usage fréquent d'une brosse spéciale. Si elle est rasée à l'exception de la moustache, on emploiera de l'eau froide en été, tiède en hiver, pour dissoudre le savon employé.

L'habitude de se faire raser chez les coiffeurs présente certains inconvénients au point de vue de l'hygiène, car les peignes, ciseaux et tondeuses employés par le coiffeur peuvent avoir été précédemment contaminés par des personnes atteintes de maladies contagieuses; aussi serait-il nécessaire que chaque individu apportât ses instruments et que le coiffeur eût la précaution de se laver les mains en passant d'un client à un autre.

CHAPITRE VI

MALADIES CONTAGIEUSES ET ÉPIDÉMIQUES

Parmi les maladies qui sévissent le plus fréquemment sur l'espèce humaine et plus particulièrement sur les hommes réunis en collectivités, il en est de nombreuses, on peut même dire des plus nombreuses,qui sont occasionnées par des *parasites*, c'est-à-dire par des organismes animaux ou végétaux qui se développent dans le corps de l'homme, peuvent s'y multiplier indéfiniment et qui, suivant l'espèce à laquelle ils appartiennent,donnent naissance à des maladies bien définies. Ces maladies ont poür caractère principal, qui leur est commun à toutes, d'être contagieuses c'est-à-dire de pouvoir être transmises d'un individu à un autre par contagion, la contagion n'étant autre chose que le passage du germe, cause de la maladie, du corps de l'individu malade dans celui d'un individu sain.

Avant les immortels travaux de Pasteur, on ne connaissait comme maladies contagieuses que celles qui sont occasionnées par des parasites animaux ou végétaux, visibles à l'œil nu ou à un faible grossissement. Le perfectionnement des études microscopiques, en mettant à jour l'existence des microbes, a établi que ces infiniment petits étaient susceptibles de provoquer certaines maladies qui étaient autrefois attribuées à des causes vulgaires, telles que le froid, le chaud, la fatigue, la corruption spontanée des humeurs, de sorte qu'aujourd'hui on a la presque certitude qu'il n'existe que très peu de maladies dans lesquelles ils n'interviennent pas.

Agents parasitaires et infectieux

On distingue deux sortes d'agents parasitaires ou infectieux :

1° Les microbes qui donnent naissance aux maladies dites microbiennes ;

2° Les parasites proprement dits, qui donnent naissance à des maladies parasitaires non microbiennes.

1° Maladies microbiennes.

Les microbes, que nous connaissons déjà pour avoir étudié le rôle qu'ils jouent dans la pollution des eaux de boisson (voir p. 69), sont des végétaux appartenant aux groupes des algues les plus rudimentaires puisqu'ils ne sont composés que d'une seule cellule, c'est-à-dire de l'élément anatomique fondamental des êtres vivants.

Ceux d'entre eux qui sont pathogènes, c'est-à-dire germes de maladies contagieuses, se divisent d'après leur forme en : *bacilles* ou bâtonnets, en *cocci* de forme arrondie, en *spirilles* et *vibrions* contournés ou enroulés en spirale.

Nous ne connaissons pas encore la totalité des microbes des maladies contagieuses, et particulièrement ceux des maladies éruptives, mais nous connaissons la plupart d'entre eux.

Les microbes se trouvent dans tous les milieux qui nous entourent :

1° *Dans l'air* et plus spécialement dans les couches inférieures de l'atmosphère où ils sont apportés par les poussières du sol infecté par les déjections, les détritus de toutes sortes, les égoûts.

2° *Dans le sol ;* les couches supérieures du sol en contiennent une grande quantité provenant des déjections d'homme ou d'animaux malades, des matières organiques en voie de décomposition.

3° *Dans l'eau*, qui est souvent infectée par les souillures de la surface du sol, les infiltrations des fosses d'aisances, le déversement des eaux d'égout.

Ils se rencontrent donc partout, nous environnent de toutes parts, se déposent sur les mains, les vêtements et les instruments de travail.

Chaque maladie contagieuse possède son microbe particulier ; ce qui le prouve, c'est la présence constante d'un même microbe dans une maladie ; pour la tuberculose,par exemple, le bacille de Koch. Ce qui le démontre également, c'est que l'isolement du microbe et son report sur un organisme sain occasionne les mêmes lésions et les mêmes symptômes.

Voies de pénétration des microbes. — La pénétration des germes dans l'intérieur du corps humain s'effectue toujours par inoculation, c'est-à-dire par une brèche ouverte dans les tissus, par laquelle le sang est mis en communication avec les microbes et les véhicule dans l'organisme.

Cette brèche peut se faire dans les voies respiratoires, dans les voies digestives, ou dans la peau. Si le microbe pénètre par les voies respiratoires c'est qu'il est contenu dans l'air; c'est ainsi que l'on contracte les germes de la diphtérie, de la tuberculose. S'il pénètre par les voies digestives, c'est qu'il provient des aliments ou de l'eau (fièvre typhoïde, choléra). Enfin, s'il est vrai que le tégument cutané, absolument intact, ne laisse pas passer les microbes, il n'en est pas moins reconnu que la moindre plaie, coupure, ou même égratignure suffit pour leur livrer passage, comme c'est le cas pour le charbon ou le tétanos.

Voies de sortie et de propagation des microbes. — Les germes infectieux se développent dans l'organisme du malade et c'est à leur sortie de cet organisme infecté qu'ils deviennent dangereux pour les personnes de l'entourage, soit que celles-ci les reçoivent directement (contagion directe),soit qu'ils soient transmis aux individus sains par des intermédiaires (contagion indirecte).

La contagion *directe ou immédiate* est facile à concevoir; elle a lieu pour un grand nombre de maladies contagieuses (rougeole, variole, diphtérie, choléra). Quant à la contagion *indirecte ou médiate*, elle peut se faire par les personnes ayant soigné ou seulement approché les malades; par les locaux, tentures ou vêtements, par les animaux, qui peuvent devenir vecteurs de germes, ou qui communiquent la maladie dont ils sont atteints (rage, morve, charbon, tuberculose). Les insectes peuvent puiser le germe morbide avec le sang sur des sujets atteints de maladies contagieuses et inoculer la maladie à l'individu sain, comme c'est le cas pour les *mouches piquantes*, qui peuvent transmettre le charbon, ou pour les *anophèles*, variété de moustiques qui inoculent le germe du paludisme.

Les voies de sortie des microbes du corps de l'individu malade sont : l'expectoration (diphtérie, tuberculose, coqueluche), la salive (tuberculose, angines), les larmes, les sécrétions nasales (rougeole), les vomissements (choléra), les selles (choléra, dysenterie, fièvre typhoïde), la suppuration (tuberculose), la desquamation cutanée (variole, scarlatine, érysipèle).

Moyens de défense de l'organisme contre les microbes. — Comment l'organisme se défend-il contre la pénétration des microbes?

Tout d'abord l'épiderme, lorsqu'il est intact, constitue un revêtement dur, garni de poils qui arrêtent les germes; d'autre part, les muqueuses sécrètent du mucus, qui les retient à l'entrée des orifices naturels (nez, trachée, etc.); elles sont munies de cils vibratils qui les rejettent au dehors.

De plus, il ne suffit pas de recevoir le germe pour contracter une maladie contagieuse et en subir les effets nocifs; il faut que le microbe trouve un terrain favorable à son développement, et c'est ici qu'intervient un facteur de la plus haute importance, la vigueur du tempérament, la résistance de l'organisme qui triomphe souvent du germe de maladie; les leucocytes du sang se portent sur le point infecté, s'y multiplient, luttent, englobent les microbes et les détruisent (phagocytose) lorsque la maladie doit être enrayée ; quand l'avantage reste au microbe, la maladie se déclare.

Enfin il existe chez certains sujets un état spécial qui leur permet de supporter sans trouble apparent l'action des causes pathogènes, qui les rend, pour un temps plus ou moins long, réfractaires à la maladie. Cette propriété particulière, appelée *immunité*, peut être innée, c'est-à-dire être le fait propre de l'individu qui la possède, ou avoir été transmise par les parents ; elle peut être acquise, c'est-à-dire développée après la naissance et conférée par une première atteinte des maladies, comme c'est le cas pour la rougeole, la scarlatine, la coqueluche, etc.

D'autre part, on peut acquérir artificiellement cette immunité :

1° Par l'inoculation de liquides spéciaux appelés *vaccins*, constitués par les produits de sécrétion des poisons de certaines maladies (vaccin de la variole) ;

2° Par l'injection de certains liquides appelés *sérums* provenant de sérum sanguin d'animaux immunisés artificiellement contre les microbes ou les poisons (*toxines*), sécrétés par eux (sérum de Roux pour la diphtérie, de Yersin pour la peste, etc.).

Il est difficile d'apprécier le degré de résistance d'un organisme, et de savoir s'il possède une immunité suffisante contre les maladies contagieuses, de plus, l'encombrement des individus dans des locaux peu spacieux et mal éclairés, les privations, l'humidité, etc., facilitent le développement du microbe en diminuant la force de résistance ou l'état d'immunité de l'organisme. Aussi est-il important de prendre certaines mesures dites prophylactiques, qui ont pour but d'empêcher la propagation des maladies contagieuses.

Par l'*isolement* du malade on l'empêchera de disséminer le microbe pathogène ; par la *désinfection* on s'efforcera de détruire l'agent infectieux partout où il sera possible de l'atteindre.

Avant de passer rapidement en revue les maladies contagieuses les plus fréquentes et de dire quelques mots sur leur prophylaxie particulière, nous allons étudier les mesures générales destinées à préserver les populations contre les épidémies. Ces mesures que nous venons de signaler sont : l'*isolement*, la *désinfection*.

Isolement. — L'isolement du malade atteint d'affection contagieuse a pour but de l'empêcher de transmettre aux personnes saines le germe pathogène. Pour être efficace, il doit s'exercer non seulement sur le contagieux mais encore sur tout ce qui a pu être en contact avec lui, aussi bien le personnel qui l'approche que les objets qu'il a souillés ; il est indispensable que l'isolement dure aussi longtemps que le malade est susceptible de transmettre la maladie.

Pour les grandes maladies épidémiques, telles que la peste ou le choléra, l'isolement est assuré par le transfert des malades encore transportables dans des formations hospitalières à affectation spéciale, dans lesquelles fonctionne un service spécial avec un personnel isolé n'ayant aucune communication avec l'extérieur. On désinfecte soigneusement les locaux occupés par le malade avant son évacuation ainsi que les objets dont il s'est servi. Pour les maladies contagieuses courantes, lorsque le transfert à l'hôpital est impossible ou bien qu'il n'est pas accepté, on doit pratiquer l'isolement à domicile, bien qu'il soit plus difficile à réaliser. Il faut en ce cas pouvoir disposer de deux pièces : la première, où est couché le malade spacieuse et aérée, où ne doivent pénétrer que le médecin et les personnes appelées à donner les soins; la deuxième, qui sert d'antichambre ou plutôt de cabinet de toilette, dans laquelle il sera procédé à deux formalités importantes :

1° Avant d'entrer dans la chambre, on revêtira une longue blouse recouvrant tous les vêtements et boutonnant au col et aux poignets ;

2° En sortant, on enlèvera la blouse et on se lavera les parties découvertes, les mains et la figure à savoir, avec une solution *antiseptique*, c'est-à-dire désinfectante ; telle que le *sublimé corrosif* en solution à 1/1.000.

Le mobilier de ces deux pièces devra être aussi simple que possible et limité au strict nécessaire. Il va sans dire que les provisions de bouche ne doivent pas séjourner dans chambre du malade et que les gardes ne doivent sous aucun prétexte y boire ou y manger.

La durée de l'isolement est variable suivant les maladies. Pour la diphtérie, la scarlatine et la variole, elle est de cinquante jours ; vingt-cinq jours suffisent pour la rougeole, la coqueluche, les oreillons. Avant d'être rendu à la vie commune, le malade devra prendre un bain savonneux et antiseptique, puis revêtir des vêtements désinfectés. Les personnes qui l'ont soigné prendront les mêmes précautions et on se rappellera que pendant plusieurs jours encore tout individu ayant été en contact plus ou moins prolongé avec un contagieux devra être aussi considéré comme suspect et surveillé pendant la période d'incubation de la maladie soupçonnée, de façon à pouvoir être isolé au premier symptôme.

Désinfection. — L'isolement du malade a pour but d'éviter la contagion directe. La désinfection, qui consiste dans la destruction des germes émanés du malade, s'oppose à la propagation de la maladie par contagion indirecte.

Les maladies contagieuses peuvent être classées en plusieurs groupes, ce classement étant basé sur le mode de rejet au dehors et la nature des produits d'excrétion; il convient, avant d'étudier les procédés de désinfection, de connaître le siège habituel des germes à détruire de façon à bien connaître les points sur lesquels devront plus spécialement s'exercer les mesures prophylactiques.

Premier groupe. — Maladies dont le contage est contenu dans les matières fécales et les urines mélangées ; fièvre typhoïde, dysenterie, choléra.

Deuxième groupe. — Maladie dont le contage est contenu dans les produits buccaux, pharyngés ou bronchiques, en un mot dans les produits d'expectoration : scarlatine, rougeole, diphtérie, tuberculose pulmonaire, coqueluche, grippe, oreillons.

Troisième groupe. — Maladie dont le contage est contenu dans les produits cutanés ou les produits de suppuration, par les croûtes et les pustules desséchées (variole), par le pus des yeux (ophtalmie des nouveau-nés), par les parcelles épidermiques détachées des téguments (scarlatine).

Quatrième groupe. — Maladies dont le contage est contenu dans le sang et transporté par des insectes (peste ; puces; malaria, fièvre jaune : moustiques).

Pour être pratiquement efficace, la désinfection doit être rapide, complète, peu coûteuse, facile à exécuter; enfin elle ne doit pas détériorer les objets sur lesquels elle s'exerce.

Elle peut être effectuée ;

1° Au moyen d'agents chimiques appelés antiseptiques ;

2° Au moyen d'agents physiques qui sont la lumière et la chaleur.

Désinfectants chimiques. — Les désinfectants chimiques sont très variés et très nombreux : aussi nous bornerons-nous à passer rapidement en revue les plus usuels.

Sublimé. — Le *sublimé* ou *bichlorure de mercure* est considéré à bon endroit comme le plus puissant des désinfectants chimiques; il agit rapidement et à petite dose. Bien qu'il soit reconnu qu'en solution à 1/5.000 il soit déjà très actif, on préfère employer couramment pour la désinfection la solution à 1/1.000.

Il est surtout employé en pulvérisations ou en lavages pour la désinfection en surface (mains, meubles, murs) ; il a l'inconvénient d'attaquer les métaux.

Sulfate de cuivre. — On a à peu près abandonné aujourd'hui le sulfate de zinc et le sulfate de fer qui ne sont que désodorisants. Le sulfate de cuivre, au contraire, à la dose de 50 grammes pour 1 litre d'eau, désinfecte admirablement les matières fécales, les vases et les linges. Il présente l'avantage d'être d'un prix très modique.

Chaux. — Les propriétés désinfectantes de la chaux connues depuis longtemps ont été remises en honneur depuis quelque temps. Le badigeonnage à la chaux pratiqué dans les casernes et les logis pauvres suffit pour réaliser une désinfection complète des locaux. Employé sous forme de *lait de chaux* (2 kilogrammes de chaux pour 5 kilogrammes d'eau), il désinfecte les matières fécales dans les cabinets d'aisances.

La *lessive* (solution de soude et de potasse), utilisée pour la désinfection du linge, exerce une action microbicide d'autant plus intense qu'elle est employée à chaud.

L'*eau de Javel* (hypochlorite de potasse et de soude) est plus caustique et ne peut servir qu'à la désinfection des matières fécales, des murs et du sol. Quant aux *savons*, ils contribuent largement à désinfecter les objets soumis au lavage en assurant le décapage qui enlève les enduits gras, mais il est urgent de compléter leur action par un rinçage dans une solution antiseptique.

L'*acide phénique* en solution faible (1 0/0) ou forte (5 0/0) est très fréquemment utilisé malgré son odeur désagréable en raison de sa puissance désinfectante. On emploie l'acide phénique brut, qui est meilleur marché que l'acide phénique cristallisé.

Les produits dérivés de l'acide phénique, tels que le *crésyl*, le *solvéol*, le *lysol*, ont une action sur les microbes encore supérieure à celle de l'acide phénique. Le lysol en particulier a l'avantage d'être très soluble dans l'eau et de ne pas altérer les tissus. Ces divers produits sont plus spécialement utilisés pour la stérilisation des crachats et des déjections et pour la desinfection du linge et des vêtements. Leur odeur masque admirablement l'odeur infecte des chambres où s'accumulent les déjections et les suppurations.

A côté de ces désinfectants liquides, il convient de citer les désinfectants gazeux. Les seuls qui soient utilisés aujourd'hui sont : l'*acide sulfureux* et les vapeurs de *formol*.

Acide sulfureux. — Obtenu par la combustion du soufre à l'air libre il est utilisé encore fréquemment de nos jours, bien que sa transformation en acide sulfurique au contact de l'air détériore les tissus et les métaux. Si son action sur les microorganismes est fortement discutée, par contre on lui accorde la propriété de faire mourir rapidement les animaux et les insectes; la désinfection des navires par l'acide sulfureux est un moyen de défense énergique contre la peste.

Formol. — Le formol ou aldéhyde formique a une puissance antiseptique beaucoup plus grande. En 1896, nous avons pratiqué avec M. le professeur Bosc, de Montpellier, des expériences de désinfection dans des locaux de 120 mètres cubes (hospice suburbain de Montpellier), et nous avons constaté combien ce produit était efficace pour la désinfection des objets de literie, des tentures et des vêtements qu'il a l'avantage de ne détériorer en aucune façon.

On utilise la solution normale du commerce à 40 0/0 que l'on fait évaporer. On peut également obtenir le formol par la combustion du *trioxyméthylène*. Enfin la solution à 2 0/0 peut être utilisée à l'état liquide pour le lavage des linges, des crachoirs, etc.

Désinfectants physiques. — L'action de la lumière solaire sur les microorganismes n'est pas douteuse, elle les paralyse, les tue même quelquefois, de sorte que l'on peut contribuer à l'assainissement des locaux en y faisant pénétrer largement la lumière; mais pour la destruction radicale des germes pathogènes et la prophylaxie des maladies contagieuses, sa seule action serait manifestement insuffisante.

Par contre, la chaleur est un agent sur l'efficacité absolue duquel on peut compter. L'*incinération* par laquelle on détruit les objets sans valeur, le *flambage* auquel on peut soumettre les objets métalliques que le contact direct de la flamme débarrasse des germes qui sont déposés à leur surface, la *chaleur sèche* qui a l'inconvénient de détériorer certains objets sont des modalités de la désinfection par la chaleur dont on ne peut s'accommoder que dans quelques cas spéciaux. Par contre la chaleur humide est plus généralement employée.

L'*eau bouillante* exerce une action désinfectante des plus efficaces, car la plupart des microbes pathogènes succombent en peu de temps dans l'eau à 100°. Pour être bien sûr que la désinfection est complète, il est bon de prolonger l'ébullition pendant quinze minutes. L'addition d'un peu de *carbonate de soude* à l'eau élève sensiblement son point d'ébullition et permet d'obtenir en moins de temps une destruction complète des germes.

Beaucoup d'objets ne supportent pas l'ébullition prolongée, aussi est-ce à la *vapeur d'eau* qu'on fait le plus souvent appel. Elle pénètre assez bien dans l'intérieur des corps spongieux ou poreux; mais, pour augmenter son action stérilisante en profondeur, il faut avoir recours à la pression. A mesure que la pression augmente, la température s'élève et la désinfection complète se réalise en dix minutes.

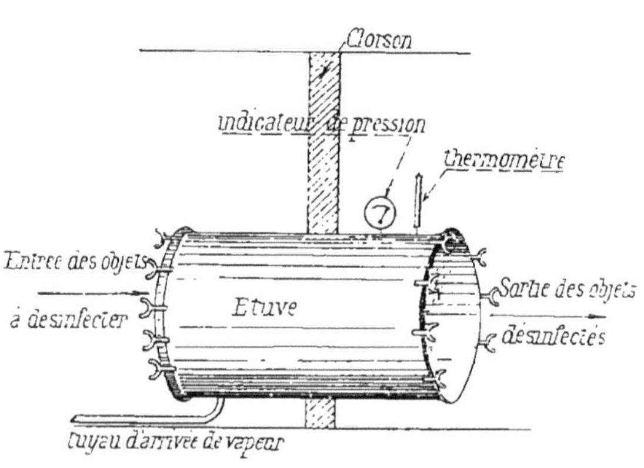

Fig. 102. — Schéma d'une installation de désinfection par la vapeur à haute pression.

On a construit des étuves (Geneste-Herscher, *fig.* 102) dans lesquelles on peut désinfecter en même temps en quinze minutes, un grand nombre d'objets, comme les vêtements, les matelas et la literie en général. Au bout de dix minutes de séjour dans ces étuves où la température monte à 115°, tous les microbes sont détruits; la désinfection est donc parfaite. Dans les grandes villes il existe des postes de désinfection possédant de ces modèles d'étuves. On y transporte la literie, les vêtements provenant d'individus ayant eu des affections contagieuses. On contribue ainsi à juguler la contagion par la destruction complète des germes.

Pratique de la désinfection. — La multiplicité des agents de désinfection permet de poursuivre efficacement les germes de maladie, quelles que soient les circonstances, à la condition que ces germes soient accessibles. C'est ainsi qu'on peut pratiquement l'exécuter au cours de la maladie, pour compléter l'isolement, et après la maladie, pour donner la chasse aux microbes et les détruire avant qu'ils aient propagé l'épidémie.

DÉSINFECTION AU COURS DE LA MALADIE. — *Désinfection du malade.* — Le malade doit être tenu toujours dans un état de rigoureuse propreté et devra changer de linge chaque fois qu'une souillure rendra cette précaution nécessaire. Il faut nettoyer avec soin et plusieurs fois par jour les orifices naturels et les entrées des cavités au niveau desquelles séjournent les germes pathogènes; la figure et les mains seront lavées avec une solution de sublimé au 1/1.000, les yeux et les oreilles à l'eau boriquée, la région anale au sublimé, la cavité bucco-pharyngienne à l'eau boriquée ou l'eau oxygénée, les fosses nasales seront badigeonnées avec de l'huile résorcinée, ou enduites de vaseline mentholée.

Désinfection des déjections, crachats. — Les bassins, cuvettes, etc., renfermant les selles, déjections, urines, etc., recevront une solution de sulfate de cuivre à 5 0/0, d'acide phénique à 5 0/0, du crésyl ou du lait de chaux. On laisse ces solutions en contact avec les déjections pendant un certain temps avant de les jeter dans les fosses d'aisances; ensuite les bassins et la cuvette des latrines sont à nouveau lavées avec une solution antiseptique.

Les crachats étant les grands agents propagateurs de maladies contagieuses de la tuberculose en particulier, aussi bien que des autres affections pulmonaires, devront être désinfectés tout particulièrement, recueillis dans des ustensiles de porcelaine contenant un liquide antiseptique qui les noie immédiatement et s'oppose de ce fait à leur dessiccation et à leur propagation avec les poussières de l'air (solution de sublimé, d'acide phénique, de crésyl à 5 0/0); ils seront jetés chaque soir et le crachoir sera plongé vingt minutes dans l'eau en ébullition additionnée de soude.

Les croûtes, écoulements sanieux et purulents recueillis sur des objets de pansement ou sur des tampons d'ouate imbibée de solution antiseptique seront jetés au feu.

Les canules, thermomètres, etc., seront personnels à chaque malade et conservés dans un bocal de verre contenant une solution de sublimé à 1/1.000 ; les ustensiles de cuisine lavés à l'eau bouillante pendant une demi-heure, passés à l'eau de Javel et rincés à l'eau pure. Les objets de toilette : peignes, brosses, rasoirs seront ébouillantés, plongés dans une solution antiseptique et rincés.

Désinfection des objets souillés, du linge et des vêtements. — Les linges, serviettes, draps de lit, etc., ne peuvent être désinfectés radicalement que par l'étuve à désinfection où ils seront portés dans des récipients hermétiquement clos. Lorsqu'on ne dispose pas d'une étuve à désinfection, il ne faut jamais envoyer le linge à la blanchisserie ou au lavage sans l'avoir désinfecté en le faisant bouillir pendant une heure dans une lessive, ou l'avoir fait séjourner vingt-quatre heures dans du crésyl ou du formol.

Les vêtements des médecins ou des infirmiers sont ceux qui se contaminent le plus facilement, aussi demandent-ils une désinfection sérieuse. On les manipulera rapidement et sans secousse, de façon à ne pas disséminer les poussières qu'ils supportent, et on les déposera dans un récipient hermétiquement clos ou un sac en toile imperméable; ils iront de là à l'étuve de désinfection. On peut, à défaut d'étuve de désinfection, les désinfecter convenablement en les exposant aux vapeurs de formol dans une petite pièce où ils auront été suspendus et étalés. Il ne faut d'ailleurs pas hésiter à détruire par le feu ceux qui auront été trop fortement souillés.

Les chaussures et les objets en caoutchouc seront essuyés avec une compresse imbibée de solution désinfectante.

Désinfection de la chambre. — Comme nous l'avons dit à propos de l'isolement, le mobilier de la chambre doit être réduit au strict nécessaire; le nettoyage de la pièce en sera d'autant plus facilité. On lavera avec une solution désinfectante, avant de les enlever, les meubles inutiles, on portera à l'étuve les tapis et tentures, et on assurera la propreté au plancher en y passant un linge imbibé de solution antiseptique, surtout s'ils ont été souillés par du pus, des crachats, déjections ; en ce cas le lavage devra être fait immédiatement et renouvelé à chaque occasion.

Désinfection après la maladie. — Lorsque la maladie est

terminée, il importe que le malade soit complètement désinfecté avant d'être remis en contact avec le milieu extérieur, et pour cela on lui fera prendre un bain savonneux suivi d'un bain alcalin ou antiseptique. Il revêtira du linge propre lessivé. Quant à ses vêtements, ils auront été préalablement désinfectés. On devra les mêmes précautions pour les personnes qui ont gardé le malade.

Désinfection de la literie. — On peut protéger efficacement dès le début les matelas en les recouvrant d'un tissu imperméable. En tout cas, après les maladies, on doit soigneusement les désinfecter à l'aide du formol ou les envoyer à l'étuve à vapeur sous pression à 115° avant de les carder et d'en envoyer les enveloppes au lavage. Les toiles des oreillers, les draps, les couvertures seront mises à la lessive ou plongées pendant plusieurs heures dans une solution désinfectante. Les objets de literie vieux ou trop souillés seront de préférence incinérés.

Désinfection des locaux. — Lorsqu'un local aura été occupé par un malade atteint d'une affection contagieuse, il ne suffira pas de lessiver les planchers, de passer une nouvelle couche de peinture, de blanchir les murs à la chaux ou de renouveler le papier qui les recouvre ; ces mesures, qui doivent être appliquées à chaque changement de locataire, seraient insuffisantes pour désinfecter les locaux et détruire les germes pathogènes.

On assure la stérilisation des locaux et de l'air qu'ils contiennent à l'aide de procédés divers :

1° On peut utiliser les désinfectants liquides (solutions de sublimé, d'acide phénique, de crésyl), employés en lavages ou en pulvérisations à l'aide d'appareils pulvérisateurs spéciaux (*fig.* 103). La pulvérisation doit être faite méthodiquement, c'est-à-dire atteindre toutes les surfaces et ne laisser aucun endroit en dehors de l'action du liquide antiseptique. Elle doit aussi être faite très abondamment, les parois et les meubles doivent ruisseler.

2° On peut également employer l'acide sulfureux qui est un désinfectant fort ancien. Il donne d'assez bons résultats, mais il est dangereux et incommode, le soufre créant un danger d'incendie et les vapeurs sulfureuses étant particulièrement désagréables ; de plus les étoffes et tentures de couleurs sont détériorées irrémédiablement. Lorsque les circonstances permettent d'utiliser sans inconvénient ce procédé, on

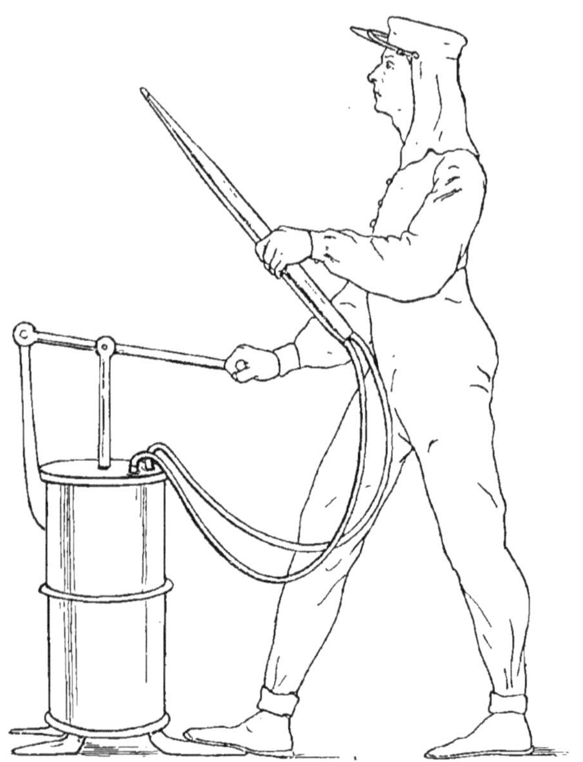

FIG. 103. — Pulvérisateur à main pour solution antiseptique.

dispose au centre de la pièce une cuvette de sable dans laquelle on met de la fleur de soufre (30 grammes par mètre cube à désinfecter), on allume et on laisse brûler pendant quatre heures, après avoir soigneusement fermé les ouvertures et obstrué les moindres interstices.

3° Depuis quelques années on utilise le formol ou aldéhyde formique que l'on peut employer de diverses façons :

En arrosant les meubles et les planchers avec une solution à 1 0/0 ; en pulvérisant la solution commerciale à 40 0/0 avec une chaudière qui projette à l'intérieur du local les vapeurs désinfectantes (*fig.* 104), en produisant des vapeurs d'aldéhyde formique par la décomposition à chaud de pastilles de trioxyméthylène à l'aide d'appareils spéciaux dont les plus connus sont : le formolateur Hélios et le fumigator Gonin (*fig.* 105 et 106).

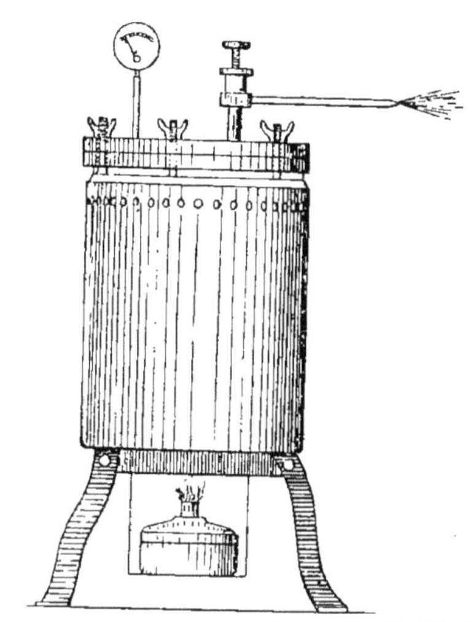

Fig. 104. — Autoclave de Trillat pour pulvérisation de formol.

Désinfection des fosses d'aisances. — Nous savons combien il est important d'éviter l'infection de l'eau de boisson par les déjections des malades. Aussi, bien qu'il soit particulièrement difficile de réaliser la désin-

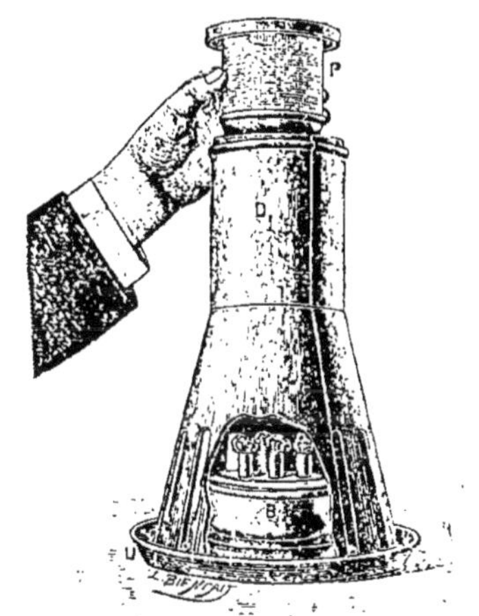

Fig. 105. — Formolateur Hélios.

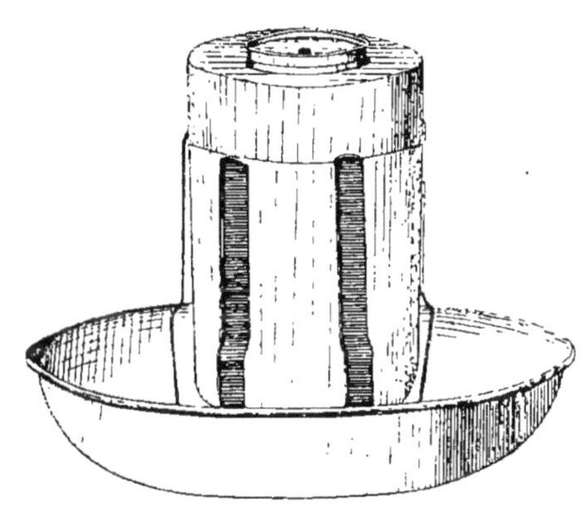

Fig. 106. — Fumigator Gonin.

fection des fosses d'aisances, il faudra s'efforcer de détruire les germes qu'elles peuvent contenir en y déversant une grande quantité de lait de chaux, ou en y jetant des cristaux de sulfate de cuivre.

PROPHYLAXIE SPÉCIALE DES MALADIES CONTAGIEUSES LES PLUS FRÉQUENTES

A part les mesures générales de prophylaxie que nous venons d'énumérer et qui s'appliquent à toutes les maladies contagieuses, il en est de plus particulièrement spéciales à chacune d'elles et dont l'exécution se justifie par leur action spéciale sur le germe de la maladie ; de là leur importance et leur nécessité pour enrayer la propagation des épidémies.

Disons quelques mots de chacune des maladies contagieuses les plus fréquentes et mettons en lumière les mesures spéciales de protection sanitaire qu'elles exigent.

Variole. — La variole est de toutes les maladies éruptives la plus contagieuse et la plus grave. Après quelques jours de lassitude et de fièvre, le malade est couvert rapidement d'une éruption de boutons se remplissant d'un liquide clair qui devient purulent; ces boutons forment une croûte qui se dessèche et tombe au bout de quelques jours en laissant une cicatrice indélébile, plus particulièrement au visage qui est le plus souvent atteint.

La variole est contagieuse à toutes les périodes de son évolution, mais surtout pendant la période de dessiccation des croûtes dans lesquelles se trouve le germe, encore inconnu de l'affection. Ces croûtes et les débris épidermiques contaminent les sujets sains, soit directement par contact avec le malade, soit par l'intermédiaire des objets, vêtements, linge, literie que le varioleux aura touchés. C'est surtout dans les lieux publics, dans les rues où les malades circulent souvent incomplètement désinfectés qu'ils disséminent le germe de la maladie et provoquent l'apparition de redoutables épidémies.

Terriblement meurtrière autrefois, au point de tuer un enfant sur trois, s'attaquant à toutes les classes de la société, la variole est une maladie qui devrait disparaître définitivement si, en dehors des mesures spéciales de désinfection, on pratiquait rigoureusement la *vaccination*.

Prophylaxie de la variole. — Au XVIIIe siècle, on n'avait pour se préserver de la variole, qu'un moyen de prophylaxie bien dangereux importé des Indes par une Anglaise. Étant donné que la variole inoculée était moins grave, dans la plupart des cas, que la variole spontanée, beaucoup de personnes se faisaient varioliser, c'est-à-dire se faisaient inoculer artificiellement la maladie; moyen dangereux et combien infidèle! puisque, au lieu de limiter le nombre des sujets infectés, on tendait au contraire à généraliser l'affection en créant de nouveaux moyens de maladies et que, de plus, certains malades, de résistance organique moindre, avaient à supporter des varioles particulièrement graves et souvent mortelles.

Jenner, après un long travail de patience et d'observation qui dura treize ans, proposa une inoculation bénigne, des plus inoffensives, à la variolisation toujours périlleuse.

Il avait constaté que les personnes qui trayaient les vaches atteintes d'une maladie pustuleuse appelée cow-pox et qui contractaient cette maladie étaient réfractaires à la variole. Il inocula le cow-pox pris directement sur le pis de la vache à un jeune enfant et essaya inutilement de lui inoculer la variole. Multipliant ses expériences, il constata que les sujets vaccinés de cow-pox échappaient tous aussi bien à la maladie spontanée qu'aux tentatives de variolisation.

La découverte de Jenner se répandit assez rapidement et fut bien accueillie. Elle enraya rapidement une maladie qui décimait les populations, et dans les pays où la vaccination est devenue obligatoire, la variole est devenue rare et la mortalité insignifiante en même temps que sa gravité est sensiblement atténuée.

Autrefois on pratiquait la vaccination de bras à bras, en prenant sur les pustules de vaccine d'un enfant le liquide vaccinal nécessaire pour l'inoculer à une autre. Cette méthode présentait de graves inconvénients, on pouvait inoculer en même temps que la vaccine le germe de maladies contagieuses graves; aussi a-t-on presque totalement renoncé à ce procédé pour recourir à la vaccination animale. On recueille le vaccin sur des génisses inoculées dans des *instituts vaccinogènes* et en le mélangeant en proportions convenables à de la glycérine, on obtient un liquide que l'on conserve en tubes en quantité suffisante pour vacciner un nombre considérable de personnes.

En Allemagne, où la vaccination est obligatoire depuis longtemps, la variole n'a fait qu'un nombre infime de victimes comparativement à notre pays où la vaccination était négligée. Pendant la guerre de 1870, par exemple, l'armée allemande ne perdit que 459 malades par variole, tandis que nos soldats périrent au nombre de 25.000 du fait de cette maladie.

Actuellement, en France, la loi du 15 avril 1902 prescrit la vaccination chez les nouveau-nés et deux revaccinations.

Les parents sont tenus de faire vacciner les enfants dès leur bas âge. Ils ne sont d'ailleurs reçus dans les écoles qu'avec un certificat de vaccine ; la revaccination se fait pour la première fois à l'école vers la dixième année ; les jeunes gens sont revaccinés pour la deuxième fois à leur arrivée au régiment.

Mesures à prendre dès qu'un cas de variole se produit. — 1° *Isolement du malade.* — Il doit être transporté pendant quarante jours à partir du début de la maladie dans une pièce séparée, où seules entreront les personnes appelées à le soigner et qui seront d'urgence vaccinées. Ces personnes se laveront les mains avec du sulfate de cuivre en solution faible (12 grammes par litre) toutes les fois qu'elles auront touché le malade ou les linges souillés. Elles ne mangeront pas dans la chambre du malade et auront des vêtements spéciaux qu'elles quitteront en sortant de la chambre.

2° *Linges et vêtements.* — Les linges et vêtements souillés seront désinfectés au sulfate de cuivre. Les habits et la literie seront envoyés à l'étuve. Le malade ne sortira qu'après avoir pris plusieurs bains. Les logements seront désinfectés.

Rougeole. — La rougeole est une maladie très répandue qui atteint surtout la première enfance. C'est une maladie microbienne dont le germe est resté jusqu'ici inconnu. Elle est extrêmement contagieuse surtout pendant la période qui précède l'éruption, période caractérisée par du larmoiement, de la toux et des éternûments; c'est à ce moment que se fait la contagion, directe si l'enfant souille de ses sécrétions les personnes qui le touchent, indirecte par les objets : mouchoirs. livres, etc., contaminés par lui.

L'éruption se présente sous forme de taches ou même de placards rouges qui couvrent tout le corps. A la fin de la maladie, la peau se couvre de fines écailles qui sont les vestiges de l'éruption.

La rougeole est une affection essentiellement bénigne, à la condition que le malade soit tenu dans un état de rigoureuse propreté pour éviter les complications (bronchites, maladies d'oreilles, d'yeux, etc.).

Prophylaxie de la rougeole. — Les allures de la maladie au début, les symptômes vagues qui précèdent l'éruption rendent la prophylaxie de la rougeole très difficile; et, lorsqu'on veut isoler le petit malade de ses frères et sœurs, l'isolement est déjà tardif et la rougeole contractée par ces derniers avant la séparation apparaît une dizaine de jours après. En cas d'épidémie, il faudra isoler les suspects aussi bien que les malades, et les tenir éloignés de l'école pendant six jours au moins les uns et les autres.

Il va sans dire que les personnes appelées à soigner les malades atteints de rougeole devront prendre les mesures de désinfection que nous avons déjà signalées. Les objets souillés et les locaux seront également désinfectés.

Scarlatine. — Débutant par de la fièvre et un violent mal de gorge qui s'accompagnent dès le lendemain d'une éruption généralisée de couleur rouge pourpre, la scarlatine est une affection que l'on attribue au *streptocoque ;* elle se termine par une convalescence longue, au cours de laquelle la peau du malade tombe par larges plaques sèches; une seule atteinte de cette affection confère une immunité définitive.

C'est une affection éminemment contagieuse qui exige de

grands soins et qui est surtout redoutable par les complications qui peuvent survenir, même après la disparition de l'éruption.

Le scarlatineux est dangereux dès le début de la maladie, mais surtout pendant toute la période de sa desquamation. La contagion peut se faire directement, même lorsque le contact avec le malade a été très court, ou indirectement, par l'intermédiaire des vêtements, linges, meubles, livres, etc...

Prophylaxie de la scarlatine. — Elle devra tendre à atténuer la contagiosité du malade pendant la maladie (isolement) et pendant la convalescence (désinfection de la peau par des bains antiseptiques). Les précautions générales à prendre sont les mêmes et aussi rigoureuses que pour la variole.

L'isolement des enfants loin des écoles doit durer quarante jours. La désinfection des locaux et des objets souillés doit être poussée à fond pour détruire radicalement le germe de la maladie qui est très résistant.

Coqueluche, oreillons. — La *coqueluche* est une maladie très fréquente, surtout chez les enfants. Elle est caractérisée par l'apparition, après une période de catarrhe bronchique, de quintes de toux caractéristiques survenant par accès plusieurs fois dans la journée. C'est une affection très longue, extrêmement contagieuse. L'agent de la contagion, encore inconnu, paraît être contenu dans les mucosités et expectorations bronchiques.

Les *oreillons* sont constitués par un gonflement des glandes parotides, qui s'accompagne de vives douleurs et de fièvre. Le microbe de cette affection est inconnu. Elle est très contagieuse dès le début.

Prophylaxie. — Elle consiste surtout dans l'isolement du malade sans préjudice de toutes les autres précautions pour éviter le contage.

Diphtérie. — Cette terrible affection, qui frappe surtout l'enfance, est néanmoins commune à tous les âges de la vie.

L'agent microbien est un petit bâtonnet qui se développe dans l'arrière-bouche ou sur le larynx (croup) et détermine la formation de membranes blanchâtres qui peuvent amener la suffocation et l'asphyxie par obturation des voies aériennes.

La diphtérie est une affection éminemment contagieuse.

Le microbe de la diphtérie, qui est contenu dans les membranes et les crachats, se transmet surtout à l'aide des objets souillés par les produits de l'expectoration. Comme il est très tenace, les objets qui n'ont pas été désinfectés conservent pendant des années leur pouvoir infectieux.

Prophylaxie de la diphtérie. — Le sérum antidiphtérique de Roux est le remède de la diphtérie qui non seulement guérit le malade lorsque l'injection est faite dès le début, mais encore joue un rôle préservatif à l'égard de l'entourage qui, inoculé à titre préventif, sera immunisé pour toute la durée de la contagion du malade.

Toutes les mesures prescrites pour la variole et la scarlatine doivent être exécutées avec la dernière rigueur — désinfection du mobilier, du malade, du personnel, de la literie, destruction des jouets et objets sans valeur, désinfection minutieuse des locaux, isolement du malade pendant quarante jours, telles sont les précautions qui seront soigneusement prises, et encore sera-t-il prudent de pratiquer l'examen bactériologique de la gorge avant de renvoyer l'enfant à l'école.

Enfin il est bon de savoir qu'en temps d'épidémie de diphtérie, tout mal de gorge doit être regardé comme suspect ; en conséquence, il faut appeler tout de suite le médecin.

Fièvre typhoïde. — La fièvre typhoïde est actuellement la maladie infectieuse la plus répandue en France ; elle règne à peu près partout et donne lieu fréquemment à des épidémies plus ou moins graves.

Nous connaissons déjà le germe de cette maladie, c'est le bacille d'Eberth qui se trouve dans les déjections des malades. La contagion se fait à l'aide de l'eau contaminée par ces déjections ou par tout objet souillé par elles ; elle peut se faire directement du typhoïdique à l'individu sain qui s'infecte lui-même par le contact des déjections, des draps et du linge souillés. En portant à la bouche les mains ainsi chargées de bacilles d'Eberth, les personnes de l'entourage contractent la fièvre typhoïde si elles négligent de se laver les mains ou si elles les lavent mal.

Mais le mode de contagion le plus fréquent de la fièvre typhoïde est certainement la transmission par l'ingestion d'eau souillée par les déjections de typhiques. Nous savons que l'eau de rivière est éminemment dangereuse, parce qu'elle reçoit d'énormes quantités de matières fécales, que l'eau de puits peut être infectée par la proximité des fosses d'aisances. L'eau peut servir de véhicule à l'affection lorsqu'on arrose avec de l'eau contaminée les fruits ou les légumes, ou lorsque cette eau sert à couper le lait.

La fièvre typhoïde est une affection qui frappe plus spécialement les individus prédisposés par la fatigue, l'encombrement, le surmenage, tous ceux en un mot qui éprouvent un affaiblissement de la résistance de l'organisme.

Prophylaxie de la fièvre typhoïde. — Puisque c'est par les matières fécales que se fait la transmission du bacille d'Eberth, une mesure capitale s'impose avant toute autre : c'est la désinfection des déjections des malades dès qu'elles sont expulsées. Non seulement elles devront être reçues dans un récipient contenant une solution antiseptique, du sulfate de cuivre par exemple, mais encore elles devront y séjourner pendant assez de temps pour que leur désinfection soit complète avant qu'elles soient jetées à la rivière. Tout ce qui a été en contact avec le malade doit être également désinfecté; de plus, le lavage des mains dans une solution désinfectante s'impose aux personnes soignant les typhiques. A la fin de la maladie les locaux seront désinfectés, les linges et la literie envoyés à l'étuve.

Comme mesures préventives de la fièvre typhoïde, il en es deux qui sont de la plus haute importance.

1° Puisque c'est l'eau de boisson qui dissémine le microbe et favorise l'éclosion des épidémies, il est de toute urgence de filtrer l'eau ou de la stériliser (voir purification des eaux de boisson, p. 76) chaque fois que l'eau sera tenue pour suspecte et, dans tous les cas, en temps d'épidémie. Les précautions s'appliquent également à l'eau de toilette servant au rinçage de la bouche et des dents, à l'eau qui doit servir à la fabrication du pain et au lavage des légumes.

2° Nous possédons depuis peu de temps des vaccins contre la typhoïde qui, à l'exemple du vaccin pour la variole, confèrent pendant plusieurs années l'immunité contre l'infection éberthienne. Ces vaccins, préparés avec des cultures stérilisées de bacilles morts (Chantemesse) ou avec des extraits de bacilles vivants (Vincent), possèdent une action prophylactique absolument remarquable et, bien que leur emploi soit tout à fait récent, ils ont donné de tels résultats que, si ce genre de vaccination se généralisait, la fièvre typhoïde finirait certainement par disparaître de la surface du globe; qu'il s'agisse de soldats en marche (campagne du Maroc), d'épidémies urbaines (Avignon, 1912), on a constaté qu'aucun des sujets vaccinés n'avait contracté la fièvre typhoïde qui faisait, par contre, des ravages considérables parmi les non-vaccinés. Combien il serait à désirer que la vaccination antityphique se généralisât ! Que de vies épargnées dans les villes où l'eau d'alimentation est fréquemment infectée! Que de personnes transplantées par les exigences de la vie hors de leur milieu d'origine ou mises en état de moindre résistance par les fatigues et les surmenages seraient soustraites au terrible fléau!

Choléra. — Le choléra est une maladie contagieuse, très meurtrière, qui sévit en tout temps dans les pays d'Extrême-Orient où elle détermine de grandes épidémies qui se propagent quelquefois en Europe, soit par la voie maritime, la plus fréquente (la Mecque, Alexandrie), soit par la voie de terre (Turkestan, Perse, Russie).

Le germe du choléra est le *bacille virgule de Koch.* Il se

trouve dans le tube digestif des malades, et il est disséminé au dehors par les vomissements et les déjections.

La contagion s'effectue directement par le contact du malade avec des personnes saines, mais surtout indirectement par les objets souillés, par l'eau de boisson infectée par les déjections de cholériques. Elle s'effectue avec d'autant plus de facilité que les agglomérations humaines sont nombreuses, et les conditions de vie défectueuses. Elle s'exerce surtout chez les sujets déprimés, découragés ou surmenés.

Prophylaxie du choléra. — Les mesures les plus rigoureuses que nous avons énumérées doivent être prises sans réserve dès que l'on a affaire à un cas de choléra reconnu, et même, en été, chaque fois qu'il se produit des cas suspects avec vomissements, avec diarrhée, crampes, etc. L'isolement du malade doit être absolu. La désinfection des objets de literie, linges, vêtements, etc., ayant été exposés à la moindre souillure doit être rapide et la destruction des déjections par la chaleur doit être immédiate. Les personnes ayant été en contact avec le cholérique doivent être isolées.

L'alimentation sera particulièrement surveillée, on ne boira que de l'eau bouillie, tous les aliments seront consommés cuits, et on exclura de la consommation les crudités (fruits et légumes) ou les pâtisseries, charcuteries, etc., préparées trop longtemps à l'avance.

Les pays d'Europe ont d'ailleurs fixé, à la suite de conférences, des conventions internationales qui édictent les moyens de défense contre l'invasion du choléra asiatique, par voie terrestre ou maritime. Des *cordons sanitaires* de troupes isolent un pays en interceptant ses communications; des lazarets munis d'un personnel spécial, d'un service de désinfection, isolent les malades et les suspects. Enfin la quarantaine soumet à un isolement forcé et à une surveillance de plusieurs jours les malades venant des régions contaminées.

Tuberculose. — On désigne sous ce nom la maladie déterminée par le *bacille de Koch* dont nous avons déjà parlé à propos des viandes. C'est une maladie infectieuse, inoculable et contagieuse pouvant atteindre tous les organes, mais envahissant de préférence le poumon ; qu'il s'agisse de phtisie (tuberculose pulmonaire), de scrofule, d'écrouelles (tuberculose des glandes), de tumeurs blanches (tuberculose des articulations), c'est toujours le même germe qui agit, qui se développe dans l'organisme en formant des *tubercules* qui envahissent les organes, détruisent les tissus et amènent la mort par la suppression lente et progressive des fonctions vitales.

Cette affection a acquis à l'époque moderne une extension formidable. La tuberculose pulmonaire cause en effet le septième de l'ensemble des décès, et l'on évalue en France le nombre des décès par tuberculose à 140.000 par an.

Le bacille de Koch se trouve dans toutes les excrétions des tuberculeux, et c'est par l'intermédiaire de ces produits que s'effectue la contagion. Or la forme la plus fréquente de l'affection étant la tuberculose pulmonaire, ce sont les crachats qui servent de véhicule au germe et le propagent au dehors. Les parcelles de salive pulvérisent des bacilles de Koch dans l'air, et ils peuvent y rester en suspension assez longtemps pour être respirés par l'entourage. Les crachats desséchés, dans lesquels le bacille garde toute sa vitalité, donnent naissance à de fines poussières qui le disséminent dans l'air et constituent la cause de beaucoup la plus fréquente de contagion de la tuberculose.

L'ingestion peut assurer également la contagion de la tuberculose. Nous avons d'ailleurs signalé en temps et lieu le danger qu'il y a à absorber des viandes tuberculeuses ou à boire du lait de vaches tuberculeuses.

Étant donné la virulence du bacille de Koch et la facilité avec laquelle nous sommes exposés à l'introduire dans notre organisme, il paraît étonnant au premier abord que nous ne soyons pas tous infectés et que l'espèce humaine ait résisté si longtemps à un fléau aussi dévastateur.

Mais fort heureusement nous possédons une résistance organique qui peut entraver la pullulation des germes dans nos tissus, et la résistance de l'individu intervient dans la transmission de la tuberculose comme un facteur aussi important que le germe lui-même. Ceux qui résistent mal sont : 1° les *prédisposés* issus de parents tuberculeux qui leur ont transmis une aptitude particulière à devenir tuberculeux ; leur organisme est prêt à recevoir le germe de la maladie et il s'y développera si les conditions d'hygiène du sujet favorisent son évolution ; 2° les *surmenés et affaiblis ;* qu'il s'agisse de faiblesse native, d'affaissement physique consécutif à une maladie antérieure, de surmenage physique, de mauvaise alimentation, de vie dans des locaux insalubres, ce sont là tout autant de causes de détériorations constitutionnelles dont la tuberculose est l'aboutissant commun (Jaccoud).

L'alcoolisme est de nos jours le facteur par excellence de l'infection tuberculeuse. En contribuant à l'affaiblissement de l'organisme, il compromet la défense naturelle ; aussi la tuberculose est-elle plus fréquente, plus meurtrière chez les buveurs, voire même chez leurs enfants.

Prophylaxie de la tuberculose. — Détruire le microbe, protéger et fortifier l'organisme, telles sont les données directrices découlant de la rapide exposition que nous venons de faire, pour la prophylaxie à opposer à la tuberculose.

C'est par la surveillance des crachats que l'on arrivera à limiter la contagion en évitant la dissémination des germes, et on doit exiger des malades qu'ils crachent dans des crachoirs faciles à vider, à nettoyer et à désinfecter, et contenant du sublimé ou du crésyl. Les tuberculeux qui sortent dans la rue doivent cracher dans des récipients de poche qui seront stérilisés par un antiseptique énergique, après que le contenu aura été vidé dans le feu.

Le nettoyage humide des locaux publics, où des tuberculeux peuvent tousser et cracher, évitera la dissémination des poussières et par conséquent l'inhalation des bacilles.

L'application rigoureuse des arrêtés interdisant de cracher par terre serait aussi d'une réelle efficacité.

Les mouchoirs, linges, vêtements des phtisiques devront être désinfectés avant d'être envoyés au lavage, et les mêmes précautions seront prises à l'égard des locaux où ces malades auront séjourné.

La surveillance des viandes de boucherie, le contrôle des vaches laitières par la tuberculine, l'ébullition du lait constitueront la prophylaxie contre la tuberculose par ingestion.

Enfin il convient d'isoler les phtisiques sans toutefois les traiter comme des pestiférés ; on devrait installer pour eux des hôpitaux spéciaux, au lieu de les mettre dans les salles communes, et cela aussi bien dans leur propre intérêt que dans celui des autres malades.

Les mesures que nous venons d'énumérer ne s'adressent qu'au germe, et il ne faut pas croire qu'elles suffiraient pour enrayer l'extension de la tuberculose. Il importe au plus haut point de mettre l'organisme dans des conditions qui font de lui un mauvais terrain pour la maladie.

C'est ainsi qu'on peut efficacement lutter contre la prédisposition héréditaire des enfants issus de tuberculeux en les arrachant aux milieux contaminés. Le séjour au grand air, la lumière du soleil en particulier, qui exerce sur le bacille de Koch une action destructive non douteuse, contribueront à accroître la santé, à développer la résistance vitale.

Il importe au plus haut point de modifier également les conditions hygiéniques et sociales en rendant plus salubres les logements ouvriers par la pénétration de l'air et de la lumière; il est à désirer que les travailleurs soient mieux éclairés, que le nombre des heures de travail soit limité pour éviter le surmenage, que leur alimentation soit saine et substantielle, que la lutte contre l'alcoolisme soit menée avec vigueur, en un mot que l'on mette l'organisme dans les meilleures conditions pour réagir contre l'infection tuberculeuse.

2° Maladies parasitaires non microbiennes.

Ces maladies sont occasionnées par des parasites qui sont des *vers intestinaux*, des *insectes* ou des *champignons*.

1° Vers intestinaux. — Nous savons déjà, par l'étude que nous avons faite de l'hygiène alimentaire, quels sont les plus importants de ces hôtes incommodants ou dangereux. Citons simplement pour les rappeler :

1° Le *tænia* ou ver solitaire, introduit dans l'organisme par consommation de la viande de porc ladre (tænia armé) ou de bœuf ladre (tænia inerme) ;

2° La trichine, qui se développe chez l'homme à la suite de l'absorption de viande crue et fraîche de porc trichiné.

Il convient d'y ajouter les *lombrics*, les *oxyures* qui pénètrent dans le tube digestif avec les fruits et les légumes consommés crus ou l'eau de boisson, le *tænia échinocoque* du chien ou du chat qui produit chez l'homme les *kystes hydatiques*, enfin l'*ankylostome duodénal*, qui provoque l'anémie des mineurs par la pénétration de ses larves dans l'intestin, les poumons ou sous la peau ; ces larves se fixent dans le duodénum et aspirent sans arrêt le sang des malades.

2° **Insectes.** — Sans insister sur les poux, punaises, puces qui sont des parasites répugnants qu'on ne rencontre pas chez les personnes qui pratiquent une hygiène même élémentaire réduite à la simple propreté, il convient de citer les *acariens* dont le plus connu, l'*acarus*, occasionne la maladie appelée la *gale* (*fig.* 107). Ce parasite se creuse des sillons sous l'épiderme et occasionne de ce fait des démangeaisons intolérables et des éruptions sur la peau qui sont caractéristiques de la maladie ; débutant par les doigts et les mains, se propageant par les poignets et les bras, elle envahit tout le corps si on ne détruit pas, par un traitement énergique, les parasites qui se multiplient très rapidement.

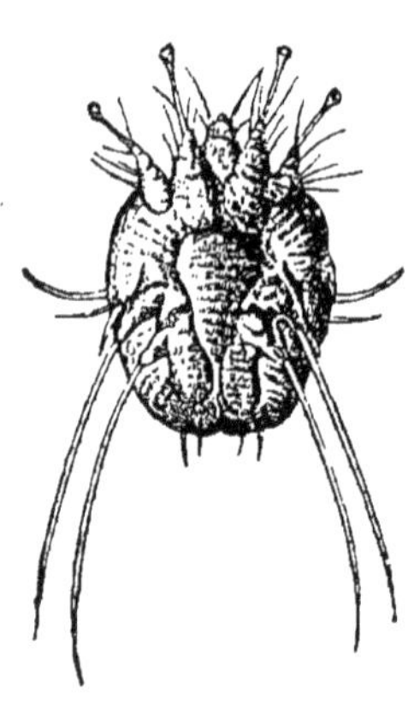

Fig. 107.
Acare de la gale.

3° **Champignons.** — Les *teignes*, dont il existe deux variétés, la *teigne faveuse* et la *teigne tonsurante*, sont occasionnées par des champignons qui se développent à la base des cheveux. Elles se transmettent très facilement et aboutissent souvent à une calvitie complète et définitive.

DEUXIÈME PARTIE

HYGIÈNE INDUSTRIELLE

On désigne sous le nom d'*hygiène industrielle* la science qui étudie la préservation de la santé du personnel dans les établissements de l'industrie et du commerce (1).

Les notions d'hygiène générale que nous venons d'examiner peuvent évidemment s'appliquer à cette catégorie spéciale d'individus ; mais tous ces travailleurs sont exposés, par l'exercice même de leurs professions, à des risques particuliers contre lesquels on s'est efforcé de les défendre.

(1) Ces établissements sont, d'après l'article 65, paragraphe 1er du Code du Travail et de la Prévoyance sociale, modifié par la loi du 31 décembre 1912 : « les manufactures, fabriques, usines, chantiers, ateliers, laboratoires, cuisines, caves et chais, magasins, boutiques, bureaux, entreprises de chargement et de déchargement et leurs dépendances. théâtres, cirques et autres établissements de spectacle. »

CHAPITRE I

CAUSES D'INSALUBRITÉ ET DE DANGER DES ÉTABLISSEMENTS INDUSTRIELS

Toutes les industries menacent plus ou moins les ouvriers dans leur santé. Parfois, ce sont des maladies qui les frappent (maladies professionnelles); parfois encore ils sont victimes d'accidents divers (accidents du travail).

Qu'est-ce qu'une maladie professionnelle? Qu'entend-on par accident du travail? Le tableau suivant, emprunté à l'ouvrage de M. Emile Tresfont sur *les Maladies professionnelles* (*Prévention et Réparation*) [1], va nous permettre de définir ces deux sortes d'infortunes ouvrières et de mettre en lumière les différences qui les séparent.

MALADIE PROFESSIONNELLE	ACCIDENT DU TRAVAIL
1° Elle résulte de la tâche normale accomplie chaque jour par l'ouvrier : on peut, par suite, s'y attendre plus ou moins.	1° C'est un fait anormal et imprévisible (lésion corporelle), qui se produit au cours du travail.
2° Elle est due à l'action répétée, sur l'organisme de l'ouvrier, d'agents nocifs divers variables avec les industries. Cette action peut être mécanique, physique ou chimique.	2° Il est dû à une cause extérieure quelconque, d'ordre mécanique, physique ou chimique, dont l'action ne se répète pas.
3° Elle se déclare plus ou moins vite, mais toujours après ou pendant l'exercice quelque peu prolongé de la profession insalubre.	3° Il se produit, le plus souvent, d'une façon soudaine et violente, à un moment quelconque de l'exercice d'une profession.
4° On ne peut généralement pas lui assigner une origine et une date déterminées.	4° On peut généralement lui assigner une origine et une date déterminées.

[1] Emile Tresfont, *les Maladies professionnelles* (*Prévention et Réparation*), thèse, Montpellier, 1911.

Par application de ces principes, on devra considérer comme accidents du travail : les asphyxies, brûlures, plaies simples ou contuses, plaies par arrachement, fractures, intoxications *brusques* produites par des dégagements abondants de gaz et vapeurs nuisibles, etc.

Seront au contraire classées parmi les affections professionnelles : les intoxications *lentes* par les poisons industriels, les maladies causées par l'inhalation quotidienne de petites quantités de poussières produites pendant le travail, etc.

La loi, d'ailleurs, établit elle-même une différence entre les accidents du travail et les maladies professionnelles : l'ouvrier victime d'un accident du travail a droit à une indemnité en vertu de la loi du 9 avril 1898, tandis que ce texte exclut complètement du bénéfice de la réparation celui qui a contracté une affection prefessionnelle.

Les accidents du travail sont, il est vrai, plus nombreux que les maladies professionnelles ; aussi, vu leur fréquence et la place importante qu'ils occupent dans notre législation, leur consacrerons-nous un chapitre spécial.

L'insalubrité et le danger des établissements industriels sont dus à des causes multiples que nous rangerons en cinq groupes :

1° Le milieu professionnel ;

2° Les substances manipulées ;

3° Les conditions spéciales de travail ;

4° Les instruments de travail ;

5° Les causes tenant à l'ouvrier lui-même (l'âge, le sexe, l'alimentation, le surmenage, etc., ont souvent une influence très considérable sur les affections du travail).

Nous allons étudier successivement chacune de ces causes d'insalubrité et de danger, nous verrons ensuite comment on en défend les travailleurs et nous traiterons enfin d'une façon spéciale la question des accidents du travail.

I. — Milieu professionnel.

Une des principales conditions de salubrité des usines et ateliers, est d'être abondamment pourvus d'air et de lumière.

L'air et la lumière sont en effet, nous l'avons vu, facteurs indispensables de la santé de l'homme : quand ils font défaut, les maladies ont beau jeu pour exercer leurs ravages.

Aussi, peut-on dire que l'établissement industriel idéal devrait être situé dans la campagne où l'air est particulièrement pur et sain. Il serait muni de larges baies permettant une aération fréquemment renouvelée et un éclairage parfait. Il serait enfin orienté de façon à recevoir le plus longtemps possible les rayons du soleil.

Malheureusement les usines et ateliers où toutes ces conditions se trouvent remplies sont encore bien rares. Il est facile de comprendre que des nécessités pratiques s'opposent le plus souvent à la construction des établissements industriels hors de toute agglomération et aux dispositions spéciales que nous préconisons. D'autre part, la nature même des travaux effectués entraîne, dans maintes usines, des émanations de gaz, vapeurs, buées, etc., des dégagements de poussières diverses qui peuvent exercer sur l'organisme des ouvriers une influence des plus néfastes.

A. — Causes d'insalubrité tenant à l'atmosphère des établissements industriels.

MODIFICATIONS DE L'AIR DANS SES ÉLÉMENTS NORMAUX.

L'air des usines et ateliers peut subir des modifications diverses souvent très nuisibles à la santé des travailleurs.

Ces modifications intéressent soit la composition normale de l'air, soit sa pression, soit son état hygrométrique, soit enfin sa température.

Air confiné. — L'air normal est, nous le savons, un mélange de deux gaz, l'*azote* et l'*oxygène*, dans la proportion, en volumes, de 4/5 environ d'*azote* pour 1/5 d'*oxygène*. Il contient aussi une combinaison de l'oxygène avec du carbone (charbon), l'*anhydride carbonique* (carbone oxygéné), dont la proportion normale est faible (3 à 4 pour 10.000 litres d'air).

L'air renferme encore une autre combinaison de l'oxygène avec le carbone, l'*oxyde de carbone*, mais à dose encore plus minime (3 décigrammes par 10.000 litres dans les grandes villes, par 100.000 litres dans les campagnes). On y trouve aussi une quantité très variable de vapeur d'eau.

Telle doit être la composition de l'air pour que la respiration puisse s'effectuer normalement.

Or, dans les espaces clos habités, et notamment dans les établissements industriels occupant un grand nombre d'ouvriers, l'air subit une viciation constante dont l'une des causes principales est l'exhalation pulmonaire des habitants.

L'homme aspire environ 25 litres d'oxygène par heure, et exhale, dans le même temps, 20 litres d'acide carbonique, ainsi qu'une certaine quantité de vapeur d'eau.

Si donc plusieurs personnes sont enfermées pendant un certain temps dans une salle insuffisamment aérée, elles finissent par altérer d'une façon de plus en plus sensible la composition de l'atmosphère. La proportion d'oxygène contenue dans l'air ambiant diminue, tandis qu'augmente celle de gaz carbonique.

D'après la Commission d'hygiène industrielle créée auprès du ministère du Travail, l'air des ateliers ou locaux de travail doit être considéré comme impur dès que « la proportion d'acide carbonique existant dans l'atmosphère dépasse 1/1.000 au voisinage des ouvriers. »

Paul Bert et Gréhant ont démontré que l'air expiré contient d'autant moins d'acide carbonique qu'il y en a davantage dans l'air qui entoure l'individu, celui-ci gênant l'expulsion de l'anhydride carbonique du corps. Dans ces conditions, l'acide carbonique produit dans tous les tissus y reste, provoquant un ralentissement progressif des oxydations.

L'augmentation de la tension de la vapeur d'eau rejetée par la respiration entrave à la longue l'évaporation pulmonaire et par suite gêne le maintien de l'équilibre calorique.

Mais, en même temps que l'acide carbonique et la vapeur d'eau, la respiration pulmonaire exhale des composés gazeux mal connus, auxquels il faut ajouter les substances volatiles éliminées par la peau et par le tube digestif. Le tout réuni se manifeste distinctement, dans les salles mal aérées, par une odeur spéciale, l'odeur de renfermé : on dit que l'air est *confiné*.

Outre la respiration des ouvriers, d'autres causes concourent encore à la viciation de l'air des usines et ateliers en augmentant notamment la proportion de gaz carbonique : citons surtout la combustion des appareils d'éclairage et de chauffage et les fermentations diverses.

Insuffisance du cube d'air. — Des explications que nous venons de fournir ressort la nécessité de maintenir la viciation de l'air au-dessous d'une certaine limite.

Deux moyens concourent à ce but : 1° renouveler l'air d'une manière assez fréquente ; 2° assurer à chaque ouvrier un cube d'air minimum.

On comprend en effet que, pour un même nombre d'ouvriers, plus la salle de travail est petite, plus la viciation de l'air se produit rapidement. Aussi le législateur français a-t-il estimé que, dans les établissements industriels, le cube d'air par personne employée ne pouvait être, sans inconvénient, inférieur à 7 mètres cubes. Il doit être de 10 mètres cubes au moins par personne employée dans les laboratoires, cuisines, chais, ainsi que dans les magasins, boutiques et bureaux ouverts au public (décret du 29 novembre 1904, art. 5).

Air comprimé. — La pression normale de l'air atmosphérique est de 760 millimètres de mercure, c'est-à-dire que le poids de l'atmosphère fait équilibre à une colonne de mercure de 760 millimètres. Comme cette pression barométrique s'exerce à la fois à l'extérieur et à l'intérieur de l'organisme, elle n'a sur lui aucune action mécanique. Il n'en est pas de même lorsque la pression subit une augmentation ou une diminution accentuée et rapide. Dans le premier cas, l'air est *comprimé;* dans le second, il est *raréfié*.

C'est de l'air comprimé que nous allons parler tout d'abord.

L'augmentation de la pression ne se rencontre guère, au

point de vue industriel, que dans des appareils destinés à certains travaux à faire sous l'eau, tels que *caissons* et *scaphandres*.

Les *caissons*, employés notamment pour la construction de piles de ponts et jetées, le creusement de tunnels sous les fleuves, sont des cloches en fer qui, ouvertes à la partie inférieure, reposent sur le sol de la rivière et dont l'eau a été chassée au moyen de l'air comprimé. Ces cloches sont fermées en haut par des portes à coulisse et communiquent sur le côté avec une petite chambre, le *sas à air*, isolé du caisson et du dehors par des portes métalliques. C'est dans ce local que s'opèrent, au moment de l'entrée des ouvriers, la *compression de l'air*, pour mettre celui de la chambre à l'unisson de celui des caissons et, au moment de la sortie, la *décompression* de cet air pour le ramener à la même pression que celui de l'extérieur.

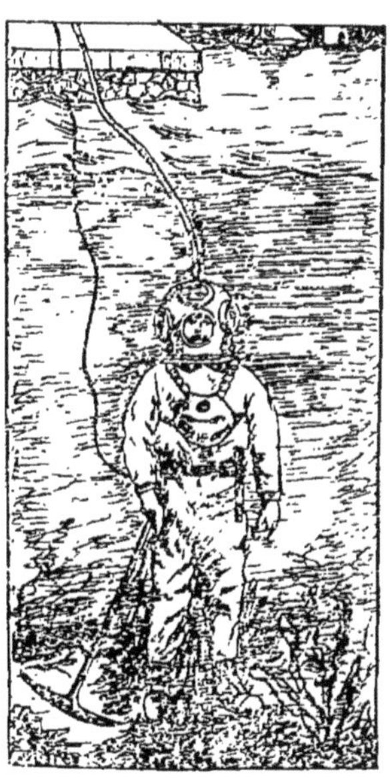

Fig. 108. — Scaphandrier.

Le *scaphandre* est un vêtement imperméable sur lequel se visse un casque métallique muni de glaces. L'air pur est envoyé à l'ouvrier par une pompe, l'air expiré s'évacue par un tube (*fig.* 108).

Le séjour prolongé des ouvriers dans une atmosphère plus ou moins fortement comprimée, peut entraîner pour eux des troubles consistant en accidents aigus toujours graves, quelquefois mortels, et en accidents chroniques.

Les premiers consistent en troubles circulatoires nerveux (vertiges, syncopes, angoisses, congestions et apoplexies cérébrales ou pulmonaires, troubles paralytiques, etc.); les autres, en symptômes chroniques (surdité, inflammation des articulations, dilatation du cœur, dilatation exagérée et permanente des alvéoles pulmonaires ou *emphysème pulmonaire*).

Les accidents aigus, les plus graves d'ailleurs, paraissent

dus au dégagement, durant la période de décompression, des gaz dissous pendant la compression dans les liquides de l'organisme. Le sang, notamment, dissout une certaine quantité d'azote qui, lors de la décompression, se dégage en petites bulles gazeuses, distend les conduits capillaires et trouble la circulation. Les expériences de Paul Bert ont démontré ces phénomènes.

Le dégagement gazeux est d'autant plus rapide et plus dangereux que la décompression est elle-même plus rapide : d'où nécessité, pour éviter les accidents, de procéder à une décompression très lente, qui permet aux gaz dissous dans le sang de se dégager normalement par les poumons sans troubler la circulation.

Air raréfié. — Contrairement au cas que nous venons d'examiner, la pression de l'air peut être insuffisante : c'est ce qui se produit lorsqu'on s'élève à de grandes hauteurs dans l'atmosphère.

La pression de l'air diminue en effet avec les altitudes. Cette diminution est de 1 millimètre de mercure pour une élévation de 10^{m},50 dans les altitudes moyennes et pour 16^{m},8 dans les altitudes élevées.

La tension de l'air, et par suite celle de l'oxygène, diminue progressivement avec la diminution de pression barométrique, de sorte que si la pression baisse de moitié (vers 5.000 mètres), le litre d'air pèse moitié moins, et il y a un poids moitié moindre d'oxygène dans un litre d'air. Donc, plus on s'élève, plus l'air est pauvre en oxygène.

Ces phénomènes produisent chez ceux qui atteignent les régions élevées de l'atmosphère (3 ou 4.000 mètres), ascensionnistes, aéronautes, aviateurs, etc., des troubles spéciaux désignés sous le nom de *mal des montagnes*. Ils sont caractérisés par des malaises, courbature, perte de l'appétit, nausées, vomissements, saignements de nez, crachements de sang, maux de tête, respiration difficile, et dans les formes graves, torpeur cérébrale, affaiblissement des sens.

Ces accidents seraient dus, d'après Paul Bert, à une asphyxie par insuffisance d'hématose (on entend par hématose l'oxydation du sang dans le poumon, c'est-à-dire la transformation du sang veineux en sang artériel). Leur apparition est favorisée par la fatigue, le mouvement.

Toutefois l'organisme peut s'accoutumer plus ou moins au manque de pression de l'air, si l'on séjourne un certain temps à ces hautes altitudes. La limite de l'air respirable paraît être vers 9.000 mètres.

On combat le *mal des montagnes* par l'inhalation d'oxygène sous pression.

Si nous avons tenu à parler des effets de la diminution de la pression atmosphérique, c'est qu'il peut arriver que des ouvriers soient amenés à les ressentir en travaillant sur de hautes montagnes ou en accomplissant comme aides, pilotes ou mécaniciens, des ascensions en ballons sphériques, en dirigeables ou en aéroplanes.

Air humide. — L'air, avons-nous dit, contient une quantité variable de vapeur d'eau ; un certain degré d'humidité est favorable à la santé, mais, s'il est dépassé, l'homme peut en souffrir.

L'influence générale d'un milieu humide sur l'organisme des ouvriers exposés à respirer un air chargé d'un excès de vapeur d'eau, varie quelque peu suivant le degré de température de ce milieu, suivant ses conditions d'éclairage diurne ou d'obscurité, suivant sa plus ou moins grande pureté atmosphérique.

Cette influence est caractérisée par une tendance marquée au relâchement de tous les tissus, conduisant au ralentissement des phénomènes de nutrition générale.

La plupart des ouvriers qui travaillent dans les sous-sols, dans les caves, dans les ateliers humides, sont prédisposés au lymphatisme et à la scrofule, par suite à la tuberculose.

L'humidité conduit en outre au refroidissement et aux affections catarrhales et rhumatismales.

Dans les ateliers humides et froids, l'action du milieu est beaucoup moins fâcheuse pour la santé que dans les ateliers humides et chauds. Le travail dans un milieu humide et chaud est en effet des plus insalubres.

C'est particulièrement dans les filatures, dans les ateliers de *filage au mouillé* (1) du coton ou du lin, dans ceux où l'on effectue le *moulinage* (2) de la soie, que l'action nuisible d'une pareille humidité se manifeste chez les ouvriers, et en particulier chez les apprentis et les femmes, qu'elle affaiblit et prédispose à une série d'affections diverses.

Il est vrai que, dans certaines industries textiles, l'humidification de l'air est nécessitée par la nature même de la fabrication. Les excès de température dans les filatures, les tissages, dans les établissements de préparation de la soie, ne se prêtant guère à la manipulation de la matière qui devient rebelle à l'action des machines, on est obligé de projeter dans l'atmosphère, par divers moyens, une certaine quantité de vapeur d'eau. Mais on admet généralement que l'état hygrométrique de 80 0/0 pour une température de 25° est un maximum qui ne doit pas être dépassé ; d'ailleurs, une humidité plus grande n'est jamais nécessaire, quelle que soit la nature du textile.

Notons enfin qu'à l'humidité pure et simple vient s'ajouter assez souvent l'action des substances organiques dont l'humidité favorise la décomposition et la fermentation.

Ces substances organiques sont d'origine animale (boyauderies, peausseries, chapelleries, filatures de soie et ateliers de débourrage de cocons, poissonneries, nacreries, etc.) ou d'origine végétale (raffineries, ateliers de rouissage et de filature de chanvre, de varoulage de lin, fabriques d'amidon et de fécule, papeteries, blanchisseries de tissus, teintureries, etc.).

Nous verrons aussi que les ouvriers de ces diverses indus-

(1) Dans l'opération du filage au mouillé, les fils passent dans des bacs d'eau chaude avant de s'enrouler sur les bobines. Ces bacs, généralement mal clos, remplissent l'air de vapeur. De plus, le mouvement des ailettes pulvérise de l'eau en tous sens, de sorte qu'elle ruisselle partout dans l'atelier.

(2) Le moulinage est l'opération qui consiste à filer et à tordre mécaniquement les fils de soie grège, c'est-à-dire de soie telle qu'elle est tirée du cocon.

tries, obligés à travailler les mains dans l'eau pure ou renfermant en dissolution des substances irritantes ou caustiques, sont exposés à contracter certaines maladies spéciales et notamment des affections de la peau.

Air chaud. — Le travail devant les feux expose les ouvriers à des inconvénients sérieux dus en premier lieu à l'action combinée du calorique rayonnant et de la haute température du milieu, d'autre part à la fatigue imposée par un pareil labeur. A ces deux causes de dépression physique vient s'en ajouter souvent une troisième : la respiration de gaz nuisibles se dégageant des matières en ignition.

L'action du calorique rayonnant est si intimement liée à celle de l'air surchauffé, que nous sommes obligés de les examiner ensemble.

Tout d'abord la chaleur intense qui se dégage des foyers, chaudières, fours, etc., se communique au corps des ouvriers par *rayonnement*.

Chacun sait avec quelle rapidité la chaleur d'un foyer incandescent se transmet au visage d'une personne qui vient d'enlever brusquement l'écran à l'aide duquel elle se préservait de la température de la source. Dans ce cas, la rapidité de l'impression subie prouve que ce n'est pas en échauffant de proche en proche l'air interposé entre le feu et le visage que la chaleur du foyer s'est propagée, mais par un mode de mouvement analogue à celui de la lumière émanée d'une source. On dit alors que la chaleur se propage par *rayonnement*, et l'on appelle *chaleur rayonnante* celle qu'envoient les sources par ce mode de transmission à distance.

En outre, les foyers devant lesquels travaillent les ouvriers élèvent d'une façon parfois très considérable la température du milieu, échauffent l'air de l'usine.

La double influence de la chaleur rayonnante et de la haute température de l'air produit sur les ouvriers des effets locaux (rougeurs de la peau, furoncles, acné) et des effets généraux. Ces derniers surtout doivent retenir notre attention.

La chaleur et les efforts musculaires amènent une abondante

transpiration qui a pour effets : 1° de permettre à l'organisme de résister à la température ambiante ; 2° de maintenir la température du corps à un degré égal, à peu de chose près, à celui de la normale.

A 2 mètres des feux de forge, le thermomètre marque 60°, et c'est à cette distance que les ouvriers travaillent.

Mais une transpiration aussi abondante a son mauvais côté : elle expose les ouvriers aux refroidissements causés par le passage brusque du chaud au froid et l'action subite des courants d'air. Il en résulte le plus souvent des affections rhumatismales entraînant parfois des maladies de reins ou de cœur.

La mise en fusion du métal et la conduite de l'opération de la fonte provoquent souvent chez les ouvriers fondeurs une sorte de fièvre de surmenage caractérisée par des frissons, des maux de tête, de l'anéantissement musculaire ; dans certains cas il y a du tremblement prononcé de tous les membres, de l'anxiété dans la région du cœur, une respiration difficile ; dans la nuit survient une transpiration abondante, et le lendemain, il ne reste plus que de la courbature.

Cette affection se nomme la *fièvre des fondeurs* et varie d'intensité avec les industries ; peu grave chez les fondeurs de fer, elle offre chez les fondeurs de cuivre une physionomie spéciale. On l'observe encore chez les fondeurs de laiton, de zinc, dans l'industrie du fer-blanc, etc.

Cette fièvre est due à la fois à la chaleur excessive, à la fatigue musculaire et à la respiration des gaz provenant du combustible ou se dégageant de la matière en fusion.

Dans la chambre de chauffe des bateaux à vapeur et dans les fabriques où les ouvriers ont à subir une température très élevée, des accidents aigus assez analogues aux insolations peuvent se produire : ce sont les *coups de chaleur*.

Les symptômes du coup de chaleur sont variables : tantôt il y a des signes prémonitoires (anxiété, pâleur, fixité du regard) ; tantôt le travailleur tombe brusquement sans connaissance. Parfois la face est injectée, d'autres fois elle est cyanosée ; on observe souvent du délire, des convulsions, puis le coma suivi généralement de la mort.

Notons enfin l'influence sur les fonctions visuelles de l'action continue du calorique rayonnant, jointe sans aucun doute à l'éclat des matières en fusion. Cette influence se manifeste soit par la fatigue de l'accommodation, soit même par la *cataracte*, plus particulièrement chez les verriers.

Nous pouvons citer parmi les principales industries où les ouvriers sont exposés à l'action néfaste d'une chaleur excessive : la fabrication de la fonte et le travail des hauts fourneaux, les fonderies en seconde fusion et le travail des fours à reverbère, le travail de la forge, les verreries (fusion et façonnage du verre), les boulangeries (cuisson du pain), etc.

Air froid. — Le froid, et plus particulièrement le froid humide, expose les ouvriers à des affections diverses, la plupart de nature rhumatismale.

Ces maladies sont assez fréquentes chez ceux qui effectuent des travaux sous-marins ou sont occupés dans les caves, les sous-sols humides, les mines, les établissements où l'on utilise industriellement le froid pour la fabrication de la glace artificielle, la conservation des viandes et poissons, etc.

ÉLÉMENTS ANORMAUX CONTENUS DANS L'AIR

L'air des établissements industriels renferme souvent des éléments anormaux exerçant parfois des effets désastreux sur l'organisme des ouvriers.

Ces éléments peuvent être des vapeurs, des gaz, des buées provenant des cuves et récipients où s'opèrent des mélanges chimiques, des fours ou chaudières où se pratique la fusion des substances minérales ou métalliques, des appareils où s'effectuent la dessiccation, la fermentation, la torréfaction ou la distillation de certaines matières.

On trouve encore fréquemment dans l'air des usines et ateliers des poussières diverses qui se produisent pendant la manipulation des substances que l'on réduit en poudre ou se détachent des objets ou matériaux en voie de façonnement, sous l'action du martelage, du sciage, du limage, du rabotage, du tournage, etc.

L'atmosphère des établissements industriels peut enfin être souillée par des émanations organiques dues à différentes causes et par des éléments nocifs issus du corps même des ouvriers.

Nous allons examiner successivement chacune de ces nouvelles causes d'insalubrité.

1° Vapeurs et gaz.

Les vapeurs et gaz qui se répandent dans l'atmosphère de nombreux établissements industriels exercent une action plus ou moins rapide sur l'organisme des travailleurs, suivant qu'ils se dégagent en plus ou moins grande abondance. Si, par suite d'un accident quelconque (rupture de tuyaux, vice de fermeture de récipients, etc.), ils s'échappent brusquement et en notable quantité, les ouvriers qui les respirent sont exposés à l'intoxication massive, à l'asphyxie rapide.

Mais il arrive le plus souvent que l'action nocive de ces gaz et vapeurs sur l'économie ne se manifeste qu'à la longue, alors qu'on les respire seulement mêlés en faible proportion à l'atmosphère des ateliers.

Vapeurs irritantes et caustiques. — *Vapeurs nitreuses.* — On désigne généralement sous ce nom les vapeurs d'acide azotique ou nitrique et celles provenant des sels de cet acide (nitrates).

Quand l'action de ces vapeurs n'a été que passagère, les ouvriers éprouvent surtout un sentiment de resserrement de la gorge avec toux, respiration difficile, douleurs très vives à la poitrine, auxquelles s'ajoutent parfois de l'ardeur à l'estomac et des coliques.

Si l'action des vapeurs nitreuses a été plus prolongée, on constate une violente irritation des bronches. Au bout d'un certain temps peuvent se produire des accès de suffocation de plus en plus violents, après lesquels les ouvriers succombent quelquefois.

Lorsque les travailleurs sont exposés à respirer habituellement des vapeurs nitreuses peu abondantes, ils contractent des affections chroniques des voies broncho-pulmonaires.

Les principales industries où se dégagent des vapeurs nitreuses sont les suivantes : préparation en grand de l'acide arsénique (lorsqu'on chauffe ensemble de l'acide arsénieux et de l'acide azotique) ; préparation de l'arséniate de soude, de la nitrobenzine; fabrication de l'acide sulfurique et des acides oxalique et picrique; raffineries de sucre (vapeurs d'azotate d'ammoniaque contenues dans le jus des betteraves); fabrication des perles en verre (dissolution par l'acide azotique des tiges de cuivre enchâssées dans l'intérieur des perles) ; industries de la bijouterie et de l'orfèvrerie (décapage des métaux par l'acide nitrique, opération qui a pour but de donner aux bijoux de cuivre que l'on prépare pour la dorure un poli et une couleur plus claire qui se rapproche de celle de l'or); gravure à l'eau-forte, ateliers d'impression sur étoffes, teintureries, etc.

Vapeurs chloreuses et hydrochloreuses. — Les vapeurs de chlore sont, parmi les vapeurs irritantes, celles qui agissent le plus énergiquement. Dans les cas aigus, on observe une toux sèche, suffocante, un serrement de poitrine; l'ouvrier peut à peine respirer et parler. Le chlore détermine, en outre, une abondante sécrétion de mucosités par la bouche et un coryza violent. Quelquefois la face se gonfle, les yeux deviennent saillants, des crachements de sang se produisent et la mort peut survenir.

Dans les établissements industriels où le chlore se dégage en permanence, mais en faible quantité, les voies pulmonaires semblent résister par une sorte d'accoutumance à l'action de ces vapeurs. Mais l'*hématose* (transformation du sang veineux en sang artériel dans les poumons) s'accomplit mal, les ouvriers ont des aigreurs d'estomac et maigrissent.

Les vapeurs d'acide chlorhydrique produisent une action

semblable sur l'organisme, mais elles agissent bien moins énergiquement que celles du chlore, par suite sans doute de leur grande solubilité, obstacle à leur pénétration prononcée dans les voies respiratoires.

Les divers phénomènes que nous venons d'indiquer se produisent surtout, avec plus ou moins d'intensité, dans les fabriques de papier (blanchiment des chiffons) et principalement dans celles de papier à écrire et de papier de tentures; dans les fabriques de chlore, d'acide chlorhydrique, de chlorures alcalins, de soude artificielle; dans les blanchisseries de fils et tissus de chanvre, de lin, de jute et de coton, etc.

Vapeurs sulfureuses. — Ces vapeurs, introduites dans l'économie par les voies pulmonaires, agissent à la fois comme gaz irritants et gaz toxiques.

Lorsque les vapeurs sulfureuses se dégagent en grande abondance, elles provoquent tantôt une toux violente, tantôt un véritable arrêt de la respiration avec menace d'asphyxie.

Respirées d'une façon continue, mais en petite quantité, elles produisent une irritation chronique des muqueuses : de là des inflammations de la conjonctive (conjonctivites), des angines, des laryngites, des catarrhes chroniques des bronches, des broncho-pneumonies et des maladies d'estomac rebelles.

Parmi les industries qui exposent les ouvriers aux dégagements sulfureux, nous pouvons citer : l'extraction du soufre dans les solfatares, surtout au moment de la destruction des meules; l'extraction du soufre par distillation des pyrites (opérations du nettoyage des cornues et de l'enlèvement des scories); les raffineries de soufre.

Des vapeurs sulfureuses se produisent aussi dans les industries où l'on emploie le soufre pour blanchir certaines matières et les préserver de toute fermentation ultérieure.

Sont encore exposés à l'action nuisible des gaz sulfureux les ouvriers des fabriques d'allumettes et de mèches soufrées, les soufreurs de tonneaux et de foudres, etc.

Vapeurs ammoniacales. — Lorsque les appareils sont mal

lutés (1) et que des fuites de gaz ammoniac se produisent subitement, les ouvriers peuvent présenter tous les symptômes de l'asphyxie. Mais si les vapeurs ammoniacales sont mêlées à l'air dans une assez faible proportion, elles ne paraissent pas avoir une influence bien nuisible sur la santé des ouvriers.

Elles peuvent toutefois produire des ophtalmies ou inflammations des yeux, par suite de l'irritation spéciale qu'elles exercent sur la muqueuse oculaire (ophtalmie ammoniacale). Cette affection se rencontre surtout chez les ouvriers des raffineries de sucre et des fabriques d'engrais; chez les vidangeurs où elle prend le nom de *mitte*.

On constate encore des dégagements de vapeurs ammoniacales dans les tanneries; dans la fabrication de l'ammoniaque liquide, des chlorhydrate, sulfate et carbonate d'ammoniaque; dans la fabrication de la glace par l'appareil Carré, etc.

Gaz méphitiques. — On désigne sous ce nom des gaz délétères qui, mélangés à l'atmosphère, rendent l'air irrespirable et produisent en outre une action toxique spéciale sur l'organisme des ouvriers. Ceux-ci sont, le plus souvent, frappés d'une façon soudaine et risquent une mort imminente, pour peu qu'on tarde à les secourir.

Parmi les gaz méphitiques, il en est trois que nous devons étudier : l'*acide carbonique*, l'*oxyde de carbone* et l'*hydrogène sulfuré*.

Acide carbonique. — Nous avons déjà signalé l'action pernicieuse de ce gaz en parlant des modifications de l'air des établissements industriels dans ses éléments normaux. L'homme, avons-nous dit, par la respiration, s'empare de l'oxygène de l'air et rejette de l'acide carbonique. Si donc l'air est insuffisamment renouvelé dans les salles de travail, les ouvriers peuvent avoir à souffrir de l'accumulation de l'acide carbonique.

Peu d'opérations industrielles dégagent du gaz acide carbo-

(1) Le *lut* est un enduit tenace dont on se sert pour boucher hermétiquement les vases, fermer les vaisseaux qu'on met sur le feu, etc.

nique chimiquement pur, autrement dit d'origine inorganique. Mais la fermentation des matières organiques employées dans certains établissements, peut vicier l'atmosphère par production d'acide carbonique.

Citons parmi les industries où se rencontre cette cause d'insalubrité : les brasseries, distilleries, amidonneries, féculeries, sucreries et raffineries.

Tout le monde connaît aussi le danger que présente, dans les celliers, le dégagement d'acide carbonique provenant de la fermentation du vin, du cidre, etc.

Notons encore la présence de ce gaz méphitique dans certains puits, puisards, fosses à fumier, caves et caveaux, présence due à la décomposition de matières organiques.

Oxyde de carbone. — L'oxyde de carbone constitue un des produits les plus importants de toute combustion incomplète. Il se forme au cours de la combustion de la houille et des gaz carburés ; il provient encore du carbone qui entre dans la composition des substances organiques et se rencontre aussi dans les gaz résultant de la déflagration des explosifs.

L'oxyde de carbone est un gaz très délétère. Il se fixe sur les globules du sang qu'il rend impropres à absorber l'oxygène. Il est dépourvu d'odeur. C'est l'oxyde de carbone qui se dégage des foyers dont le tirage est insuffisant et provoque si souvent des malaises ou même des asphyxies. C'est encore ce gaz qui se répand dans les galeries de mines après l'explosion de la poudre ou de la dynamite dont on se sert pour abattre les rochers, la houille ou les minerais. On le trouve aussi, pour la même raison, dans les tunnels en voie de percement.

L'oxyde de carbone se dégage en abondance lorsqu'un incendie éclate dans des endroits clos ou insuffisamment aérés, tels que caves, fournils, etc. Mélangé à l'acide carbonique et à la fumée, il constitue un milieu méphitique irrespirable.

Hydrogène sulfuré. — L'hydrogène sulfuré est un gaz incolore, d'une odeur très désagréable (œuf pourri). Dans une atmosphère qui en contient 1/1.500, un oiseau périt. Un animal de plus forte taille, un cheval, succombe dans une atmosphère qui en contient 1/200.

L'hydrogène sulfuré compose en grande partie les vapeurs ou fumerolles qui se dégagent des solfatares. Il est un des produits constants de la putréfaction des matières organiques contenant du soufre, aussi se forme-t-il dans les fosses d'aisances, dans la vase des marais, dans les amas de boues, les engrais fournis par les ordures ménagères, les terrains tourbeux.

Il est certaines opérations industrielles qui donnent lieu à des dégagements d'hydrogène sulfuré pur : citons notamment : le bronzage en noir des métaux (emploi du sulfure d'arsenic); le nettoyage des chaudières à vapeur (décomposition de l'eau en présence des matières organiques) ; le nettoyage des hauts fourneaux; le travail des savonneries (emploi de soude brute chargée de sulfures) ; le travail des tanneries (emploi de chaux provenant des usines à gaz et riches en sulfure de calcium et en acide sulfhydrique).

Des accidents dus à ce gaz peuvent encore se produire dans les établissements d'eaux minérales sulfureuses, chez les ouvriers occupés à la préparation des piscines et surtout au nettoyage des conduits des sources. Même danger pour les égoutiers et les vidangeurs.

Les matières fécales en putréfaction dans une fosse donnent naissance à des gaz délétères dont les principaux sont : l'hydrogène sulfuré, le sulfhydrate d'ammoniaque, l'acide carbonique et les hydrogènes carbonés. Lorsque les fosses sont vidées et nettoyées, les ouvriers occupés à ce travail tombent parfois sans connaissance, et s'ils ne sont promptement secourus, peuvent mourir asphyxiés.

Gaz explosifs. — *Grisou.* — Le grisou est un gaz combustible qui se dégage spontanément dans la plupart des mines de houille et beaucoup plus rarement dans certaines mines métalliques, dans les mines de sel et dans les soufrières.

Mélangé dans une proportion comprise entre 6 et 16 0/0 avec l'air des galeries de mines, il constitue un mélange explosif des plus dangereux. S'il se trouve dès lors en contact avec une flamme quelconque, une explosion se produit et peut donner lieu à de terribles catastrophes.

Le grisou est composé de divers gaz dont le protocarbure d'hydrogène ou gaz des marais paraît être le seul inflammable. Ce dernier provient de la décomposition naturelle des substances végétales. Il se trouve tout constitué dans la houille où il reste enfermé jusqu'à la mise en exploitation de la mine.

Tantôt le grisou se dégage par suintement de la surface du charbon mise à nu, tantôt, au contraire, il s'échappe brusquement d'une cavité dans laquelle il s'était accumulé: il prend alors la forme d'un jet de gaz ou *soufflard*.

Les explosions de grisou sont aujourd'hui beaucoup moins fréquentes qu'autrefois, par suite des précautions prises et notamment grâce à l'emploi des lampes de sûreté dont nous parlerons plus loin. Mais, lorsque des accidents dus à ce gaz se produisent, ils font en général de nombreuses victimes.

Gaz d'éclairage. — Le gaz qui nous éclaire provient, on le sait, de la distillation de la houille. C'est un mélange de plusieurs corps gazeux : hydrogène, gaz des marais, oxyde de carbone, carbures lourds, vapeurs de benzine, etc., en proportions variables.

Le gaz d'éclairage est très toxique, aussi les fuites de gaz dans les canalisations des maisons ou des établissements industriels sont-elles les causes de fréquents et déplorables accidents. Parfois les malheureuses victimes de l'empoisonnement par le gaz d'éclairage tombent foudroyées. Mais, en général, les accidents toxiques sont précédés de malaises tels qu'insomnie, perte de l'appétit, vertiges, maux de tête, nausées et vomissements. Les forces sont vite paralysées.

D'autre part, ce gaz présente un second danger tout aussi considérable. Mêlé au-dessus d'une certaine proportion avec l'air, il forme un mélange détonant qui, par suite d'une inflammation accidentelle, produit une explosion extrêmement violente. On a vu des maisons entières complètement détruites par des accidents de ce genre.

De pareilles catastrophes peuvent se produire non seulement dans les usines où l'on fabrique le gaz d'éclairage, mais encore dans tous les immeubles où l'on fait usage de ce gaz. Une fuite, un robinet mal fermé, peuvent faire bien des victimes.

2° Émanations organiques.

L'atmosphère de certains établissements industriels peut encore être viciée par des émanations organiques dont les causes sont diverses. Ces émanations proviennent souvent de la fermentation putride des résidus d'origine animale (tueries d'animaux, logis d'animaux, travail des boyaux, du sang, des tripes et abats, des salaisons et conserves, transformation industrielle des peaux et cuirs, travail des engrais animalisés, etc.).

Parfois, aux odeurs dues à cette fermentation, s'ajoutent les buées irritantes qui se dégagent de la fonte du suif (travail des bougies et savons) ou les vapeurs infectes qui sortent des cuves à macération (calcination des matières animales).

Les émanations organiques proviennent encore des cabinets d'aisances mal installés ou mal entretenus, des égouts, fosses et puisards.

Ces diverses émanations sont non seulement désagréables et incommodes, mais elles peuvent en outre menacer la santé du personnel.

Provenant de matières fermentées ou décomposées, elles contiennent presque toujours du gaz sulfhydrique (hydrogène sulfuré), dangereux par lui-même, nous l'avons vu, accompagné d'autres gaz toxiques ou irrespirables, tels que l'oxyde de carbone ou l'acide carbonique. Enfin, elles peuvent transporter des microbes pathogènes ou suspects au cas où des liquides infectés sont soumis à une agitation mécanique dans un courant d'air ; cet air est alors chargé de gouttelettes très fines qui peuvent contenir des microorganismes plus minuscules encore.

Infection humaine réciproque. — Nous ne saurions passer sous silence en parlant d'émanations organiques, ce que l'on peut appeler *l'infection humaine réciproque.*

Rappelons tout d'abord que, par la respiration, l'homme rejette dans l'air de l'acide carbonique. D'autre part, l'exhalation pulmonaire produit encore de la vapeur d'eau et des composés gazeux. La transpiration cutanée élimine des substances volatiles qui se répandent dans l'air ; des substances analogues se dégagent aussi du tube digestif. De là vient l'odeur spéciale des établissements encombrés et mal aérés.

Il arrive souvent, en outre, que les ouvriers crachent sur le sol ; s'il se trouve parmi eux des tuberculeux, les crachats desséchés se mêlant à l'air, notamment par le balayage à sec, peuvent pénétrer dans l'organisme des travailleurs sains et y transporter la terrible maladie.

Notons que diverses autres affections contagieuses peuvent aussi être transmises par l'usage commun des mêmes outils ou des mêmes ustensiles.

3° Poussières.

Nous avons déjà signalé que de nombreuses opérations industrielles entraînaient un dégagement de poussières diverses nuisibles à la santé des ouvriers. Ces poussières ont pour origine des substances animales, végétales ou minérales.

Poussières d'origine animale. — Elles sont produites par les substances suivantes :

Laine (cardeurs, drapiers, matelassiers) ; soie (cardeurs, batteurs, dévideurs de soie) ; crin (criniers, brossiers) ; cuir (bourreliers, cordonniers, gantiers) ; cheveux et poils (coiffeurs, chapeliers, fourreurs) ; plumes (plumassiers) ; os (boutonniers) ; nacre (nacriers) ; matières fécales (fabricants de poudrette).

Poussières d'origine végétale. — Elles proviennent : du charbon (mineurs, charbonniers, mouleurs en métaux, chauffeurs); de la suie (fumistes, ramoneurs); du tabac (ouvriers des manufactures de tabac); du coton (batteurs, cardeurs et débourreurs de coton); du lin et du chanvre (peigneurs, cardeurs et fileurs de lin et de chanvre, cordiers); de la farine (meuniers, boulangers); du bois (scieurs de bois, menuisiers, ébénistes, tourneurs); du sucre (casseurs et empaqueteurs de sucre).

Poussières d'origine minérale. — 1° *Poussières pierreuses.* — Argile (briquetiers, faïenciers, potiers); ardoise, calcaires (carriers); plâtre (plâtriers); silice (casseurs de pierres, cantonniers, remouleurs); soufre (fabricants de soufre et soufreurs de vigne).

2° *Poussières métalliques.* — Fer (aiguiseurs, fabricants d'aiguilles, serruriers); cuivre (fondeurs, polisseurs, ciseleurs); zinc (marteleurs, tréfileurs); laiton (horlogers, bronzeurs); plomb (lapidaires, plombiers, compositeurs d'imprimerie).

3° *Poussières salines.* — Oxyde de fer (miroitiers, ponceurs de tôle); cristal (émailleurs et tailleurs de cristal); sels de plomb, d'arsenic, de cuivre, de zinc, etc. (tous ces derniers sels sont toxiques).

Maladies causées par les poussières. — L'action nuisible des poussières sur l'organisme des ouvriers s'exerce de plusieurs façons différentes :

1° En pénétrant dans les voies pulmonaires avec l'air inspiré, elles peuvent causer des affections spéciales ou *pneumokonioses.* Les poussières animales ou végétales, par leur présence ou leur décomposition, irritent le tissu pulmonaire; respirées constamment et en abondance, elles peuvent entraîner des lésions et favoriser des infections microbiennes. Les poussières minérales ne se décomposent pas, mais déterminent aussi des lésions qui servent de porte ouverte à de multiples agents pathogènes.

La tuberculose est la conséquence la plus fréquente de l'action des poussières sur les poumons ;

2° Les poussières caustiques (arsenic, bichromate de potasse) produisent une inflammation chronique des fosses nasales ;

3° Entraînées dans les voies digestives avec les aliments ou pendant les mouvements de déglutition, les poussières pénètrent et s'incrustent dans les muqueuses digestives qu'elles altèrent ; elles provoquent alors des coliques ;

4° Les poussières peuvent se déposer et séjourner sur les téguments ; elles finissent par donner naissance à des maladies de peau, si les ouvriers ne prennent pas soin de se laver fréquemment ;

5° La majeure partie des professions à poussières sont susceptibles d'altérer la muqueuse des *conjonctives*, entraînant l'inflammation du bord libre des paupières (*blépharite des plâtriers*), la *conjonctivite* ou inflammation de la conjonctive (ouvriers des usines à soufre), la *kératite* ou inflammation de la cornée (moissonneurs) ;

6° Notons enfin que les poussières toxiques, en pénétrant dans l'organisme soit par les voies digestives, soit par la peau, provoquent de graves empoisonnements. Nous reparlerons de ces intoxications en étudiant les poisons industriels.

B. — **Causes d'insalubrité dues à un éclairage défectueux.**

Nous venons d'examiner les causes d'insalubrité tenant à l'atmosphère des établissements industriels. Mais nous savons que, comme l'air pur, la lumière est un des facteurs indispensables de la santé.

La lumière est non seulement nécessaire pour assurer la sécurité du travail, mais encore pour diminuer les ravages des maladies transmissibles. On a pu dire notamment que la tuberculose était avant tout la maladie de l'obscurité.

Le séjour prolongé dans un local insuffisamment éclairé amène une diminution de l'hémoglobine du sang, une véritable anémie qu'atteste la pâleur des prisonniers et des personnes qui travaillent continuellement à la lumière artificielle, comme dans certains ateliers de Paris. On fait à ce sujet une comparaison qui ne manque pas de vérité : l'obscurité, remarque-t-on, produit sur l'homme un effet analogue à celui de la tuile dont on recouvre la salade pour la faire blanchir.

Mais la lumière ne doit pas être considérée au seul point de vue de la prévention des maladies transmissibles. Il ne faut pas oublier que l'insuffisance ou les défectuosités de l'éclairage artificiel fatiguent et troublent la vision, entraînant souvent la myopie. Un mauvais éclairage oblige l'ouvrier à se pencher exagérément sur son travail, d'où fatigue de l'accommodation et de la convergence. L'influence nuisible d'un pareil éclairage est évidemment plus grande quand le métier exige une acuité visuelle considérable (bijoutiers, ciseleurs, graveurs, compositeurs d'imprimerie, etc.).

Nous conclurons donc que les ateliers et bureaux doivent, pendant la journée, recevoir une lumière naturelle suffisante. Mais cette lumière ne doit pas être trop intense, et il faut éviter que les rayons du soleil viennent frapper directement l'objet que l'ouvrier ou l'employé regarde. La pupille réclame une lumière douce et diffuse.

La lumière artificielle, étant toujours très inférieure à celle du soleil, n'est jamais trop intense. Toutefois la source de lumière doit être soustraite à la vision directe au moyen d'abat-jour ; l'intensité de l'éclairage doit être constante et la lumière doit être également répartie sur l'objet que l'on observe.

C. — **Affections professionnelles dues aux bruits.**

Les bruits continuels d'intensité moyenne, transmis exclusivement par l'air, n'exercent aucune influence nocive sur l'appareil auditif, ou, tout au moins, cette influence est faible.

Les bruits courts et intenses ou d'une tonalité très élevée

produisent des lésions passagères ou durables des organes de l'ouïe.

Les ouvriers qui sont exposés à contracter des affections de ce genre sont les tôliers, chaudronniers, forgerons, tonneliers, mécaniciens de chemins de fer, etc.

La surdité des chaudronniers, l'otite scléreuse des forgerons, sont des faits connus depuis longtemps.

Au début, les troubles de l'ouïe causés par le bruit se dissipent avec le repos; mais, à la longue, les phénomènes congestifs dus au bruit ne disparaissent pas aussi facilemen il se forme des lésions permanentes de l'oreille interne, et l'ouïe ne revient plus, même après un repos.

D. — Causes d'insalubrité dues au travail dans un milieu souterrain.

Le travail souterrain comprend l'exploitation des mines et carrières, le percement des galeries souterraines et la construction des tunnels.

Les causes essentielles de l'insalubrité d'un pareil milieu sont : l'absence de lumière solaire, la grande humidité, une atmosphère viciée et confinée, une température élevée.

L'humidité provient des couches aquifères qu'il faut traverser en creusant les puits ou galeries, des filtrations de l'eau à travers les murs, des nappes d'eau qui s'écoulent dans le radier des galeries.

L'augmentation de température est due à la grande profondeur qu'atteignent souvent les mines. La température s'accroît en moyenne de 1° par 30 mètres de profondeur environ.

Il faut attribuer généralement l'altération de l'air respirable à son mélange avec des produits toxiques et délétères ou impropres à la respiration.

Outre le grisou, dont nous connaissons les terribles propriétés explosives, on rencontre encore dans l'air des galeries de mines de l'acide carbonique. Ce gaz, qui s'accumule dans les vieux travaux, dans les anfractuosités, peut se dégager brusquement et en abondance, notamment sous l'influence d'un coup de mine, et provoquer de véritables catastrophes. C'est ainsi que tout récemment, le 24 novembre 1912, vingt-quatre ouvriers des mines de houille de Saint-Martin-de-Valgalgues (bassin d'Alais) ont été asphyxiés par ce redoutable gaz.

On trouve aussi dans certaines mines des hydrogènes sulfurés (mines pyriteuses), de l'oxyde de carbone, etc.

En dehors des gaz et émanations nuisibles, l'air souterrain des mines peut être saturé de poussières qui, pénétrant dans les voies respiratoires des travailleurs, provoquent les maladies dont nous avons déjà parlé, les *pneumokonioses*.

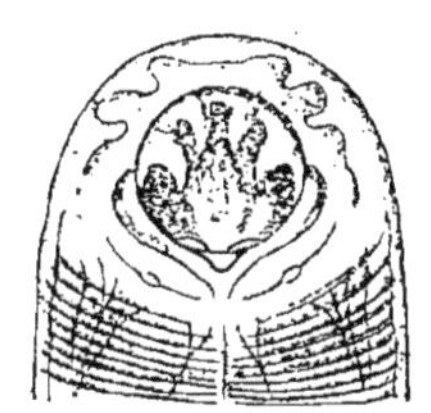

Bouche d'ankylostome très grossie.

Il convient enfin de mentionner une maladie parasitaire spéciale qui atteint souvent les mineurs : l'*ankylostomiase*.

Parmi les affections que peuvent contracter les ouvriers travaillant dans les mines, l'*ankylostomiase* est à coup sûr la plus caractéristique. C'est à elle qu'on attribue maintenant la maladie connue depuis longtemps sous le nom d'*anémie des mineurs* et que l'on mettait autrefois sur le compte des mauvaises conditions d'hygiène des travailleurs des mines.

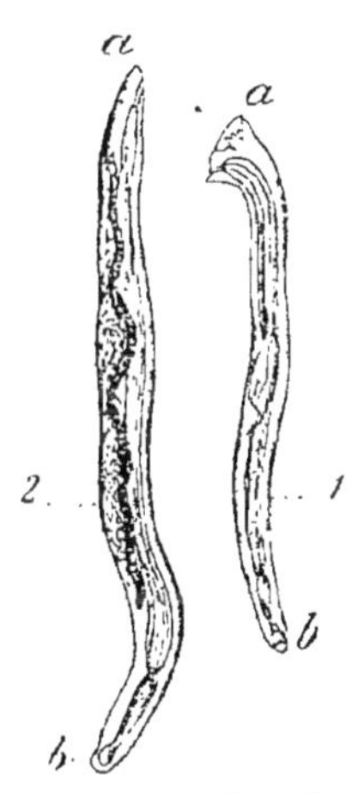

1, mâle ; 2, femelle. *a*, bouche ; *b*, anus.

Fig. 109. Ankylostomes.

Il est généralement admis que l'ankylostomiase est causée par la présence de vers intestinaux très fins (ankylostomes) (*fig.* 109), de 1 à 2 centimètres de longueur, qui s'attachent, comme autant de petites sangsues, à la paroi de l'intestin et provoquent l'anémie partiellement en suçant directement le sang du malade, et, d'autre part, en sécrétant une toxine qui possède une action destructive sur les globules rouges du sang.

Cette affection, assez fréquente en Italie, fut, dit-on, communiquée aux ouvriers travaillant au percement du tunnel du

Saint-Gothard par des travailleurs lombards ; les ouvriers contaminés transportèrent avec eux la maladie qui ne tarda pas à s'étendre. Elle est aujourd'hui répandue un peu partout ; son existence a été signalée notamment en Allemagne, en Angleterre, en Autriche, en Belgique, en Espagne, en France, en Hongrie, aux États-Unis.

Les ankylostomes ne se rencontrent pas seulement dans les mines, mais encore dans les terres humides : c'est pourquoi la maladie peut frapper les paysans qui travaillent dans les rizières ou les champs irrigués et les briquetiers qui manipulent de l'argile.

Il faut toutefois reconnaître que les mines sont, pour ces vers, les meilleurs terrains de culture. Les ankylostomes pondent, en effet, une quantité considérable d'œufs qui sont évacués avec les déjections et qui donnent des larves au bout de quelques jours, s'ils se trouvent dans des conditions favorables à leur éclosion. La température du corps humain est trop élevée pour permettre cette éclosion, la température ordinaire est généralement trop basse.

Dans les mines, au contraire, la température assez élevée (elle dépasse souvent 25°), et la légère humidité permanente, facilitent beaucoup la transformation des œufs en larves et de celles-ci en nymphes. Dans ce dernier état, l'absorption du parasite devient dangereuse, les nymphes ne tardant pas à se transformer en vers après leur introduction dans l'intestin.

Cette absorption se fait souvent par la voie cutanée, mais l'ankylostome peut aussi pénétrer dans le corps des mineurs par les voies digestives. Répandues à foison au fond des mines contaminées, les nymphes peuvent très bien être portées à la bouche par les mains des ouvriers, surtout pendant les repas.

Il faut distinguer, parmi les travailleurs atteints, les porteurs de vers et les malades. Les premiers, qui sont la majorité, ne paraissent pas souffrir de la présence du parasite dans leur intestin. Mais leurs déjections contiennent un nombre considérable d'œufs, de nymphes et de vers qui sont un danger permanent d'infection pour les autres mineurs. Les malades au contraire, par leur diathèse individuelle, ne résistent pas à l'action de l'ankylostome : ils s'anémient et, s'ils restent exposés aux atteintes du parasite, arrivent à la cachexie et parfois à la mort.

II. — Causes d'insalubrité et de danger tenant à la matière mise en œuvre.

1° Poisons industriels.

Nous allons étudier sous ce titre les principales affections engendrées par l'emploi de substances toxiques ou *poisons industriels.*

Intoxication par le plomb ou saturnisme professionnel. — Le plomb et ses composés peuvent être classés au premier rang des poisons industriels : ce sont eux qui font le plus de victimes.

Les sels de plomb sont assez difficilement assimilables, et l'on peut parfois, sans grand danger, en ingérer une dose relativement considérable qui n'agit que partiellement et se trouve rejetée sans être totalement absorbée par l'organisme. Mais une fois passés dans les tissus, ils sont difficilement éliminés, de sorte que, si l'absorption se continue journellement même à très petites doses, ils provoquent, en s'accumulant dans les organes, des troubles qui peuvent, à la longue, présenter un caractère très grave.

Les voies d'absorption du plomb sont au nombre de quatre : voies respiratoires, tube digestif, peau, muqueuses.

Le plomb pénètre dans les voies respiratoires sous forme de poussières très fines et d'émanations. Ces dernières se produisent soit dans les opérations de fusion du métal ou de grillage du minerai, soit même à la température ordinaire pour les peintures, enduits et mastics à base de plomb. Il en est ainsi notamment pour la *céruse* ou carbonate de plomb, substance très toxique.

L'introduction du plomb dans l'organisme par les voies digestives résulte de l'ingestion des poussières plombiques qui souillent les doigts des ouvriers, même aux heures des repas, ou recouvrent les objets avec lesquels les aliments sont en contact.

Diverses observations ont permis de vérifier l'absorption du plomb par la peau saine et, à plus forte raison, par la peau excoriée, ainsi que par les muqueuses, spécialement celles de la bouche.

Les accidents saturnins apparaissent avec plus ou moins de rapidité suivant la prédisposition individuelle, l'influence du métier et les habitudes hygiéniques. Notons que l'alcoolisme favorise singulièrement l'évolution de la maladie.

Les ouvriers qui travaillent le plomb ou ses composés sont exposés aux affections suivantes :

1° *Coliques de plomb* horriblement douloureuses et souvent accompagnées de nausées, de vomissements verdâtres, d'une constipation opiniâtre et de crampes dans les membres ;

2° Douleurs siégeant dans les muscles et les articulations, surtout aux membres inférieurs ;

3° Paralysie des avant-bras et des mains ;

4° Phénomènes cérébraux délirants, convulsifs ou comateux ;

5° Accidents chroniques n'apparaissant qu'après une longue exposition professionnelle (anémie, néphrite, goutte, dégénérescence des artères ou artério-sclérose).

Outre les divers accidents que nous venons d'énumérer, il est établi que le plomb peut atteindre les différents nerfs de la vision et provoquer des troubles très graves de la vue, allant même jusqu'à la cécité complète. Il exerce aussi une action néfaste sur la descendance du saturnin.

Nous pouvons citer parmi les principales industries qui exposent les ouvriers à l'intoxication saturnine : la métallurgie, le raffinage, la fonte, le laminage et l'ajustage du plomb ; la fonte et la manipulation des caractères d'imprimerie ; la fabrication des poteries dites d'étain en alliage de plomb ; la fabrication du plomb de chasse ; le montage des canalisations en plomb ; la fabrication et la manipulation des composés du plomb : céruse, minium, litharge, etc.; le polissage des glaces; la fabrication des papiers satinés à l'aide de produits plombiques, etc.

Mercurisme ou hydrargyrisme professionnel. — Quoique faisant moins de victimes que le plomb, le mercure exerce sur l'organisme une action néfaste qui a été reconnue depuis longtemps.

Ce métal émet à froid des vapeurs peu abondantes et peu dangereuses, mais avec l'élévation de la température, ces vapeurs deviennent essentiellement nocives et jouent un grand rôle dans l'intoxication mercurielle. De plus, en se condensant, elles se résolvent en gouttelettes extrêmement fines qui peuvent pénétrer avec l'air dans les poumons ou être ingurgités dans l'estomac avec la salive.

Or il faut noter que la plupart des opérations auxquelles donne lieu l'utilisation du mercure se font à chaud, ce qui augmente par conséquent les risques d'empoisonnement pour les ouvriers.

Les plus dangereux des sels de mercure sont : le sublimé corrosif, le cyanure de mercure et les azotates, tous très solubles ; le calomel, l'oxyde et le sulfure de mercure, beaucoup moins solubles sont, par suite, moins facilement assimilables et moins dangereux.

L'absorption du mercure et de ses composés peut se faire non seulement par les voies respiratoires et digestives, mais encore par la peau lorsque ces substances sont manipulées à mains nues.

L'intoxication mercurielle se manifeste par l'inflammation de la muqueuse buccale (*stomatite*), caractérisée par une salivation abondante et la chute des dents; par le tremblement mercuriel et des troubles digestifs qui, en s'accentuant, aboutissent à une déchéance profonde de tout l'organisme (*cachexie*).

Les professions comportant des risques d'empoisonnement mercuriel sont : le travail dans les mines de mercure et la métallurgie de ce métal; la métallurgie de l'or et de l'argent;

la distillation du mercure ; la fabrication des sels de mercure ; l'étamage des glaces au mercure ; le secrétage des peaux par le nitrate acide de mercure ; la fabrication des chapeaux de feutre, etc.

Cuprisme professionnel. — L'intoxication par le cuivre peut atteindre trois catégories d'ouvriers : 1° ceux qui travaillent le métal presque pur ou cuivre rouge ; 2° ceux qui manipulent les divers sels de cuivre ; 3° ceux qui se trouvent en présence d'alliages de cuivre..

Parmi les premiers, il convient de citer les fondeurs, chaudronniers, tourneurs, fabricants d'orfèvrerie en cuivre, ciseleurs, monteurs, limeurs, polisseurs, brunisseurs, etc.

La fonte du cuivre rouge provoque souvent chez les ouvriers qui l'effectuent une fièvre spéciale dont nous avons déjà parlé à propos du travail devant les feux : la *fièvre des fondeurs*.

Les ciseleurs, tourneurs, limeurs, etc., sont surtout exposés à respirer des poussières de cuivre qui se dégagent pendant leurs divers travaux. De plus des particules métalliques se déposent sur leurs outils et leur corps, principalement dans les cheveux, qui prennent quelquefois une coloration verdâtre. La pénétration du cuivre rouge dans l'organisme peut provoquer une irritation des intestins et de la dysenterie.

Les ouvriers qui manipulent les sels de cuivre ne sont pas tous également atteints. Si la fabrication du sulfate de cuivre ne présente que peu de danger, il n'en est pas de même du travail des vieux cuivres recouverts d'une couche d'oxyde ou de carbonate. Les ouvriers qui s'occupent de la fonte, du décapage, du nettoyage et du brasage de ces vieux cuivres, absorbent une poussière chargée de particules d'oxyde de cuivre ; cette absorption détermine des nausées, des vomissements, des maux d'estomac et des coliques dites *coliques de cuivre*.

Le travail des alliages de cuivre expose ceux qui s'y livrent à des accidents complexes dus en grande partie aux divers métaux qui entrent dans la composition de ces alliages.

Arsenicisme professionnel. — L'arsenic métallique ne paraît pas avoir d'action toxique, mais ses composés, notamment l'acide arsénieux, vulgairement appelé arsenic, l'acide arsénique, les arsénites et arséniates, l'hydrogène arsénié sont tous des poisons.

Les composés arsenicaux les plus employés dans l'industrie sont les acides arsénieux et arsénique et les sels de ces acides qui constituent toute une série de matières colorantes vertes très employées en peinture sous le nom de vert de Schweinfurt, vert de Scheele, vert de Vienne, vert de Mittis, vert impérial, vert de Kirchberger, vert perroquet, cendres vertes, etc. Les bisulfure et trisulfure d'arsenic, également vénéneux, sont utilisés dans l'industrie sous les noms de *réalgar* et d'*orpiment*.

Signalons le danger résultant de l'emploi des solutions d'arsénites et d'arséniates alcalins, de bouillies cupro-arsenicales ou à l'arséniate de plomb, pour toutes les maladies de la vigne et en particulier pour la destruction des altises.

De plus, l'arsenic se trouve souvent à l'état d'impureté dans de nombreux corps tels que l'acide sulfurique, le zinc, les minerais de zinc, d'étain et de cobalt. L'utilisation industrielle de ces substances peut provoquer le dégagement d'un gaz des plus toxiques : l'*hydrogène arsénié*.

L'absorption de l'arsenic par les voies digestives est assez rare, mais le poison pénètre facilement dans l'organisme par inhalation : c'est ce qui se produit notamment pour l'hydrogène arsénié et les poussières arsenicales.

L'intoxication peut aussi se faire par la peau, surtout chez les personnes malpropres ou qui ont des lésions des téguments.

L'arsenicisme professionnel revêt une forme suraiguë, une forme chronique ou une forme locale.

La forme suraiguë est due, en général, à l'inhalation de l'hydrogène arsénié. Elle est caractérisée par des maux de tête, une respiration difficile, une soif ardente, des douleurs d'estomac, des vomissements fréquents. On constate parfois de la jaunisse, des éruptions, de la diarrhée. Ces accidents très graves sont souvent suivis de mort.

La forme chronique doit être attribuée à l'inhalation ou à l'ingestion de poussières arsenicales. Les accidents débutent par de l'embarras gastrique persistant et des maux de tête suivis de l'irritation des muqueuses respiratoires et digestives. Si l'ouvrier demeure exposé aux effets du poison, on observe des lésions cutanées et la paralysie des membres.

La forme locale est caractérisée par l'action directe des poussières sur les téguments. Elles déterminent, par leurs propriétés caustiques, des lésions ulcérées sur la peau ou différentes parties du corps et surtout aux mains (*rossignol et choléra des doigts* des tanneurs et des mégissiers).

Les principales professions exposant les ouvriers à l'arsenicisme sont : la fabrication de l'arsenic et de ses composés, des couleurs d'aniline et des verts arsenicaux ; l'emploi de peintures à base d'arsenic ; la fabrication et la manipulation des papiers et étoffes teints avec des verts arsenicaux ; le travail des corroyeurs, mégissiers et empailleurs manipulant des produits arsenicaux, etc.

Sulfocarbonisme professionnel. — La toxicité du sulfure de carbone industriel qui contient toujours des impuretés, est hors de doute. Il est surtout absorbé par les voies respiratoires, mais peut l'être aussi par la peau et les muqueuses buccale et digestive. Il est très volatil ; ses vapeurs se mélangent instantanément à l'air et deviennent dangereuses dès que l'atmosphère en contient 1/2 à 1 0/0.

Le sulfure de carbone détermine dans les formes aiguës des phénomènes nerveux d'excitation (maux de tête, bourdonnements d'oreilles, troubles de la vue, vertiges, loquacité, actes impulsifs, hallucinations). Le Dr Delpech a donné à ces phénomènes le nom d'*ivresse sulfocarbonée*.

La forme chronique se caractérise, après une phase d'excitation, par une profonde dépression allant presque jusqu'à la paralysie.

Les accidents locaux sont produits par le contact du sulfure de carbone avec la peau (cuisson) ou avec la muqueuse oculaire (conjonctivite simple ou suppurée).

Le sulfure de carbone est employé dans l'industrie comme solvant et par l'agriculture comme insecticide. Dans ce dernier cas toutefois, son emploi en plein air ne paraît pas donner lieu à intoxication.

Citons parmi les professions industrielles où le sulfure de carbone peut exercer ses effets pernicieux : la fabrication et la rectification du sulfure de carbone ; la vulcanisation et le travail du caoutchouc à l'aide du sulfure de carbone ; l'extraction des huiles et des graisses par le sulfure de carbone ; la fabrication de la *viscose* (soie artificielle) et de ses dérivés ; la fabrication des étoffes et toiles caoutchoutées.

Hydrocarburisme professionnel. — Parmi les corps qui peuvent provoquer cette maladie, les plus employés dans l'industrie sont : la benzine, la nitrobenzine, l'aniline, l'essence de térébenthine, le pétrole et le goudron.

Tous provoquent d'ailleurs des affections analogues qui sont, outre les ulcérations de la peau provenant du contact direct de ces substances, l'anémie, les troubles nerveux et les névrites. Elles prennent fin, dans la plupart des cas, avec la cessation du travail.

On peut noter les industries suivantes comme étant susceptibles de provoquer l'intoxication hydrocarburique : fabrication et distillation de la benzine, de la nitrobenzine, de l'aniline, de l'essence de térébenthine ; distillation du pétrole ; dégraissage des étoffes par la benzine et l'essence de térébenthine ; fabrication des vernis à base d'essence de térébenthine ; distillation des goudrons ; manipulation de la solution de caoutchouc dans la benzine.

Phosphorisme professionnel. — Cette intoxication, particulièrement dangereuse, a complètement disparu en France depuis la substitution, en 1898, du sesquisulfure de phosphore, matière inoffensive, au phosphore blanc, dans la fabrication des allumettes.

Le phosphorisme se manifeste par des troubles généraux (entérite, diarrhée, néphrite, fragilité des os, facilité des ruptures musculaires). Mais sa forme caractéristique est la *nécrose* ou *mal chimique ;* cette terrible maladie commence par des maux de dents, suivis de la chute des dents malades. Puis un gonflement se produit dans les mâchoires, un abcès se forme et la gangrène finit par détruire l'os maxillaire. Il arrive même que les autres os de la face soient détruits et en particulier l'os frontal.

2° Substances ou objets infectés par des virus.

Certains ouvriers peuvent contracter diverses affections contagieuses en manipulant des substances ou des objets infectés par les virus de ces maladies. Nous limiterons notre étude aux trois affections qui frappent le plus souvent les travailleurs dans ces conditions : la *variole*, le *charbon* et la *morve*.

Variole. — Evidemment, la variole, telle que nous l'envisageons ici, ne se distingue que par son origine professionnelle de la variole ordinaire. Nous n'en décrirons donc pas les accidents bien connus. Disons seulement que, dans certaines industries, les ouvriers sont tellement exposés à contracter cette maladie, qu'on peut à juste titre considérer chez eux la variole comme affection professionnelle.

Les principaux de ces travaux sont ceux des blanchisseurs, batteurs de tapis, brocanteurs, cardeurs de matelas, chiffonniers, délisseurs, fripiers, tapissiers, peintres chargés d'arracher les vieux papiers de tentures et de gratter les plafonds des chambres de malades, ouvriers démolisseurs, etc.

Charbon. — Cette dangereuse maladie peut se contracter de deux façons : 1° par piqûres de mouches ou d'insectes carnivores, des plus rares à dire d'auteurs ; 2° par la manipulation de corps infectés de bactéries, tels qu'animaux vivants ou morts, peaux, laines, poils, cuirs et cornes. Dans ces derniers cas, l'origine professionnelle de l'affection ne saurait presque jamais être mise en doute.

On distingue trois formes médicales de charbon : la plus commune est la forme *externe* ou *cutanée* dite *pustule charbonneuse* ou *pustule maligne*. Cette pustule affecte toujours les parties découvertes de la peau : bras, nuque, visage. Elle est due à la pénétration, par des fissures de la peau, du virus contenu dans la poussière des ateliers ou à la pénétration de tout corps acéré souillé de matière virulente. Presque toujours mortelle autrefois, la pustule charbonneuse peut être aujourd'hui traitée avec succès, notamment par injection d'iode dans la zone œdémateuse, mais il faut agir sans retard.

Le charbon est *interne*, lorsque les poussières infectieuses s'introduisent dans l'organisme par inhalation ou déglutition. Dans le premier cas, la forme interne est *pulmonaire ;* dans le second, elle est *intestinale*. Le charbon interne est le plus souvent mortel ; très rare en France, il est surtout observé en Angleterre et en Russie.

Les principales professions qui exposent les ouvriers à contracter le charbon sont : les travaux d'équarrissage, de boucherie et de boyauderie ; le transport des viandes ; la manipulation des crins, la brosserie ; le cardage et le lavage des laines ; le tannage, la préparation et la manipulation des cuirs ; la fabrication des objets en corne et en os ; la fabrication du noir animal ; la fabrication de la colle forte ; l'entretien des animaux ; la manipulation du suif.

Morve. — La morve est une maladie du cheval qui peut exceptionnellement se transmettre à l'homme. Ses principaux signes sont : une éruption varioliforme de la peau, un état pustuleux de l'arrière-bouche, un écoulement spécial du nez, de la fièvre, des douleurs articulaires rhumatoïdes. Toutefois ces symptômes sont inconstants et le diagnostic est très difficile.

La morve frappe surtout ceux qui sont en contact avec les chevaux, ânes ou mulets, et peut accessoirement atteindre ceux qui manipulent les linges ou objets souillés par des personnes contaminées.

3° Produits irritants ou caustiques.

Les ouvriers qui sont chargés de manipuler tous les jours à mains nues des produits irritants ou caustiques, contractent à la longue des affections cutanées connues sous le nom de *dermatoses professionnelles*.

Ces affections se manifestent le plus souvent par une éruption aux mains, mais cette éruption peut atteindre d'autres parties du corps où elle est propagée par le contact des mains, notamment le cou et la face.

Simple rougeur au début (*érythème*), la dermatose peut prendre, suivant les cas, un aspect papuleux, eczémateux, vésiculeux, ulcéreux. Ces divers accidents s'accompagnent quelquefois de symptômes généraux d'ordre toxique : maux de tête, vertiges, névralgies, crampes, agitation, etc.

Ils entraînent des incapacités de travail plus ou moins longues et ne sont suivis qu'exceptionnellement d'une impotence fonctionnelle plus ou moins complète.

Constatons, d'autre part, que tous les ouvriers exposés à des risques identiques ne sont pas également atteints : l'influence des prédispositions individuelles sur le développement des dermatoses est indéniable, maints auteurs l'ont démontré.

Les principales affections cutanées professionnelles sont : les éruptions propres aux ouvriers qui manipulent les verts arsenicaux ou certains produits d'origine végétale (cannes) ; l'acné chlorique des ouvriers travaillant dans les usines d'électrolyse du chlorure de sodium ou de potassium ; la dermatose des photographes ; la dermatite des ouvriers qui manipulent les hydrocarbures liquides ; le mal de vers ou mal de bassine produit par le dévidage des cocons de vers à soie dans l'eau chaude ; les éruptions des cuisinières et cuisiniers, pâtissiers, boulangers, mégissiers, tanneurs, pelletiers, corroyeurs, teinturiers en peaux, blanchisseuses et laveuses ; la dermatite des raffineurs de sucre et des confiseurs, etc.

4° Matières inflammables et explosibles.

Matières inflammables. — Certains produits présentent, pour les ouvriers occupés à les manipuler, un danger très sérieux en raison de leur extrême inflammabilité. Plusieurs d'entre eux émettent, pendant les opérations auxquelles ils sont soumis, des vapeurs susceptibles de prendre feu avec la plus grande facilité. D'autres dégagent des poussières inflammables et irritantes.

Voici les principales opérations industrielles particulièrement dangereuses au point de vue incendie :

Travail des éthers et des hydrocarbures (produits et vapeurs inflammables) ; travail du sulfure de carbone (grande inflammabilité des produits volatils); travail du phosphore (extrême inflammabilité de la substance à l'air libre, inflammation des produits fabriqués) ; travail des vernis (grande inflammabilité des produits employés) ; travail du bois et autres substances d'origine végétale inflammables (au danger d'incendie dû à ces substances, il faut ajouter celui qui provient des poussières inflammables se dégageant pendant les opérations).

Matières explosibles. — Les produits explosibles peuvent être classés de la façon suivante :

1° *Poudres nitratées* (elles comprennent notamment les poudres noires ordinaires);

2° *Poudres nitrées* qui se divisent : *a*) en *produits nitrés liquides* (nitro-glycérine, nitrate de méthyle); *b*) en *produits à base de nitro-glycérine ou dynamites* ; *c*) en *explosifs à base de nitro-cellulose* (cotons-poudre ou fulmi-cotons et autres pyroxyles) ; *d*) en *dynamites à bases pyroxylées ou mélangées de nitro-glycérine et de nitro-cellulose* (dynamite-gomme ou gélatine explosive Nobel, etc.) ; *e*) en *composés nitrés autres que les précédents* (nitromannite, acide picrique, picrates, mélinite, etc.);

3° *Poudres chloratées* qui se divisent en *produits à base active ou inerte autre qu'un produit pyroxylé* (poudres blanches d'Augendre et de Pohl, poudres Sanlaville, Ehrardt, etc.), et en *poutres chloratées à base pyroxylée* (poudre Brain, coton-poudre chloraté).

4° *Poudres fulminantes.* Ce sont des produits explosibles extrêmement dangereux qui ne peuvent être employés qu'en quantités minimes, soit par suite de leur facilité d'explosion par inflammation directe ou par choc, soit à cause de leur grande instabilité. Telles sont les poudres fulminantes destinées au chargement des capsules, les compositions employées pour la confection des amorces pour jouets d'enfants, le chlorure et l'iodure d'azote, etc.

5° *Munitions proprement dites* qui se divisent en *artifices de production et de communication du feu* (capsules, amorces, etc.) ; en *artifices détonateurs ;* en *artifices incendiaires, de rupture et de sauvetage*, employés pour les usages militaires, les mines ou les opérations de sauvetage, et en *artifices proprement dits de signaux et de joie.*

Les lésions traumatiques produites par les explosifs sont souvent caractérisées par des délabrements considérables : les parties atteintes sont morcelées, parfois même le corps est réduit en lambeaux. D'autres fois ce sont des broiements des muscles avec fracture des os et pénétration réciproque des fragments. Il convient de noter l'absence de brûlures dans les lésions produites par la dynamite et le fulmi-coton. Il n'en est pas de même pour les blessures provenant de l'explosion de la poudre noire : on y observe au contraire tous les degrés de la brûlure.

Les explosions peuvent aussi produire des phénomènes cérébraux, même chez les personnes qui n'ont pas reçu de blessures extérieures. Ces phénomènes sont des commotions cérébrales, perte de connaissance, etc. L'importance de ces accidents varie avec la distance, le milieu et l'état physiologique de la personne atteinte. Certains individus conservent d'une explosion inattendue un ébranlement nerveux qui persiste longtemps.

III. — Influence des conditions spéciales de travail sur l'organisme des ouvriers.

L'exercice d'une profession manuelle quelconque exige de l'ouvrier des gestes et des attitudes spéciales qui, se répétant tous les jours, finissent souvent par entraîner des déformations, des stigmates, des tares, lesquels donnent aux travailleurs un aspect typique et sont les signes distinctifs du métier.

Tout d'abord, l'usage quotidien d'un outil finit par provoquer, dans les tissus de la main, des modifications spéciales et variées suivant la nature des matériaux employés ou les conditions d'effort et de continuité du travail.

Les effets pathologiques de la pression de la main sur l'outil sont assez divers. Citons d'abord le *durillon*, qui peut à la longue devenir le siège d'une inflammation prononcée (*durillon forcé ou enflammé*). Les durillons se rencontrent chez les tonneliers, les charpentiers, les menuisiers, les tôliers, les riveurs, les brunisseurs, les chaudronniers, les terrassiers, etc.

Certains ouvriers présentent un épaississement épidermique des bourrelets cutanés siégeant normalement au niveau des plis de flexion : c'est ce qu'on appelle le *bourrelet calleux*. On trouve chez d'autres de petits épanchements sous-épidermiques donnant à la peau une apparence marbrée (*dermite palmaire*).

La pression continuelle du manche de l'outil sur la paume de la main amène parfois la rétraction de l'aponévrose palmaire et la flexion permanente des doigts par compression contusive des tissus de la paume de la main (marteleurs, cochers, maçons, palefreniers, pêcheurs, verriers, etc.).

La pression répétée d'un fardeau sur la région du dos provoque, notamment chez les portefaix, le développement d'une bourse séreuse au niveau du grand dorsal. Cette bourse se développe au niveau de la rotule chez les ouvriers qui travaillent à genoux (couvreurs, parqueteurs, etc.).

Dans d'autres cas, ce sont les gaines synoviales, surtout les extenseurs, qui s'enflamment par la répétition des mouvements professionnels (aï douloureux des briquetiers, des facteurs, etc).

La fatigue musculaire fait naître des crampes chez les écrivains, les musiciens, les télégraphistes, les couturières, etc. On peut aussi observer dans ces mêmes professions des troubles oculaires.

Plusieurs métiers entraînent, chez ceux qui les exercent, de véritables déformations du corps : exagération de la courbure dorsale normale résultant de l'inclinaison prolongée du tronc vers le sol (terrassiers, mineurs, etc.) ; incurvation de la colonne vertébrale due au transport de fardeaux sur l'épaule, dépression sternale produite par la forme chez les cordonniers, déviation de la partie thoracique droite chez les tourneurs.

Notons enfin que le travail debout peut provoquer des varices (repasseuses) et les efforts violents des hernies (bouchers, débardeurs, etc.).

IV. — Causes de danger provenant des instruments de travail.

Pendant leur travail, les ouvriers peuvent être victimes d'accidents causés notamment par les outils dont ils se servent, les machines dont ils font usage ou dont ils dirigent le fonctionnement, par la vapeur ou par l'électricité.

Accidents dus aux outils. — Les ouvriers peuvent se blesser avec les outils qu'ils ont en main : marteaux, pelles, haches, pioches, etc. Ces accidents se produisent dans des conditions bien diverses et le seul préventif qu'on puisse leur opposer est en général la prudence des ouvriers : nous n'y insisterons donc pas plus longuement.

Accidents de machines. — Ils peuvent se diviser d'une manière générale en accidents de moteurs, accidents de transmissions, accidents d'appareils élévateurs.

A un point de vue plus spécial, nous examinerons les accidents dus aux machines dont l'emploi est le plus courant.

Organes moteurs. — Les accidents dus aux organes moteurs peuvent avoir deux causes bien différentes :

1° Des glissements ou des chutes d'ouvriers sur les planchers, plates-formes et escaliers du local ou dans les fosses de fondation ;

2° Le contact des ouvriers avec les différentes pièces en mouvement, surtout pendant la mise en marche du moteur et certains travaux de nettoyage, de graissage ou de réparation.

Les ouvriers peuvent être atteints par des boules des régulateurs, par les volants, manivelles, bielles ou balanciers. Si le volant est lancé à la main, il peut arriver que la machine se mette inopinément en marche, et que l'ouvrier en contact avec le volant soit entraîné et grièvement blessé.

Organes de transmission. — Ces mécanismes, très répandus dans les ateliers et locaux industriels, sont particulièrement dangereux pour les ouvriers qui risquent d'être saisis par des engrenages, arbres et courroies, ou dont les vêtements sont parfois happés au passage ; on a même vu des ouvrières entraînées par les cheveux. Mais les accidents arrivent le plus souvent :

1° Pendant le nettoyage et le graissage des divers organes qui constituent la transmission (poulies et courroies, arbres, manchons d'accouplement, etc.) ;

2° Pendant le maniement des courroies, soit pour les passer sur l'arbre de transmission, les monter sur une poulie de commande ou les en jeter bas, soit pour les déplacer d'une poulie à l'autre, les réparer, etc. ;

3° Au moment du *débrayage* pour arrêt immédiat.

Monte-charges. — Ces appareils élévateurs se composent en général d'un *treuil* actionnant une ou plusieurs cordes auxquelles est suspendue la *plate-forme ou cage*, et d'un *couloir* traversant les ouvertures ménagées dans les planchers des différents étages pour le passage de la cage.

On emploie, dans des mines, des appareils analogues pour descendre et remonter les ouvriers qui travaillent dans les puits et ramener à la surface la houille ou le minerai abattus.

Les accidents causés par les monte-charges sont parfois dus à l'imperfection des mécanismes ou de la construction (descente trop rapide, rupture des câbles, calages accidentels, etc.).

Ils résultent dans d'autres cas de l'imprudence ou de l'insouciance des ouvriers.

Accidents que peuvent causer quelques machines spéciales d'un usage courant. — Machines-outils à instruments tranchants tournant à grande vitesse. — Les principaux de ces appareils sont : les machines à scier, fraiser, raboter, découper, hacher, les dégauchisseuses, cisailles et coupe-chiffons.

Il arrive souvent, si des précautions ne sont pas prises, que les ouvriers touchent involontairement ces instruments tranchants. Vu la vitesse de rotation des machines, le plus léger contact suffit pour entraîner des blessures, des mutilations parfois très graves. C'est ainsi, notamment, que les ouvriers des scieries mécaniques ont assez fréquemment le bout des doigts sectionnés par les dents de la scie rotative sous laquelle ils poussent les pièces de bois.

Meules tournant à grande vitesse. — On distingue deux sortes de meules : les meules en grès ou meules naturelles et les meules artificielles.

Ces dernières sont composées de deux parties : le *grain ou mordant* et l'*agglomérant*.

Le *grain* est de l'émeri, du silex, du corindon, quelquefois du grès. Il est plus ou moins gros selon le travail que la meule doit effectuer.

Les agglomérants varient avec les fabricants. Les plus employés sont : le caoutchouc, la gomme-laque, l'oxychlorure de magnésium, les ciments résineux à base d'huile de lin, le tan.

L'emploi des meules en grès et des meules artificielles s'est beaucoup généralisé depuis quelques années, surtout dans les ateliers où l'on travaille le fer : ateliers de constructions mécaniques, de charpentes en fer, de serrurerie, fabriques de ressorts, d'essieux, de boulons, ébarbage des pièces de fonderie, etc.

Ces meules produisent d'autant plus de travail que leur vitesse est plus considérable; mais ces grandes vitesses ont pour conséquence de faciliter la rupture de la meule et d'occasionner, par suite de l'explosion, des accidents fort graves.

La rupture est due à l'action de la force centrifuge qui croît avec la vitesse périphérique. Elle est facilitée, dans les meules en grès, par les veines, fêlures, inégalité de grain, fissures produites par la gelée, etc. ; dans les meules artificielles, par les défauts de fabrication et les fissures résultant d'un choc accidentel.

D'autre part, le travail à la meule expose les ouvriers qui y sont occupés à recevoir dans les yeux des éclats de métal, d'émeri ou de silex. Ces projections sont dangereuses en raison de la grande vitesse de la meule; elles peuvent blesser gravement l'ouvrier et entraîner la perte de la vue.

Accidents causés par la vapeur. — La vapeur dont il est fait si grand usage dans l'industrie pour assurer le fonctionnement de machines diverses peut donner lieu à de graves accidents qui sont dus aux principales causes suivantes :

1° Pression excessive dépassant le degré de résistance des parois de la chaudière. Dans ce cas, la chaudière fait explosion, blessant ou tuant les ouvriers autour d'elle;

2° Défauts des tôles soit originels, soit accidentels. Ces défauts sont le plus souvent les suivants : la brûlure de la tôle des bouilleurs occasionnée la plupart du temps par un manque d'eau; une *paille*, *dédoublure* ou *dédoublement* (partie de tôle imparfaitement soudée) ; une *fente*, *cassure* ou *gerçure* produite par la dilatation inégale des parties du générateur sous l'influence d'une marche forcée de l'appareil ; une *corrosion* ou affaiblissement partiel des tôles causé par un agent chimique ou par l'eau à l'intérieur ou à l'extérieur. Des explosions peuvent encore se produire dans ces diverses hypothèses ;

3° Mauvaise fermeture des orifices des foyers, des boîtes à tubes et des boîtes à fumée permettant, en cas d'avarie, les retours de flammes ou les projections d'eau et de vapeur sur les ouvriers ;

4° Rupture d'un tube de vapeur, d'eau chaude ou de niveau d'eau entraînant, pour les travailleurs, des brûlures souvent superficielles, qui compromettent la vie en raison de leur étendue.

Accidents causés par l'électricité. — Nul n'ignore l'importance de plus en plus grande que prend l'électricité dans l'industrie où on l'utilise comme force motrice et comme éclairage. Mais son emploi présente de graves dangers en raison du caractère encore mal connu de ce fluide, de la complexité des appareils qui le produisent, de la tension élevée du régime de ces appareils et aussi souvent à cause du manque d'instruction des personnes qui en font usage.

Une installation électrique comprend en général deux conducteurs de courant : un d'aller et un de retour.

Le courant est caractérisé par deux éléments bien différents : l'*intensité* et la *tension*.

L'*intensité* est le débit du courant qui circule sur la ligne; elle est mesurée en *ampères*.

La *tension* est la différence de niveau électrique entre les deux conducteurs ; elle se mesure en *volts*.

La tension élevée n'est maintenue que grâce à l'isolement du conducteur réalisé au moyen d'une gaine continue de caoutchouc ou au moyen de l'air qui entoure le câble nu et de supports isolants en verre ou en porcelaine. Aussi, dès qu'un corps conducteur se trouve en contact avec le câble nu, une fuite se produit et l'électricité s'échappe en traversant ce corps avec d'autant plus d'intensité que la résistance offerte au courant est plus faible.

Or le corps humain offre peu de résistance à l'électricité qui produit sur lui des effets désastreux et peut même entraîner la mort si la tension est assez élevée.

De tels accidents sont possibles dans les établissements

industriels qui mettent en œuvre des courants électriques et où les ouvriers sont exposés à toucher aux pièces métalliques ou conducteurs.

Enfin le contact de deux conducteurs traversés par un courant entraîne un *court-circuit*, qui est souvent une cause d'incendie.

V. — Causes d'insalubrité tenant à l'ouvrier lui-même.

Il est certain que tout individu qui entre dans un atelier et qui y séjourne pendant toute sa vie, à part les heures de repos, subit à un degré variable toutes les influences contraires à la santé que nous venons d'énoncer. Toutefois il faut reconnaître que tous les ouvriers ne sont pas également affectés et que les uns résistent plus longtemps que les autres ; cela tient à des conditions spéciales que nous allons examiner.

Age. — Plus l'ouvrier est jeune et plus il ressent l'influence des agents nocifs industriels dont nous avons décrit les pernicieux effets.

L'enfance est, en effet, la période de la vie où le corps, incomplètement constitué, réclame, pour se développer normalement, les seuls mouvements favorables à sa croissance et de l'air pur en quantité suffisante. Or le travail industriel, nous le savons, exige des efforts continus et le séjour dans une atmosphère souvent viciée. L'organisme des enfants, qui est extrêmement fragile, peut ainsi se trouver complètement ruiné, et les pauvres petits sont voués à la maladie, si ce n'est à la mort.

Il faut ajouter, d'autre part, que l'enfant souvent ignorant ou insouciant du danger, est exposé, plus que l'adulte, à se blesser pendant son travail.

Sexe. — La femme est de nature beaucoup plus fragile et plus délicate que l'homme. Sa constitution physique lui fait ressentir avec plus d'intensité les diverses causes d'insalubrité de l'usine ou de l'atelier.

Non seulement sa santé en souffre au point de vue général, mais il est évident que les fonctions particulièrement importantes auxquelles elle est appelée dans la vie en subissent les conséquences.

Aussi convient-il de lui épargner les besognes trop dures, de lui interdire les industries trop insalubres et de limiter convenablement ses heures de travail.

Constitution. — En raison des perfectionnements apportés dans le travail par l'emploi des machines, l'importance de la force musculaire a considérablement diminué dans l'industrie. Il est certain cependant que les sujets robustes et vigoureux sont en meilleure posture que les chétifs et les malingres pour résister aux accidents et aux maladies professionnelles.

Fatigue et surmenage. — Le travail mécanique fatigue les muscles : vers la fin de la journée, l'ouvrier éprouve un sentiment spécial qui se traduit par un besoin de repos et de sommeil. S'il cesse alors toute activité pendant plusieurs heures, il se remet à l'ouvrage frais et dispos le lendemain matin.

Si, au contraire, le sujet ne prend chaque jour qu'un repos insuffisant pour un travail normal ou s'il se livre quotidiennement à un travail excessif dont le temps de repos normal est insuffisant pour réparer la fatigue, il finit par arriver à l'état de fatigue permanente qu'on appelle *surmenage*.

Le travail cérébral s'accompagne des mêmes phénomènes, mais c'est dans ce cas le cerveau qui est fatigué.

Le surmenage comporte de graves dangers : il compromet l'avenir de la race et prédispose les ouvriers à la fièvre typhoïde, à la tuberculose et aux intoxications professionnelles. De plus un travail trop prolongé prive le foyer de la présence indispensable de la mère de famille, et les enfants de ses soins dévoués.

Notons aussi les effets souvent désastreux du travail de nuit qui, dans certaines industries et pour certains travaux à domicile, diminue de quelques heures un sommeil qui serait pourtant si nécessaire. La femme en souffre plus encore que l'homme.

Alimentation. — Le sommeil n'est pas le seul élément nécessaire pour ramener le corps à l'état dispos, il faut encore une nourriture appropriée qui contribue à reconstituer l'énergie dépensée. Or peu d'ouvriers savent se nourrir d'une manière rationnelle et choisir les aliments qui conviendraient à leur genre de travail. Beaucoup d'autres se nourrissent insuffisamment ou mal.

L'alimentation se ressent toujours du surcroît de travail. Les aliments sont parfois préparés d'une façon défectueuse et souvent même pas du tout. Des troubles digestifs se produisent et ont pour résultat l'affaiblissement de l'individu.

Habitation. — Il est regrettable de constater que l'habitation des ouvriers, surtout dans les grandes cités manufacturières, est fréquemment insalubre. L'air y est confiné et la lumière rare.

C'est le plus souvent par mesure d'économie, à cause de son salaire médiocre ou de sa famille nombreuse, que l'ouvrier choisit pour se loger un immeuble disgracié dont le faible loyer le tente. Aussi, en entrant chez lui, ne trouve-t-il pas, dans son appartement étroit et mal aéré, le repos complet dont il aurait grand besoin.

Hygiène. — L'hygiène du travailleur est, dans bien des cas, déplorable. Il néglige trop, en général, soit par ignorance, soit par insouciance, les mesures de propreté qui sont l'indispensable condition d'une lutte efficace contre l'insalubrité des établissements industriels et les maladies contagieuses. Il dédaigne aussi parfois les précautions qu'on lui conseille de prendre, ne voyant pas que c'est dans son propre intérêt qu'on les lui propose.

L'éducation hygiénique des ouvriers s'impose, tout comme apparaît nécessaire l'amélioration toujours plus grande de leur état moral.

Alcoolisme, tabagisme et excès divers. — Les ouvriers ont trop souvent la fâcheuse habitude d'abuser de l'alcool, qu'ils considèrent à tort comme un stimulant et un apéritif. L'alcool est, en réalité, le plus grand des fléaux de la classe ouvrière. Nous avons indiqué les ravages épouvantables qu'il cause dans l'organisme des malheureux qui en absorbent régulièrement. Il diminue d'une façon prodigieuse la résistance du travailleur aux influences nocives des établissements industriels; l'alcoolisme, ne l'oublions pas, est la porte ouverte à toutes les maladies et plus spécialement aux affections professionnelles.

D'autres excès de toutes sortes et notamment l'usage immodéré du tabac peuvent encore concourir à l'affaiblissement de l'énergie vitale des ouvriers.

Il est à peu près démontré que l'usage modéré du tabac n'exerce aucune influence néfaste sur l'organisme et reste seulement une habitude mauvaise, malodorante et peu gracieuse. Malheureusement il est rare que le fumeur s'en tienne à quelques cigarettes inoffensives. Très insidieusement, assez lentement pour qu'il ne s'en rende pas compte, s'installe chez lui un besoin qui conduit rapidement à l'abus du tabac. A ce moment apparaissent des troubles dans tous les appareils.

Tout à fait indépendant de l'intoxication aiguë des jeunes fumeurs, qui détermine un malaise avec nausées, céphalées, vomissements, vertiges, etc., le tabagisme chronique du fumeur, intoxication lente provoquée par un alcaloïde, la *nicotine* qui est un poison violent, détermine de l'irritation de la bouche et du gosier, de la dyspepsie, des maux d'estomac particulièrement pénibles, des troubles douloureux du cœur consistant en palpitations et crises d'angine de poitrine, enfin des troubles de la vue, des tremblements et une diminution sensible de la mémoire. Les fumeurs qui fument des pipes usagées, ou ceux qui avalent la fumée, les personnes qui dorment dans une pièce où elles ont fumé ou dans laquelle d'autres ont fumé, sont davantage exposées à ressentir les effets de l'intoxication par le tabac.

On ne saurait trop, en conséquence, recommander de se

garder de cette habitude malsaine, qui peut avoir sur la santé les plus graves conséquences, en raison de la difficulté qu'éprouve le fumeur à rester dans les limites où l'usage du tabac ne laisse aucune trace dans l'économie.

État moral. — Bien que depuis la loi du 28 mars 1882, l'instruction primaire soit gratuite et obligatoire, le nombre des illettrés est encore excessif, surtout dans le milieu ouvrier. Le travailleur est malheureusement souvent ignorant, et comme il n'a ni le temps, ni le désir, ni la volonté de s'instruire, il en résulte qu'il s'expose, sans le savoir, à des dangers inconnus de lui. De plus l'influence néfaste de l'alcool a pour résultat d'abaisser davantage le niveau moral de l'atelier. Ce terrible poison, en même temps qu'il compromet la santé et qu'il ruine peu à peu les fonctions de la vie animale, détruit toutes les aspirations généreuses.

CHAPITRE II

HYGIÈNE ET SÉCURITÉ DU TRAVAIL

Depuis longtemps déjà les causes d'insalubrité et de danger des établissements industriels ont ému aussi bien le législateur que le public. Aussi, s'est-on préoccupé de défendre les ouvriers contre les risques de leurs métiers par des mesures d'hygiène et de sécurité.

Parmi ces mesures préventives, les unes ont été imposées par le législateur lui-même, les autres ont été prises par certains chefs d'industrie, de leur propre initiative, et sans contrainte légale. Il convient de signaler à ce sujet la généreuse activité de l'*Association des Industriels de France contre les accidents du travail*, qui, par ses recherches et les concours qu'elle organise, s'efforce de perfectionner toujours plus la science de la prévention des accidents et de l'hygiène industrielle. Dans de nombreux cas, la loi se borne à prescrire des obligations générales, qui sont ensuite exécutées par des moyens différents dans chaque industrie.

S'il est tout d'abord une chose indispensable à connaître, c'est bien la loi elle-même, puisque nul n'est censé l'ignorer; aussi, nous paraît-il rationnel, dans l'étude que nous allons entreprendre, de baser autant que possible nos explications sur le principe suivant : indiquer en premier lieu et pour chaque sujet les dispositions législatives qui régissent la matière et voir ensuite les principales applications pratiques qu'elles ont reçues dans l'industrie.

L'hygiène et la sécurité des travailleurs dans les établissements industriels furent tout d'abord réglementées, d'une façon générale, par la loi du 12 juin 1893, modifiée et complétée par celle du 11 juillet 1903. Ces deux textes énuméraient les établissements assujettis, déterminaient les droits des inspecteurs du travail pour la constatation des contraventions, édictaient des peines contre les chefs d'industrie négligents et formulaient certaines règles relatives à la déclaration des accidents du travail.

Ce fut le décret du 29 novembre 1904, rendu en exécution des lois précitées, qui détermina les mesures générales de protection et de salubrité applicables à tous les établissements assujettis.

Les lois du 12 juin 1893 et du 11 juillet 1903 ont été abrogées par la loi du 26 novembre 1912 portant codification des lois ouvrières. Les dispositions relatives à l'hygiène et à la sécurité des travailleurs sont désormais comprises dans le livre II du *Code du Travail et de la Prévoyance sociale*, intitulé : *Réglementation du travail*, où elles font l'objet du titre II (art. 65 à 81). Mais la loi du 26 novembre 1912 dispose dans son article 4 : « Sont toutefois maintenus, jusqu'à ce qu'ils aient été modifiés par des actes nouveaux, les règlements d'administration publique et autres dispositions réglementaires qui se trouvent en vigueur en vertu des textes reproduits dans le présent livre. »

Le décret du 29 novembre 1904, dont il a été question plus haut et qui a été rendu en exécution des lois du 12 juin 1893 et du 11 juillet 1903, est donc encore en vigueur, et ce sont ses dispositions que nous aurons souvent à mentionner.

Voici, d'après l'article 65, paragraphe 1er, du Code du Travail et de la Prévoyance sociale, modifié par la loi du 31 décembre 1912, quels sont les établissements assujettis aux mesures générales d'hygiène et de sécurité édictées par la loi :

ART. 65, *paragraphe* 1er. — Sont soumis aux dispositions du présent chapitre les manufactures, fabriques, usines, chantiers, ateliers, laboratoires, cuisines, caves et chais, magasins, boutiques, bureaux, entreprises de chargement et de déchargement et leurs dépendances, théâtres, cirques et autres établissements de spectacle, de quelque nature que ce soit, publics ou privés, laïques ou religieux, même lorsque ces établissements ont un caractère d'enseignement professionnel ou de bienfaisance.

Beaucoup d'autres textes réglementent l'hygiène et la sécurité de certaines catégories spéciales de travailleurs ou imposent des mesures particulières d'hygiène dans les établissements industriels les plus insalubres. Nous ferons brièvement connaître les principales de ces dispositions législatives au fur et à mesure que l'occasion s'en présentera.

L'ordre des développements qui vont suivre correspondra, autant que possible, aux diverses divisions du chapitre précédent, de façon à mettre en regard de chacune des causes d'insalubrité ou de danger des établissements industriels, les moyens de la prévenir ou d'en atténuer les conséquences.

I. — Assainissement du milieu professionnel.

Aération et ventilation.

L'article 5 du décret du 29 novembre 1904 dispose :

Les locaux fermés affectés au travail ne seront jamais encombrés. Le cube d'air par personne employée ne pourra être inférieur à 7 mètres cubes. Pendant un délai de 3 ans, à dater de la promulgation du présent décret, ce cube pourra n'être que de 6 mètres.

Le cube d'air sera de 10 mètres au moins par personne employée dans les laboratoires, cuisines, chais ; il en sera de même dans les magasins, boutiques et bureaux ouverts au public.

Un avis affiché dans chaque local de travail indiquera sa capacité en mètres cubes.

Les locaux fermés affectés au travail seront largement aérés...

Ils seront munis de fenêtres ou autres ouvertures à châssis mobiles donnant directement sur le dehors. L'aération sera suffisante pour empêcher une élévation exagérée de température...

L'article 9 ajoute :

Pendant les interruptions de travail, l'air des locaux sera entièrement renouvelé.

Ventilation naturelle. — Ainsi donc la loi ne prévoit, pour l'aération des établissements industriels, que les fenêtres, les ouvertures à châssis mobiles, etc. : en un mot, elle n'envisage que la *ventilation naturelle*. Dans beaucoup d'ateliers, l'évacuation de l'air vicié s'effectue aussi par des ouvertures pratiquées dans la toiture.

Mais dans les locaux industriels, surtout dans ceux qui renferment un grand nombre de personnes, on ne peut compter sur ces seuls moyens d'aération pour assurer un air pur aux ouvriers. En effet, l'aération produite par les fenêtres et ouvertures est généralement incommode, car l'air qui pénètre ainsi dans la pièce peut gêner par sa fraîcheur ceux qui le reçoivent directement; elle est de plus irrégulière, l'appel d'air étant essentiellement subordonné à la différence de température entre l'extérieur et l'intérieur, au vent, etc.

D'autre part, en pratique, le cube d'air du local ne peut être assez grand pour assurer la pureté absolue de l'atmosphère par la simple ouverture des portes et des fenêtres pendant les interruptions de travail.

La nécessité s'impose donc d'assurer un renouvellement continu de l'air par des procédés artificiels dont l'action s'ajoute à celle de l'aération par les fenêtres et ouvertures diverses : c'est ce que l'on appelle la *ventilation artificielle*.

Ventilation artificielle. — Il existe trois principaux systèmes de ventilation artificielle :

1° La ventilation par cheminée :
2° La ventilation hydraulique :
3° La ventilation mécanique.

Ventilation par cheminée. — Ce système consiste à allumer un foyer au bas d'une cheminée de section et de hauteur convenables. L'air de la cheminée, en s'échauffant, devient moins dense que celui de la pièce à ventiler : il s'élève donc et s'échappe au dehors. Il est immédiatement remplacé par un égal volume d'air emprunté à l'atmosphère du local et, pour combler le vide ainsi produit, l'air extérieur pénètre par toutes les ouvertures dudit local. Pour hâter cette pénétration, on ouvre de temps en temps les fenêtres, et l'air de l'atelier se trouve ainsi renouvelé.

La ventilation par cheminée peut rendre de grands services dans les petites industries où l'absence de force motrice empêche l'établissement de la ventilation mécanique.

Ventilation hydraulique. — La ventilation hydraulique est basée sur le principe suivant : un jet d'eau en pluie sous pression injecté dans un tube entraîne et refoule de l'air, d'où aspiration d'air nouveau dans ce tube.

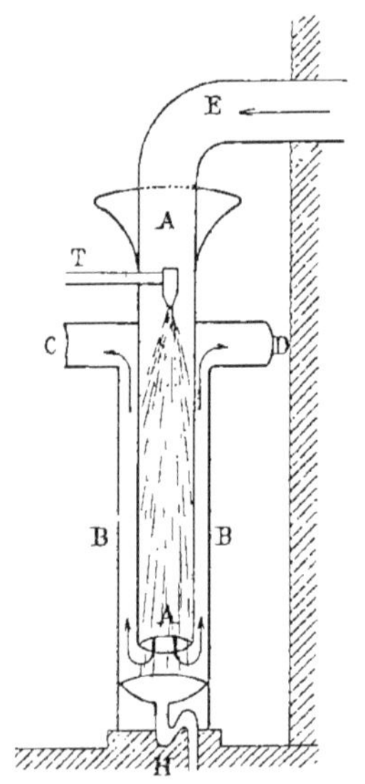

Fig. 110. — Ventilateur hydraulique (système Monnet et Moyne).

Nous prendrons comme exemple de ventilateurs hydrauliques celui de la maison *Monnet et Moyne* (*fig.* 110). Cet appareil se compose d'un tube A pénétrant dans un tube B de diamètre plus grand. Le tube A communique par un conduit E avec l'air extérieur ; le tube B communique par deux orifices C et D avec l'atmosphère du local à ventiler. Un jet d'eau en pluie est injecté sous pression par un tuyau T dans le tube A. Il entraîne avec lui une colonne d'air qui s'échappe par l'extrémité inférieure du tube A, pénètre dans le tube B et, de là, par les orifices C et D, se répand dans l'atmosphère du local. D'autre part, un appel d'air se produit par le tube E ouvert sur l'extérieur, un nouveau volume d'air est entraîné par le jet d'eau et ainsi de suite. L'eau s'échappe en H par une conduite d'évacuation.

Il importe, pour que ce système fonctionne avantageusement, que l'air sorte facilement du local, de façon que la différence de pression avec l'extérieur ne dépasse pas quelques millimètres d'eau.

Le débit est sensiblement proportionnel à la pression de l'eau.

Ventilation mécanique. — Il y a deux types principaux de ventilateurs mécaniques, les *ventilateurs hélicoïdaux* et les *ventilateurs centrifuges*.

Les *ventilateurs hélicoïdaux* (*fig.* 111) sont formés d'un certain nombre de palettes assemblées sur un axe à la même hauteur, ainsi que les rayons d'une roue. Chacune de ces palettes a la forme d'une portion d'hélice, d'où le nom donné à l'appareil. Les palettes tournent avec une très grande vitesse et refoulent ou aspirent l'air selon le sens de leur rotation.

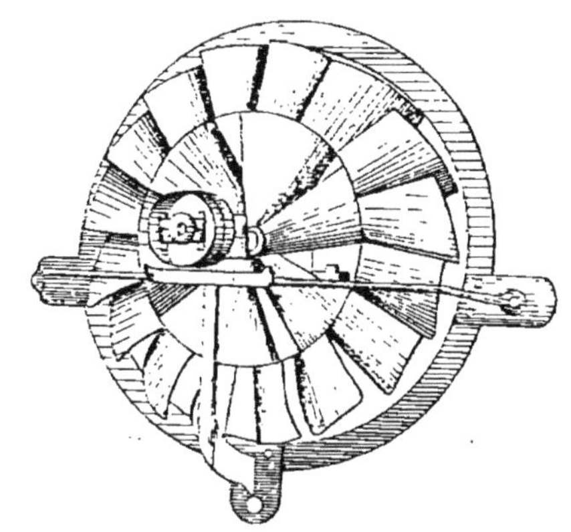

Fig. 111. — Ventilateur hélicoïdal à grand débit (système Monnet et Moyne).

L'emploi de ces sortes de ventilateurs doit être réservé aux locaux où la ventilation n'a à lutter contre aucune dépression ou contre-pression à l'intérieur. Tel est le cas par exemple où, les fenêtres étant ouvertes d'un côté de la salle, un ventilateur hélicoïdal est logé dans l'épaisseur du mur opposé. Si l'on ne veut pas ouvrir les fenêtres, on pourra placer un ou plusieurs ventilateurs dans les murs opposés : les uns feront entrer l'air, les autres le feront sortir.

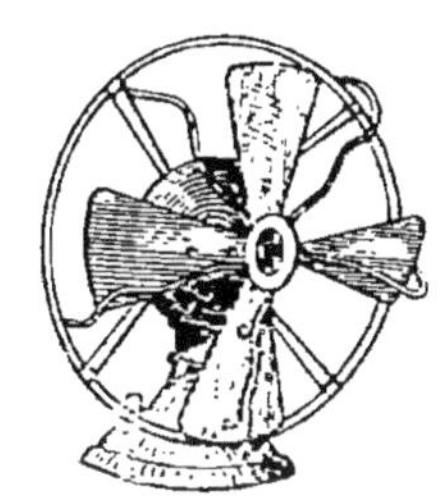

Fig. 112. — Ventilateur à ailettes.

Les *ventilateurs à ailettes* (*fig.* 112), dont le modèle est bien connu, ne font que brasser l'air des pièces où ils sont placés et ont l'inconvénient de soulever les poussières.

Ventilateurs centrifuges. — Un ventilateur centrifuge (*fig.* 113) se compose de plusieurs ailettes *l, l, l, l,* tournant à l'intérieur d'une enveloppe appelée *coquille* dont la section a la forme d'une spirale. L'air pénètre dans l'enveloppe, autour de l'axe, par une ouverture circulaire A nommée *œillard* ; entraîné vers la circonférence de la coquille par la force centrifuge,

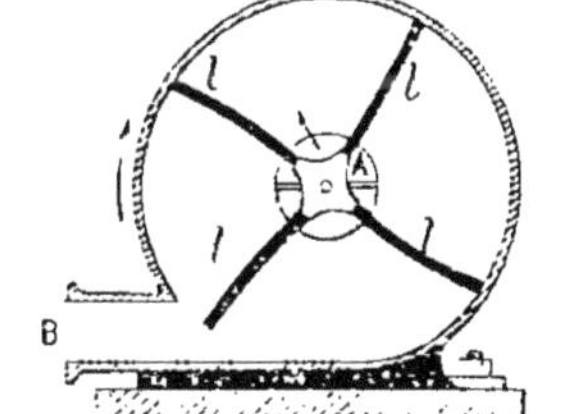

Fig. 113. — Ventilateur à force centrifuge.

il s'y comprime et sort par un tuyau B du nom de *buse*.

Si l'on fait communiquer la buse avec l'air extérieur, le ventilateur sert à l'évacuation de l'air vicié ; si, au contraire, on monte sur l'œillard un tuyau s'ouvrant au dehors, l'appareil se transforme en aspirateur d'air pur. Ce dernier genre de ventilateur centrifuge est employé quand on veut donner à l'air aspiré une forte pression.

Prise d'air de la ventilation. — L'air destiné à être aspiré dans les locaux à ventiler doit être pris aussi haut que possible de façon à ne pas entraîner les impuretés qui sont abondantes au voisinage du sol. On le filtre quelquefois, par précaution, à travers une nappe d'eau pulvérisée. Enfin les ventilateurs destinés à refouler au dehors l'air vicié ne doivent pas être placés dans une façade exposée au vent, ce dernier opposant une résistance supplémentaire à la sortie de l'air et pouvant même l'empêcher complètement.

Mesures particulières de protection et de salubrité dans les chantiers de travaux à l'air comprimé.

Ces mesures sont prescrites par le décret du 15 décembre 1908 complété par l'arrêté ministériel du 28 décembre 1908 et par le décret du 21 avril 1910.

Aucun ouvrier ne doit être admis au travail dans l'air comprimé, s'il n'est muni d'un certificat délivré par un médecin désigné par le chef d'entreprise et constatant qu'il n'est pas impropre à ce genre de travail.

L'article 2, paragraphes 3, 4 et 5, du décret du 15 décembre 1908 ajoute :

Aucun ouvrier ne doit être maintenu au travail dans l'air comprimé si le certificat n'est pas renouvelé quinze jours après l'embauchage et ensuite une fois par mois.

En dehors des visites périodiques, le chef d'entreprise est tenu de faire examiner par le médecin tout ouvrier qui déclare souffrir du nez, de la gorge ou des oreilles, ou qui exprime le désir d'être soumis à un examen.

Un registre du personnel ouvrier, tenu constamment à jour,

mentionne les accidents et les indispositions même légères se rapportant au travail dans l'air comprimé.

L'article 3 du même texte interdit l'introduction sur le chantier de toutes boissons autres que les boissons hygiéniques. Tout ouvrier en état d'ébriété doit être éloigné du chantier pendant vingt-quatre heures.

La compression et la décompression de l'air, l'installation et l'entretien des appareils de travail font ensuite l'objet de prescriptions minutieuses destinées à assurer la sécurité des ouvriers.

La compression et la décompression, dit l'article 4, doivent être surveillées par un agent spécial que désigne un ordre de service.

A la compression, le temps employé doit être de 4 minutes au moins pour augmenter la pression de 1 kilogramme par centimètre carré jusqu'à 2 kilogrammes de pression totale effective et de 5 minutes au moins pour chaque kilogramme de pression au delà de 2 kilogrammes par centimètre carré.

Le temps employé à la décompression ne doit pas être inférieur aux valeurs indiquées ci-dessous :

Vingt minutes par kilogramme de pression au-dessus de 3 kilogrammes effectifs par centimètre carré ;

Quinze minutes par kilogramme de pression entre 3 et 2 kilogrammes effectifs par centimètre carré ;

Dix minutes par kilogramme de pression au-dessous de 2 kilogrammes effectifs pour abaisser la pression à zéro.

Si la pression ne dépasse pas 1 kilogramme effectif par centimètre carré, le temps nécessaire pour abaisser la pression à zéro peut être réduit à cinq minutes.

Il est interdit d'opérer la descente du caisson au moyen de diminutions brusques de pression sans avoir fait sortir préalablement les ouvriers.

Chaque écluse doit renfermer un manomètre.

Si la pression est supérieure à 1 kilogramme effectif par centimètre carré, le manomètre doit être du type enregistreur fonctionnant d'une manière ininterrompue.

L'arrêté ministériel du 28 décembre 1908, rendu en exécution de l'article 14 du décret du 15 décembre 1908, a fixé les termes d'un avis concernant la durée du travail dans l'air comprimé et les soins à donner dans certains cas.

Cet avis doit être affiché dans les locaux où se font le recrutement et la paye des ouvriers des chantiers de travaux à l'air comprimé : voici quelle est la teneur de ce texte :

Il est imprudent de dépasser par 24 heures, dans l'air comprimé, les durées de séjour ci-après, y compris le temps d'éclusage :

Huit heures pour des pressions effectives inférieures à 2 kilogrammes par centimètre carré.

Sept heures pour des pressions comprises entre 2 kilogrammes et $2^{kg},500$ par centimètre carré.

Six heures pour des pressions comprises entre $2^{kg},500$ et 3 kilogrammes par centimètre carré.

Cinq heures pour des pressions comprises entre 3 kilogrammes et $3^{kgr},500$ par centimètre carré.

Quatre heures pour des pressions comprises entre $3^{kgr},500$ et 4 kilogrammes par centimètre carré.

Le jour de changement de poste et, au plus, une fois par semaine, la durée journalière du séjour peut être augmentée, pourvu qu'il s'écoule au moins douze heures entre la sortie et la rentrée de chaque équipe.

Cette dérogation ne doit pas porter la moyenne hebdomadaire du séjour journalier dans l'air comprimé au-dessus des chiffres qui précèdent.

Si la pression dépasse 2 kilogrammes par centimètre carré, il est désirable, pour la facilité des soins médicaux à donner aux ouvriers, qu'un local voisin du chantier soit mis à leur disposition, dans le cas où ils ne pourraient être logés dans un rayon inférieur à 2 kilomètres.

Mesures prophylactiques contre l'humidité.

Pour combattre l'humidité de l'air des ateliers, il faut établir, avant tout, une ventilation active selon les procédés que nous avons précédemment examinés. Dans les établissements où les travaux effectués entraînent l'écoulement d'eau ou d'autres liquides sur le sol, il est bon que les murs soient enduits à leur partie inférieure de revêtements imperméables en ciment ou stuc faciles à nettoyer et à sécher ; ces murs seront blanchis à la chaux dans leur partie supérieure. Le sol doit être dallé ou cimenté, recouvert d'une couche de sciure de bois fréquemment renouvelée et creusé de petits caniveaux en pente. Quant aux ouvriers, il convient de les munir de vêtements imperméables, de sabots et de guêtres.

L'humidité de l'atmosphère des locaux de travail peut aussi être causée par des *buées*, c'est-à-dire des nuages de vapeur d'eau qui se forment au-dessus des bacs d'eau chaude ou d'eau tiède. Ces buées, lorsqu'elles sont assez denses, empêchent les ouvriers de voir ; de plus elles se condensent sur les murs et les toitures, d'où elles retombent en gouttelettes sales. Leur enlèvement constitue donc une mesure hygiénique, prévue d'ailleurs par le décret du 29 novembre 1904. Ce texte impose en effet, dans son article 6, l'évacuation des buées et prescrit dans ce but l'installation de *hottes* avec cheminées d'appel ou tout autre appareil d'élimination efficace.

L'emploi des hottes a été jugé insuffisant par un certain nombre d'auteurs et d'industriels.

« La hotte, disent MM. Leclerc de Pulligny et Boulin, évacue une certaine quantité de buées, surtout si une aspiration efficace y est entretenue par un foyer ou par une ventilation. Mais l'air froid qui vient du dehors remplacer celui qui est sorti rencontre de nouvelles vapeurs sur les bacs. Il se sature et de nouvelles buées prennent naissance ».

Aussi recommandent-ils la dissipation des buées par aspiration d'air chaud dans l'atelier ou par refoulement d'a chaud au-dessus de chaque bac contenant l'eau chaude.

Mesures prophylactiques applicables aux diverses industries où les ouvriers sont exposés à de hautes températures.

Dans les locaux affectés au travail, dispose le décret du 29 novembre 1904, « l'aération sera suffisante pour empêcher une élévation exagérée de la température ». Une ventilation active est en effet la condition de salubrité indispensable à remplir dans les ateliers dont l'atmosphère est surchauffée. On doit chercher à assurer par divers moyens une circulation d'air frais autour des ouvriers exposés à un rayonnement ardent. On a souvent recours, dans ce but, à l'emploi de hottes installées au-dessus des fours, creusets et chaudières. Ces hottes ont un double objet :

1° La sortie de l'air chaud et son remplacement par de l'air frais ;

2° L'évacuation des gaz brûlants et plus ou moins toxiques qui, nous l'avons vu, se dégagent souvent de la matière en fusion.

On peut activer le tirage au moyen d'un fourneau d'appel placé dans la cheminée des hottes ou en faisant communiquer ces dernières avec la cheminée centrale de l'usine.

Les locaux où se trouvent les fours doivent être élevés et munis de lanterneaux destinés à faciliter la sortie de l'air chaud.

Pour combattre la chaleur et la sécheresse de l'air, des arrosages fréquents seront faits en outre devant les feux. Ils auront aussi pour effet de s'opposer à la dissémination des poussières dans le milieu ambiant.

Il est d'autre part nécessaire de protéger les ouvriers contre la chaleur rayonnante dont nous avons montré les conséquences néfastes. Pour cela on applique sur les chaudières, cylindres et tuyaux de vapeur des enduits dits *calorifuges* recouverts d'une couche de peinture. Quant aux fours, on se contente parfois d'augmenter leur épaisseur; mais, si ce moyen est insuffisant, on a recours à une double enveloppe avec circulation d'air ou d'eau dans l'intervalle.

L'action du calorique rayonnant peut être encore atténuée par des vêtements protecteurs que portent les ouvriers. Les forgerons travaillant devant les fours d'affinerie sont simplement vêtus d'une chemise de toile forte descendant jusqu'au genou et serrée à la ceinture ; leur jambe gauche, plus rapprochée du feu, est couverte d'une guêtre en toile; la poitrine et les avant-bras sont nus. On a préconisé des tabliers, plastrons et jambières en cuir, des galoches ou sabots pour mettre les ouvriers à l'abri des brûlures.

Nous connaissons l'influence nuisible du calorique rayonnant sur les fonctions visuelles, aussi ne saurait-on trop recommander aux travailleurs qui y sont exposés l'usage de *lunettes de sûreté* qui les protègent en outre contre la projection des corps étrangers. On a conseillé des lunettes de mica ou des lunettes bordées de caoutchouc.

Il faut enfin, d'une manière générale, indiquer aux ouvriers travaillant devant les feux une série de mesures hygiéniques individuelles, telles que grande propreté corporelle, changement de vêtements, modération dans l'usage des boissons, proscription absolue de l'alcool. Ils auront soin d'éviter le brusque passage de l'air chaud à l'air froid ; leur alimentation sera, autant que possible, régulière et suffisamment réparatrice.

Protection des travailleurs contre le froid. Chauffage.

« Les locaux fermés affectés au travail seront, en hiver, convenablement chauffés. »

Telle est la prescription formulée par le décret du 29 novembre 1904 dans son article 5, paragraphe 4. Il faut en effet à l'homme qui travaille un degré de chaleur approprié afin qu'il n'éprouve, pendant son labeur, ni sensation de froid trop vif, ni sensation de chaleur excessive. La température des ateliers doit être de 12 à 14° pour remplir ces conditions.

Aucun procédé de chauffage n'est spécialement indiqué par la loi, qui se borne à interdire l'emploi de tout liquide émettant des vapeurs inflammables au-dessous de 35°, à moins que l'appareil contenant le liquide ne soit solidement fixé pendant le travail; la partie de cet appareil contenant le liquide devra être étanche, de manière à éviter tout suintement de liquide (décret du 29 novembre 1904, art. 17, § 1er).

Dans la première partie de notre ouvrage, nous avons décrit en détail les principaux appareils de chauffage employés aussi bien dans les habitations privées que dans les établissements publics ou industriels : nous ne reviendrons donc pas sur ces développements.

Une seule question doit maintenant se poser en nous : quel est le meilleur procédé de chauffage des locaux de travail?

Pour les ateliers de quelque importance, c'est le chauffage central par radiateurs à eau chaude ou à vapeur qui nous paraît devoir être recommandé. Dans une foule d'usines à force motrice, on utilise la vapeur qui est distribuée dans des tuyaux horizontaux généralement pourvus de nervures ou d'ailettes afin d'augmenter leur surface de contact avec l'air.

Dans les petits locaux de travail dépourvus de force motrice, on emploie souvent les poêles. Les plus avantageux au point de vue hygiénique sont, dans ce cas, les *poêles ventilateurs à double enveloppe*.

Évacuation, condensation et destruction des vapeurs et gaz nuisibles.

Cette mesure d'hygiène est prévue par certains paragraphes de l'article 6 et par l'article 7 du décret du 29 novembre 1904. Voici quelles sont les dispositions de ces textes :

ART. 6, *paragraphe* 1. — Les poussières ainsi que les gaz incommodes, insalubres ou toxiques seront évacués directement au dehors des locaux de travail au fur et à mesure de leur production.

Paragraphe 2. — Pour les buées, vapeurs, gaz, poussières légères, il sera installé des hottes avec cheminées d'appel ou tout autre appareil d'élimination efficace.

Paragraphe 4. — Pour les gaz lourds, tels que les vapeurs de mercure, de sulfure de carbone, la ventilation aura lieu *per descensum ;* les tables ou appareils de travail seront mis en communication directe avec le ventilateur.

Paragraphe 6. — L'air des ateliers sera renouvelé de façon à rester dans l'état de pureté nécessaire à la santé des ouvriers.

ART. 7. — Pour les industries désignées par arrêté ministériel, après avis du Comité consultatif des arts et manufactures, les vapeurs, les gaz incommodes et insalubres et les poussières seront condensés ou détruits.

Avant d'aborder les divers systèmes d'évacuation, de condensation et de destruction des vapeurs et gaz nuisibles, notons qu'une ventilation générale puissante s'impose dans tous les ateliers où ces vapeurs et gaz se dégagent : c'est une précaution indispensable pour préserver la santé des ouvriers, ainsi que la loi le constate elle-même.

Évacuation des vapeurs et gaz légers ou évacuation *per ascensum*. — *Hottes.* — Nous avons déjà parlé des *hottes* à propos des buées : ce sont des appareils en tôle ou en maçonnerie ayant la forme du panier nommé hotte et placés à l'ouverture des cheminées de façon à recueillir les vapeurs et gaz qui se dégagent pendant les opérations industrielles (*fig.* 114).

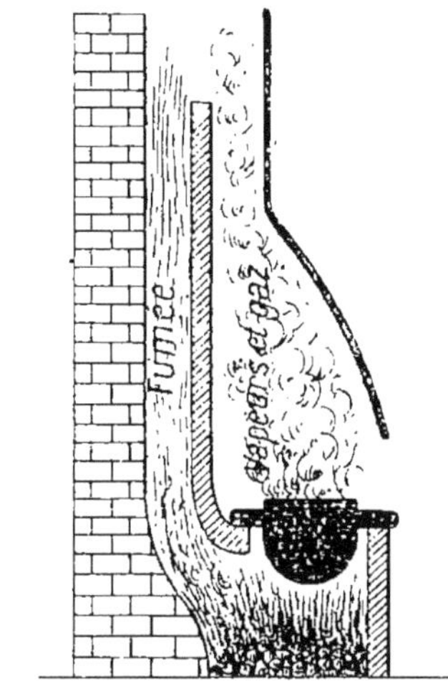

Fig. 114. — Schéma d'une hotte de dégagement.

Tantôt la hotte occupe le milieu de l'atelier, tantôt elle est adossée contre un mur. Son emplacement et ses dimensions dépendent d'ailleurs du but qu'elle doit remplir.

Lorsque les hottes sont destinées à entraîner des vapeurs d'acides, elles ne doivent pas être en tôle, mais en bois goudronné, en briques siliceuses, en grès, etc.

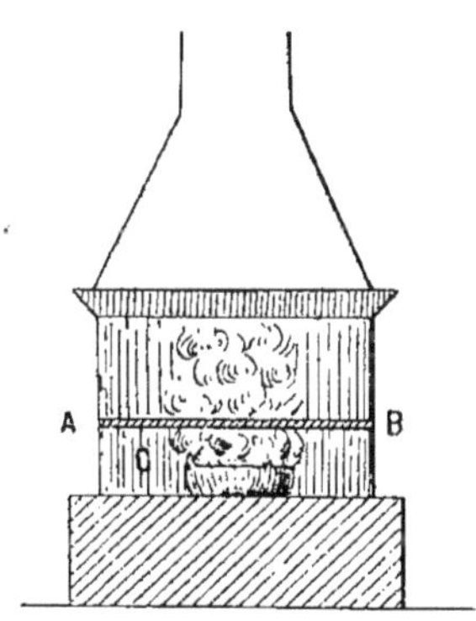

Fig. 115. — Schéma d'une hotte vitrée. Le châssis du bas C est mobile autour de la charnière AB.

Il est évident que plus la hotte sera rapprochée de l'endroit d'où se dégagent les vapeurs et gaz, moins ceux-ci risqueront de se répandre dans l'atmosphère de l'atelier ; aussi doit-on faire descendre la hotte le plus bas possible.

Malheureusement cette précaution peut gêner les ouvriers qui ont besoin d'un certain espace pour travailler la matière. Pour remédier à cet inconvénient, on emploie utilement, lorsque le genre d'opération le permet, des *hottes vitrées* (*fig.* 115). Ce sont des hottes ordinaires prolongées par une sorte de cage de verre munie de portes fermées hermétiquement et qui ne sont ouvertes que pour les besoins du travail. L'ouvrier peut ainsi surveiller facilement ce qui se passe à l'intérieur de la hotte vitrée et peut intervenir dès qu'il en voit la nécessité.

Le tirage des hottes peut être activé par plusieurs moyens. On fait parfois communiquer les cheminées de ces hottes avec la cheminée des foyers des chaudières (*fig.* 116) ; on obtient

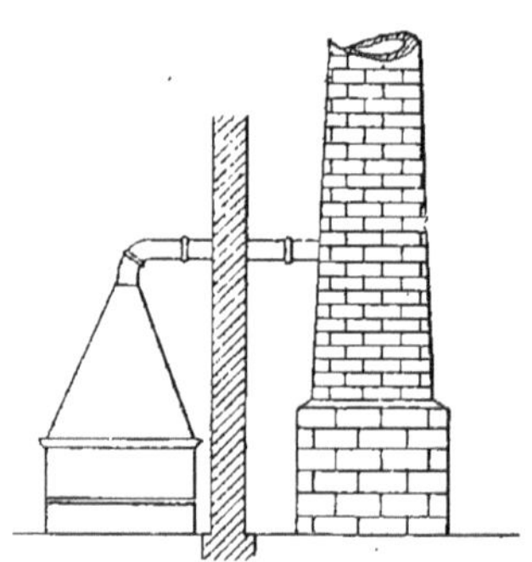

Fig. 116. — Aspiration produite dans une hotte par le tirage d'une cheminée.

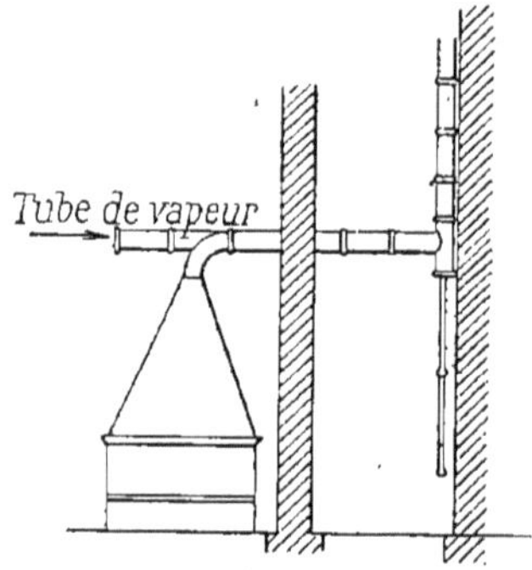

Fig. 117. — Aspiration produite dans une hotte par une injection de vapeur d'eau.

aussi de bons résultats en construisant une cheminée d'évacuation spéciale à tirage puissant et dans laquelle viennent aboutir tous les tuyaux de dégagement des hottes de l'usine. Enfin, on détermine encore une aspiration suffisamment active dans les hottes par l'emploi, à l'intérieur de celles-ci, d'injecteurs d'eau et de vapeur (*fig.* 117) ou de rampes à gaz.

Évacuation des vapeurs et gaz lourds ou évacuation *per descensum*. — La loi cite comme exemples, dans ce cas, les vapeurs de mercure et de sulfure de carbone. Elle indique elle-même le principe général de ce mode d'évacuation en disant : « Les tables ou appareils de travail seront mis en communication directe avec le ventilateur. »

L'aspiration se fait au moyen d'une canalisation placée sous ces tables ou appareils et dans laquelle un jet d'air comprimé, par exemple, remplit l'office de ventilateur (*fig.* 118).

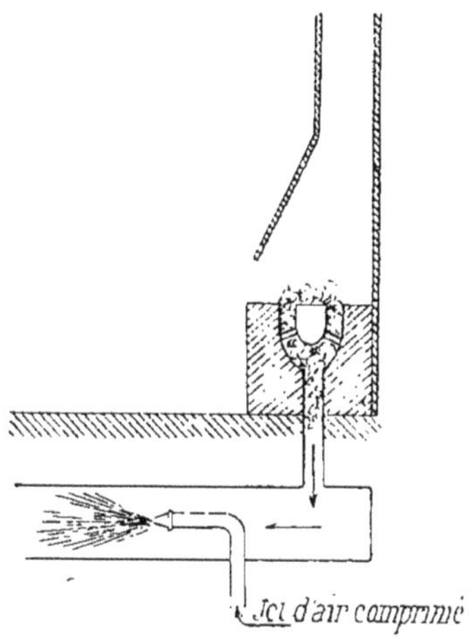

Fig. 118. — Évacuation *per descensum* des vapeurs lourdes.

Condensation et destruction des gaz et vapeurs. — La nécessité de la condensation des gaz et vapeurs qui se dégagent dans les établissements industriels apparaît dans deux cas :

1° Lorsque ces gaz et vapeurs peuvent être utilisés et qu'il y a intérêt à les recueillir ;

2° Lorsqu'ils sont toxiques et peuvent incommoder les voisins exposés à les respirer.

Les principaux modes de condensation sont : le barbotage des gaz et vapeurs dans l'eau (*condensation par dissolution libre*); l'injection d'eau en pluie au milieu de la masse gazeuse (*condensation par pulvérisation*); la mise en contact des gaz et vapeurs avec des surfaces maintenues humides par un courant d'eau (*condensation par circulation*).

On peut enfin détruire les gaz et vapeurs nuisibles en les brûlant sur des foyers à combustion active.

Masques respiratoires et inhalateurs d'oxygène. — Lorsqu'il est impossible de protéger les ouvriers contre les vapeurs et gaz nuisibles par les moyens que nous venons d'indiquer, il est bon de les munir de masques respiratoires. On devra aussi se procurer par avance des tubes ou ballons d'oxygène comprimé et des masques inhalateurs, afin de secourir le plus vite possible les travailleurs qui pourraient être asphyxiés.

Mesures prophylactiques contre les gaz délétères.

Le décret du 29 novembre 1904 dispose dans son article 3 :

... Les travaux dans les puits, conduites de gaz, canaux de fumée, fosses d'aisances, cuves ou appareils quelconques pouvant contenir des gaz délétères, ne seront entrepris qu'après que l'atmosphère aura été assainie par une ventilation efficace. Les ouvriers appelés à travailler dans ces conditions seront attachés par une ceinture de sûreté.

La première précaution à prendre avant de pénétrer dans les fosses, locaux ou appareils pouvant contenir des gaz délétères, est donc de renouveler le plus complètement possible leur atmosphère. Il faut pour cela, suivant les cas, soit procéder à l'aération par l'ouverture des portes, soit se servir de systèmes de ventilation par appel ou par propulsion d'air.

Pour l'évacuation des gaz viciés légers (la fumée par exemple), on emploie souvent des ventilateurs à force centrifuge montés sur chariots et pouvant être, par conséquent, déplacés facilement. Ces ventilateurs sont amenés devant l'orifice de la cave ou de l'appareil dont on veut chasser les gaz délétères, l'air extérieur est aspiré avec force et injecté par un tuyau dans le local à atmosphère viciée.

Lorsqu'il s'agit, au contraire, de gaz lourds, on fait usage de ventilateurs à la fois centripètes et centrifuges qui aspirent l'air vicié et le rejettent au dehors. Des appareils à bras peuvent suffire, mais à défaut, on essaiera d'entretenir du feu dans le local à ventiler pour en chasser les gaz nuisibles.

En tout cas, il est prudent, avant de s'aventurer dans un local ou une cuve qui a contenu ou que l'on sait pouvoir contenir des gaz délétères, de s'assurer que l'atmosphère est suffisamment pure pour ne causer aucun accident. On peut faire cette vérification au moyen d'une bougie allumée ou d'un animal témoin. Si la bougie introduite dans le milieu suspect s'éteint, c'est qu'il y a danger imminent. Cependant, même dans un air vicié par les gaz délétères, il peut y avoir parfois assez d'oxygène pour entretenir la combustion d'une bougie ; aussi est-il plus sûr de se servir d'un animal, oiseau ou petit mammifère, que l'on place dans l'atmosphère douteuse : s'il n'a pas succombé au bout d'une heure environ, l'ouvrier peut pénétrer sans crainte dans le local. Pour plus de sécurité, il s'attachera avec une ceinture de sûreté comme le veut la loi, cette précaution permettra de le ramener immédiatement à l'air libre au cas où il serait pris de syncope.

Il peut arriver qu'il soit urgent de pénétrer dans un milieu délétère sans avoir le temps de le ventiler : il en est ainsi notamment lorsqu'il faut procéder au sauvetage d'une personne asphyxiée ou à celui du matériel en cas d'incendie.

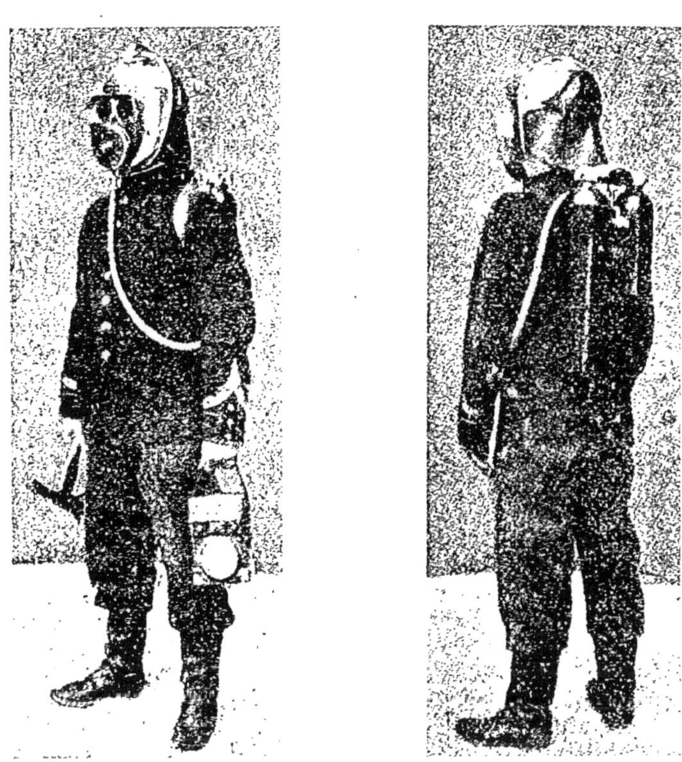

Fig. 119. — Appareil respiratoire Vanginot.

Dans ces circonstances, on se sert d'appareils respiratoires dont il existe trois types principaux :

1° Les uns restent en communication constante avec l'atmosphère extérieure au moyen d'un tuyau qui leur envoie de l'air pur ;

2° Les autres sont munis d'un réservoir d'air pur ou d'oxygène ;

3° Enfin la troisième catégorie comprend les appareils qui

produisent eux-mêmes leur oxygène au moyen de réactions chimiques.

La figure 119 représente l'appareil à air comprimé imaginé par M. Vanginot, capitaine au régiment de sapeurs-pompiers de la Ville de Paris. Ce modèle est adopté aujourd'hui par les pompiers de Paris et leur permet de pénétrer dans les milieux irrespirables.

Précautions à prendre contre les gaz explosifs.

Des deux gaz explosifs dont nous avons parlé dans notre premier chapitre (grisou et gaz d'éclairage) nous ne retiendrons ici que le second. Nous étudierons en effet la prévention des accidents dus au grisou en nous occupant des mesures de sécurité et d'hygiène à appliquer dans les mines.

Les précautions imposées dans les usines à gaz d'éclairage ont été déterminées par le décret du 9 février 1867. Après s'être occupé de préserver le voisinage contre les dangers d'explosion, ce texte décide que les ateliers de distillation et tous les bâtiments y attenant seront construits et couverts en matériaux incombustibles. La ventilation de ces ateliers doit être assurée par des ouvertures suffisamment larges et nombreuses, ménagées dans les parois latérales et à la partie supérieure du toit. Les appareils de condensation et d'épuration seront établis en plein air ou dans des bâtiments ventilés. Les eaux ammoniacales et les goudrons produits par la distillation seront recueillis dans des citernes parfaitement closes et étanches, s'ils ne sont pas enlevés immédiatement.

On devra veiller à ce qu'aucune odeur incommode ou exhalaison nuisible ne se répande dans l'enceinte de l'usine ou au dehors pendant les opérations d'épuration, de traitement des eaux de condensation, de brûlage des goudrons.

Les bassins dans lesquels plongent les gazomètres seront complètement étanches; ils seront construits en pierres ou briques à bain de mortier hydraulique, en tôle ou en fonte.

Les gazomètres doivent être établis à l'air libre; la cloche de chacun d'eux sera maintenue entre des guides fixes solidement établis de manière que, dans son mouvement, son axe ne s'écarte pas de la verticale. La course ascendante en sera limitée, de telle sorte que, lorsque la cloche atteindra cette limite, son bord inférieur plonge encore de 30 centimètres dans le bain d'eau.

La force élastique du gaz dans l'intérieur du gazomètre sera toujours maintenue au-dessous de la pression atmosphérique. Elle sera indiquée par un manomètre très apparent.

Notons d'autre part que, dans les ateliers éclairés au gaz, les tuyaux de conduite doivent être en métal ou enveloppés de métal (décret du 29 novembre 1904, art. 17, § 3).

Dès que l'odeur caractéristique du gaz se répandra dans un atelier, il conviendra d'aérer largement et de rechercher très prudemment la fuite. On peut dire d'ailleurs, d'une manière générale, qu'une ventilation active est la première des précautions à prendre aussitôt que l'on constate la présence d'un gaz explosif quelconque dans l'atmosphère d'un local.

Évacuation des poussières.

L'évacuation des poussières est prescrite par l'article 6 du décret du 29 novembre 1904, qui dispose à ce sujet :

Art. 6. — Les poussières ainsi que les gaz incommodes, insalubres ou toxiques, seront évacués directement au dehors des locaux de travail au fur et à mesure de leur production.

Pour les buées, vapeurs, gaz, poussières légères, il sera installé des hottes avec cheminées d'appel ou tout autre appareil d'élimination efficace.

Pour les poussières déterminées par les meules, les batteurs, les broyeurs et tous autres appareils mécaniques, il sera installé, autour des appareils, des tambours en communication avec une ventilation aspirante énergique.

Pour les gaz lourds. . . . .

La pulvérisation des matières irritantes et toxiques, ou autres opérations, telles que le tamisage et l'embarillage de ces matières, se feront mécaniquement en appareils clos.

L'air des ateliers sera renouvelé de façon à rester dans l'état de pureté nécessaire à la santé des ouvriers.

L'article 7 ajoute :

Art. 7. — Pour les industries désignées par arrêté ministériel, après avis du Comité consultatif des arts et manufactures, les vapeurs, les gaz incommodes et insalubres et les poussières seront condensés ou détruits.

Ainsi donc la loi ordonne l'évacuation de toutes les poussières industrielles, *quelle que soit leur origine.*

Comment réalise-t-on pratiquement cette évacuation ?

Si les systèmes de ventilation générale en usage dans les établissements industriels paraissent suffisants pour assurer la suppression des gaz et vapeurs légers, ils sont inefficaces pour l'élimination des poussières qui, plus lourdes, ne sont pas complètement entraînées au dehors, mais sont simplement déplacées. Aussi est il plus pratique de les recueillir avant qu'elles se répandent dans l'atmosphère des ateliers en établissant, pour chaque engin de travail producteur de poussières, un appareil d'évacuation particulier. Tel est d'ailleurs le vœu de la loi, qui prescrit l'évacuation des poussières *au fur et à mesure de leur production.* Elle indique dans ce but deux procédés : les hottes avec cheminées d'appel ou tout autre appareil d'élimination efficace, pour les poussières légères ; l'installation autour des appareils mécaniques de tambours en communication avec une ventilation aspirante énergique.

Le meilleur moyen de capter les poussières, surtout lorsqu'elles sont produites par des appareils mécaniques, est d'enfermer complètement lesdits appareils dans des enveloppes parfaitement étanches, munies seulement des ouvertures nécessaires à l'intervention manuelle des ouvriers. Ces orifices pourront d'ailleurs se fermer hermétiquement. Nous avons eu l'occasion d'étudier un procédé analogue : celui des hottes vitrées pour l'évacuation des gaz et vapeurs nuisibles. Les enveloppes sont en communication avec un conduit d'évacuation dans lequel fonctionne une forte ventilation aspirante.

Dans certains cas, cependant, on ne peut songer à envelopper complètement et d'une façon permanente les appareils dégageant des poussières ; il en est ainsi notamment lorsque l'ouvrage doit être exécuté à la main ou lorsque la pièce à travailler doit effectuer des mouvements divers (meules, tours, polissoirs, etc.). On emploie alors pour évacuer les poussières des *cloches*, des *embouchures* ou des *claires-voies aspirantes*.

Le système des cloches est surtout appliqué aux pulvérisations. Au-dessus de la meule est suspendue une cloche que l'on fait descendre au moment de la pulvérisation mécanique et qu'on relève après avoir laissé déposer la poussière soulevée.

Les embouchures sont constituées par des sortes d'entonnoirs ou de caisses de formes variables, en communication avec des tuyaux d'aspiration. Elles sont souvent mobiles, de façon que les ouvriers puissent les placer à l'endroit même où sont projetées les poussières.

Les claires-voies aspirantes sont des tables percées d'ouvertures à travers lesquelles l'air est aspiré et, avec lui, les poussières qui sont ainsi évacuées *per descensum*.

Signalons encore le nettoyage par le vide, qui rend de grands services dans les imprimeries pour débarrasser les caractères des poussières plombiques.

Dans beaucoup d'industries, l'humectation des matières travaillées ou des outils suffit pour empêcher les poussières de se répandre dans l'atmosphère (meulage, broyage de la céruse).

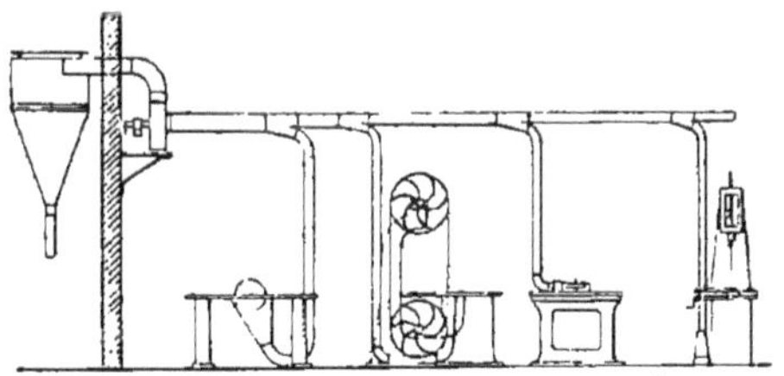

FIG. 120. — Dépoussiérage (sytème Lambert frères). Schéma d'installation dans une menuiserie.

Lorsqu'il existe dans un atelier plusieurs appareils producteurs de poussières, on fait aboutir toutes les enveloppes, embouchures ou claires-voies au même conduit d'évacuation qui, selon les cas, est aérien ou souterrain, de sorte qu'un seul ventilateur entraîne toutes les poussières (*fig.* 120).

Captation des poussières. — Il ne suffit pas d'assurer l'aspiration des poussières, il faut encore les recueillir soit parce qu'elles peuvent avoir une valeur marchande, soit parce qu'elles pourraient gêner le voisinage. Dans ce but, on a recours à deux procédés principaux : les *chambres à poussières* et les appareils dits *cyclones*.

Les chambres à poussières ne peuvent être utilement employées que dans les grands établissements, car elles doivent avoir des dimensions considérables. Les poussières sont conduites par des tuyaux d'évacuation dans les chambres spéciales où elles se déposent ; dans certains cas on les humecte par des jets d'eau pulvérisée.

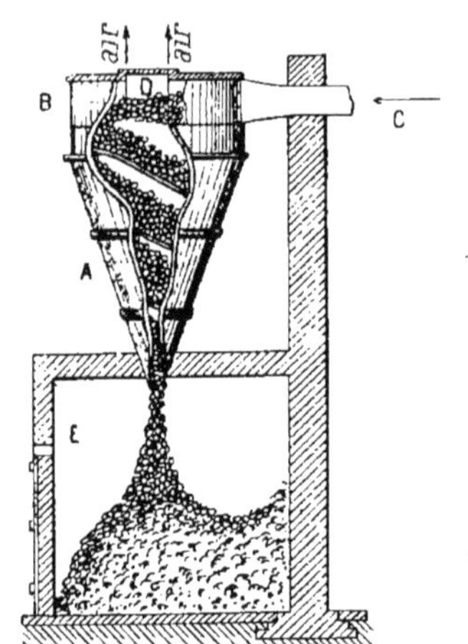

Fig. 121. — Collecteur de poussières dit cyclone (système Ransome).

Le *cyclone* (*fig.* 121), dont l'invention est due à M. Ransome, est un appareil en forme de cône renversé (A), dans lequel un aspirateur mécanique à force centrifuge attire les poussières provenant des machines-outils. Ce cône est surmonté d'une courte boîte cylindrique (B) et porte intérieurement une bande métallique enroulée en hélice depuis sa base jusqu'au sommet. Le conduit d'aspiration (C) débouche dans la boîte cylindrique où se trouve une ouverture pour la sortie de l'air, ouverture protégée par un cylindre vertical (D) qui empêche les poussières de s'échapper au dehors. Ces dernières suivent alors le chemin hélicoïdal du cône renversé, perdent ainsi leur vitesse et tombent dans une chambre inférieure (E).

Respirateurs et lunettes protectrices. — Ces appareils de sûreté sont le complément des divers systèmes prophylactiques contre les poussières en usage dans les ateliers. Leur emploi constitue la seule mesure pratique d'hygiène dans les travaux où l'on ne peut employer les moyens préventifs ordinaires (ventilation, humectation). C'est le cas pour le vidage des chambres de condensation des poussières, le remplissage des grilles d'accumulateurs, le décapage de la fonte au jet de sable, la taille des pierres, etc.

Les masques respiratoires sont constitués, d'une manière générale, par un treillage métallique muni d'une couche filtrante (ouate, éponge mouillée). Dans certains appareils, des conduits et des soupapes assurent l'évacuation de l'air expiré.

L'Association des Industriels de France contre les accidents du travail avait mis au concours, il y a quelques années, la question des masques respiratoires contre les poussières. Quatre types d'appareils ont été retenus : nous reproduisons dans les figures 122 et 123 ceux de M. le Dr Détourbe et de MM. Simmelbauer et Cie.

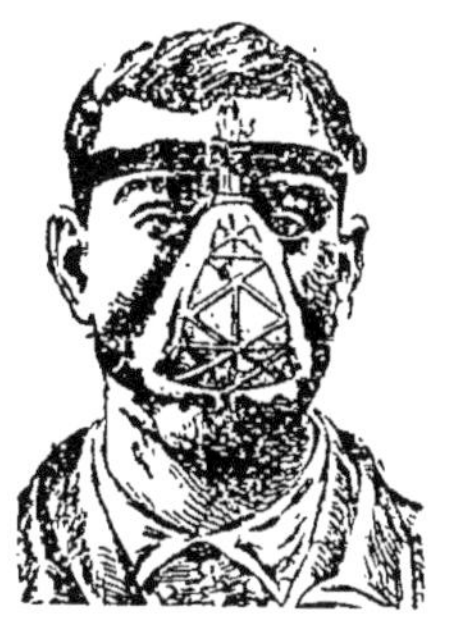

Fig. 122. — Respirateur du Docteur Détourbe contre les poussières.

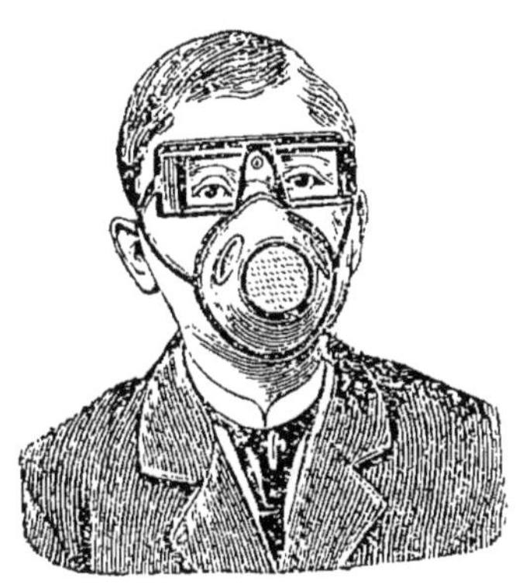

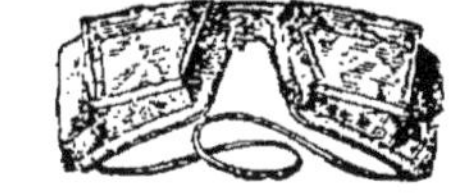

Fig. 123. — Lunettes de sécurité et masque respirateur (système K.-P. Simmelbauer et Cie).

Les lunettes ont pour but d'éviter la pénétration des poussières dans les yeux des ouvriers. Celles de MM. Simmelbauer et Cie (*fig.* 123) ont obtenu le premier prix au concours organisé par l'Association susmentionnée.

Éclairage.

Le décret du 29 novembre 1904 stipule, dans son article 5, que les locaux fermés affectés au travail et leurs dépendances, notamment les passages et escaliers, doivent être convenablement éclairés.

Ainsi donc liberté absolue est laissée au chef d'entreprise quant au choix du mode d'éclairage de ses ateliers ; une seule restriction est formulée dans l'article 17 du décret, mais elle ne vise que les dangers d'incendie. Le paragraphe premier de cet article est en effet ainsi conçu :

Il est interdit d'employer pour l'éclairage et le chauffage aucun liquide émettant des vapeurs inflammables au-dessous de 35°, à moins que l'appareil contenant le liquide ne soit solidement fixé pendant le travail ; la partie de cet appareil contenant le liquide devra être étanche, de manière à éviter tout suintement de liquide.

Éclairage naturel. — Le meilleur éclairage des établissements industriels est celui que fournit la lumière diffuse du jour lorsqu'elle est suffisamment intense. Cette lumière doit venir de haut de façon à ne pas fatiguer les yeux ; on obtient ce résultat par l'installation de grandes fenêtres ou de toits en dents de scie.

Si les rayons du soleil frappent directement l'ouvrage du travailleur, il faut les intercepter par des stores ou des rideaux.

Dans les ateliers situés aux étages inférieurs des rues étroites, on emploie très utilement des réflecteurs spéciaux et notamment des *verres-soleil* pour faire parvenir les rayons lumineux jusqu'au fond des locaux. Le verre-soleil est constitué d'un côté par des prismes, de l'autre par des lentilles ; la face prismatique recueille les rayons lumineux sous les incidences les plus variées et la face lenticulaire les diffuse.

Éclairage artificiel. — L'éclairage artificiel des ateliers, avons-nous déjà dit dans notre premier chapitre, doit être autant que possible, *constant et uniforme* ; constant, pour éviter les variations d'éclat successives qui fatiguent la vue ; uniforme, pour ne pas donner à la fois des ombres trop accentuées et des surfaces fortement éclairées.

Il faut éviter d'avoir un ouvrage très éclairé, le reste de la pièce étant plongé dans l'obscurité, et il convient également de protéger l'œil contre la clarté directe de la source au moyen d'abat-jour translucides ou de globes dépolis.

Jaspar (de Liége) a préconisé l'éclairage des salles par la lumière diffuse : pour cela des réflecteurs placés sous les foyers lumineux renvoient la lumière sur le plafond et le haut des murs blancs, d'où elle se réfléchit dans toute la salle.

Dans la première partie de ce livre, nous avons décrit les différentes sortes d'appareils d'éclairage, nous ne reviendrons pas sur ces explications. Il nous suffira de dire que, dans les établissements industriels, les principaux modes d'éclairage sont le gaz et l'électricité.

Les becs de gaz ont l'inconvénient d'élever la température et de vicier l'atmosphère par des produits de combustion. Ces désavantages sont, il est vrai, assez largement atténués par l'emploi de becs à incandescence. Mais l'électricité n'en demeure pas moins le mode d'éclairage artificiel le plus hygiénique : elle fournit une très belle clarté, son action thermique est insignifiante et elle ne dégage aucun gaz nocif. La lampe électrique à arc munie d'un globe dépoli nous paraît être, pour les ateliers, la meilleure source lumineuse.

Prophylaxie du travail au milieu du bruit.

La loi est muette sur ce point. Plusieurs mesures hygiéniques peuvent concourir à la prophylaxie des lésions de l'appareil auditif dans les industries où les ouvriers travaillent au milieu du bruit ; voici les principales d'entre elles :

1° Exclusion des ouvriers présentant des lésions de l'oreille, des nerveux, des anémiques ;

2° Emploi de bourrelets de ouate placés dans le conduit auditif.

M. Ferrand, de Lyon, a préconisé au Congrès international d'hygiène de 1889, à Paris, l'usage de diaphragmes obturateurs composés de paille de fer ou de plomb logée entre deux lames de toile métallique fine ;

3° Inspection otologique périodique des ouvriers ;

4° Introduction de temps de repos avec suppression des bruits ou diminution des heures de travail. Dans les travaux qui menacent le plus l'appareil auditif, faire alterner les ouvriers de quinze en quinze ou de trente en trente minutes;

5° Construction de maisons ouvrières loin de tout bruit;

6° Installation d'appareils destinés à étouffer le bruit et à diminuer les trépidations.

Hygiène et sécurité du travail dans un milieu souterrain.

Le nouveau *Code du Travail et de la Prévoyance sociale* consacre à l'hygiène et à la sécurité des travailleurs dans les exploitations minières son article 77 et le chapitre IV de son titre III (articles 120 à 157).

L'article 77 est ainsi conçu :

ART. 77. — Si les travaux de recherche ou d'exploitation d'une mine sont de nature à compromettre la sûreté et l'hygiène des ouvriers mineurs, il y est pourvu par le préfet conformément aux lois et décrets relatifs à l'industrie minérale.

Les articles 120 à 157 concernent les délégués mineurs dont le rôle est ainsi défini :

ART. 120. — Des délégués à la sécurité des ouvriers mineurs sont institués pour visiter les travaux souterrains des mines, minières ou carrières, dans le but d'en examiner les conditions de sécurité et d'hygiène pour le personnel qui y est occupé et, d'autre part, en cas d'accident, les conditions dans lesquelles cet accident se serait produit.

Ces délégués sont en outre chargés de signaler, dans les formes prévues à l'article 130 ci-après, les infractions aux dispositions concernant le travail des enfants et des femmes, la durée du travail et le repos hebdomadaire, relevées par eux au cours de leurs visites.

Les délégués mineurs sont élus par les ouvriers mineurs français et jouissant de leurs droits politiques. Ils doivent visiter deux fois par mois tous les puits, galeries et chantiers de leurs circonscriptions; ils consignent leurs observations sur un registre spécial fourni par la Compagnie et mis à la disposition des ouvriers ; ce registre est visé par l'ingénieur inspecteur lors de sa tournée et copie des observations des délégués doit être transmise au préfet, qui les communique aux ingénieurs.

Les ingénieurs ne peuvent ordonner, sous leur responsabilité, que des mesures d'hygiène ou de sécurité urgentes; lorsqu'il est nécessaire de prendre des mesures d'ensemble pour remédier aux dangers de l'exploitation, ils doivent en référer au préfet, qui statue par arrêté (art. 50, loi du 21 avril 1910).

Telles sont les principales dispositions législatives relatives à l'hygiène et à la sécurité des ouvriers mineurs. Nous allons maintenant examiner les diverses mesures prophylactiques en usage dans les travaux souterrains.

Le plus grand danger à conjurer dans les mines est, nous l'avons vu, celui qui résulte de la formation du grisou. On a depuis longtemps constaté que la plupart des accidents dus à ce terrible gaz étaient causés par les lampes à feu nu dont se servaient les ouvriers pour s'éclairer dans les galeries. Aussi, en 1817, le chimiste Davy inventa-t-il une lampe de sûreté qui porte son nom (*fig.* 124). Dans cette lampe, la flamme était entourée d'un cylindre en toile métallique à mailles extrêmement serrées et fermé à la partie supérieure. Ce treillis empêchait la combustion de se propager hors de lui. Depuis, des modifications et des perfectionnements ont été apportés à la lampe Davy par plusieurs inventeurs : Mueseler, Marsaut, Fumat, etc., mais ces divers appareils n'écartent pas tout danger. On tend à les remplacer aujourd'hui par des lampes électriques, qui offrent des avantages plus considérables.

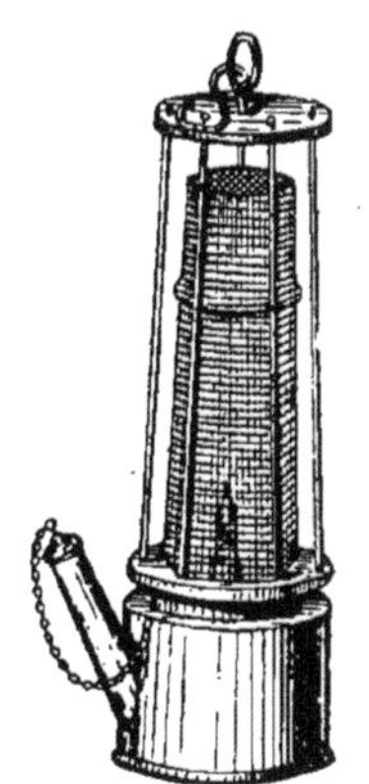

Fig. 124.
Lampe Davy.

On a proposé, pour reconnaître la présence du grisou dans les mines, l'emploi d'*appareils indicateurs* dans lesquels la combustion de ce gaz se manifeste par l'incandescence d'un fil de platine traversé par un courant électrique. Le meilleur moyen d'éviter les dangers du grisou et d'assurer en même temps la salubrité du travail souterrain est certainement un bon aérage. La ventilation des mines, si elle est bien organisée, aura en effet pour résultats de combattre la viciation et l'humidité du milieu et de prévenir, par une dilution convenable, toute formation de mélanges explosifs, toute accumulation de gaz méphitiques.

Cette ventilation peut être naturelle ou artificielle. Dans le premier cas, elle naît spontanément de la configuration même des travaux ; dans le second, elle s'obtient par des foyers d'aérage et par l'emploi de ventilateurs mécaniques (appareils soufflants sur le puits d'entrée; appareils aspirants sur le puits de sortie).

Nous savons qu'à part les causes d'insalubrité et de danger dont nous venons d'examiner les remèdes, les mineurs sont encore menacés par une maladie parasitaire spéciale : l'*ankylostomiase.*

Pour combattre cette affection, il faut prendre une série de mesures préventives entièrement basées sur l'hygiène et la propreté des mines. Voici les principales de ces mesures :

1° Éloignement de tous les travailleurs infectés ;

2° Fondation de dispensaires annexés aux mines pour l'examen des selles et pour le traitement des malades ;

3° Inviter les directeurs des mines et des chantiers à renvoyer au dispensaire tous les travailleurs pâles, faibles, anémiques ;

4° Défense de déféquer sur le sol des galeries ou des chantiers ; obligation de déposer les selles seulement dans des tinettes mobiles dans lesquelles l'ouvrier lui-même doit ensuite jeter une poignée de chaux ;

5° Dessèchement du sol des galeries et des chantiers par le creusement de rigoles pour entraîner les eaux qui seront complètement éloignées à l'aide de pompes ;

6° Conseils hygiéniques aux travailleurs : ne jamais boire l'eau des mines ; se laver les mains avant de manger ; garder ses provisions bien enveloppées de papier dans une besace en cuir ;

7° Installation de lavoirs avec de l'eau propre et de réservoirs d'eau potable dans des tonneaux couverts et munis de robinets.

D'après l'article 139 de la loi de finances du 13 juillet 1911, les dépenses médicales, pharmaceutiques, hospitalières indispensables pour le traitement des mineurs atteints d'ankylostomiase doivent être supportées par les exploitants de mines.

Pendant tout le temps que nécessite le traitement, les mineurs atteints reçoivent une indemnité journalière, conformément à la loi du 9 avril 1898 sur les accidents du travail.

Propreté générale des établissements industriels.

Nous grouperons sous ce titre les mesures hygiéniques ayant pour but, d'une part, la propreté du sol et des murs; d'autre part, la prévention des émanations insalubres provenant notamment des eaux résiduaires et des cabinets d'aisances.

Propreté du sol et des murs. — Elle est prescrite par l'article 1er du décret du 29 novembre 1904, dont voici le texte :

Art. 1er. — Les emplacements affectés au travail dans les établissements visés par l'article premier de la loi du 12 juin 1893, modifié par la loi du 11 juillet 1903 (1) seront tenus en état constant de propreté.

Le sol sera nettoyé à fond au moins une fois par jour avant l'ouverture ou après la clôture du travail, mais jamais pendant le travail.

Ce nettoyage sera fait soit par un lavage, soit à l'aide de brosses ou de linges humides, si les conditions de l'exploitation ou la nature du revêtement du sol s'opposent au lavage. Les murs et les plafonds seront l'objet de fréquents nettoyages; les enduits seront refaits toutes les fois qu'il sera nécessaire.

Propreté du sol. — En ce qui concerne la propreté du sol, la loi, comme on le voit, s'attache surtout au lavage; s'il est impossible d'y procéder, elle prescrit le nettoyage humide,

(1) Cet article est aujourd'hui remplacé par l'article 65 du Code du Travail et de la Prévoyance sociale.

rejetant ainsi, avec juste raison, le balayage à sec qui soulève la poussière souvent peuplée de microbes divers.

Le sol doit donc être de préférence imperméable pour permettre un lavage commode et efficace. Lorsque les parquets en bois ne peuvent être remplacés ni par le bitume, ni par le ciment, on peut obtenir l'imperméabilité des planchers en les enduisant de certains produits (coaltar, huile de résine, carbonyle, résinoline, paraffine). Avant d'effectuer cette opération, il est bon d'oblitérer les solutions de continuité qui existent sous les plinthes et entre les lames des parquets, au moyen de tasseaux en bois cloués.

Dans les industries où le lavage du sol offre quelque difficulté, on a proposé de remplacer l'imperméabilisation par l'emploi de substances qui ont pour effet d'agglutiner les poussières et de permettre leur enlèvement sans les disperser dans l'air (encaustiques Coppin, Berthier, etc.). Mais on se contente souvent de mouiller les poussières avant le balayage ; ce procédé, bien que n'offrant pas toutes les garanties hygiéniques désirables, est cependant bien supérieur au balayage à sec, surtout lorsqu'on fait usage d'arrosoirs spéciaux qui laissent échapper l'eau en pluie très fine. L'arrosoir Jagot a été recommandé en 1904 par l'Association des Industriels de France.

Pour éviter la propagation des maladies contagieuses et notamment de la tuberculose, on ne saurait trop recommander aux ouvriers de ne pas cracher sur le sol. Afin d'enrayer cette déplorable habitude, il serait désirable que des crachoirs fussent disposés en nombre suffisant dans les ateliers, ainsi que l'ont déjà fait beaucoup de chefs d'industrie. Malheureusement les ouvriers négligent bien souvent de se servir de ces appareils hygiéniques dont ils devraient pourtant saisir tous les avantages. Il existe plusieurs types de crachoirs : citons seulement le crachoir à effet d'eau de M. Albert Corbeil et celui de M. Fournier (*fig.* 125). Le récipient de ce dernier appareil est en carton paraffiné et peut être incinéré en même temps que les matières qu'il contient. Placé à une hauteur convenable, ce crachoir est muni d'un couvercle que l'on peut soulever soit avec la main, soit avec le pied au moyen d'un étrier; ce couvercle se referme ensuite dès que la main ou le pied cessent leur pression. La matière contenue dans le récipient peut être mouillée de formol.

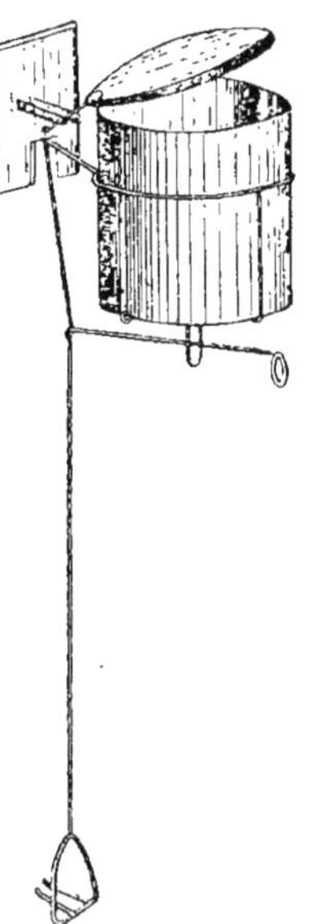

Fig. 125. Crachoir Fournier.

Propreté des murs. — Dans les industries où l'on manipule des substances à décomposition rapide ou qui peuvent renfermer des germes infectieux, il est nécessaire que les murs soient revêtus d'un enduit imperméable permettant de les laver.

Dans tous les autres ateliers, il est utile de nettoyer les murs de temps en temps. Cette opération doit être effectuée en dehors des heures de travail et être précédée, autant que possible, d'une pulvérisation d'eau dans le local pour éviter la dissémination des poussières. Dans certains cas, l'emploi de masques respiratoires est indispensable.

Le blanchissage des murs à la chaux constitue une excellente mesure hygiénique.

Désinfection des ateliers. — Lorsqu'une maladie contagieuse frappe le personnel d'un établissement industriel, lorsque l'atelier devient par exemple un véritable foyer d'infection tuberculeuse, il est urgent de procéder à la désinfection complète des locaux de travail par l'un des moyens que nous avons indiqués dans notre étude des maladies contagieuses.

Mesures prophylactiques contre les émanations insalubres. — *Matières organiques et résidus putrescibles.* — La loi veut que toutes les précautions soient prises pour mettre les ouvriers à l'abri des diverses émanations infectes qui peuvent souiller l'atmosphère des ateliers ; aussi le décret du

29 novembre 1904 renferme-t-il en ce sens un certain nombre de dispositions précises. La première est formulée par l'article 2, qui vise les émanations organiques, provenant des matières mises en œuvre et de leurs résidus putrescibles; voici la teneur de ce texte :

ART. 2. — Dans les locaux où l'on travaille des matières organiques altérables, le sol sera rendu imperméable et toujours bien nivelé ; les murs seront recouverts d'un enduit permettant un lavage efficace.

En outre, le sol et les murs seront lavés aussi souvent qu'il sera nécessaire avec une solution désinfectante. Un lessivage à fond avec la même solution sera fait au moins une fois par an.

Les résidus putrescibles ne devront jamais séjourner dans les locaux affectés au travail et seront enlevés au fur et à mesure, à moins qu'ils ne soient déposés dans des récipients métalliques hermétiquement clos, vidés et lavés au moins une fois par jour.

Eaux résiduaires. — Le décret du 29 novembre 1904 se préoccupe ensuite des émanations insalubres provenant des eaux résiduaires et dispose à ce sujet dans son article 3 :

ART. 3. — L'atmosphère des ateliers et de tous les autres locaux affectés au travail sera tenue constamment à l'abri de toute émanation provenant d'égouts, fosses, puisards, fosses d'aisances ou de toute autre source d'infection.

Dans les établissements qui déverseront les eaux résiduaires ou de lavage dans un égout public ou privé, toute communication entre l'égout et l'établissement sera munie d'un intercepteur hydraulique fréquemment nettoyé et abondamment lavé au moins une fois par jour.

Les éviers seront formés de matériaux imperméables et bien joints; ils présenteront une pente dans la direction du tuyau d'écoulement et seront aménagés de façon à ne dégager aucune odeur.

Nous connaissons déjà ces diverses mesures prophylactiques pour les avoir étudiées dans le chapitre relatif à l'hygiène de l'habitation où nous avons traité l'évacuation des ordures ménagères liquides. On y trouvera notamment des conseils pratiques sur l'installation des éviers et la description du *siphon hydraulique*, qui établit une interception absolue entre l'air des conduits et l'air des appartements ou des locaux de travail. Il convient de citer encore, comme répondant au même usage, la *bonde siphoïde* (*fig.* 126), surtout employée dans les filatures de lin au mouillé. Cet intercepteur hydraulique se compose d'une grille à laquelle adhère une calotte en cuivre ou en fonte dont la partie inférieure plonge dans une cavité circulaire remplie d'eau et placée tout autour du tuyau d'évacuation. La grille peut se soulever en entraînant la bonde pour permettre le nettoyage.

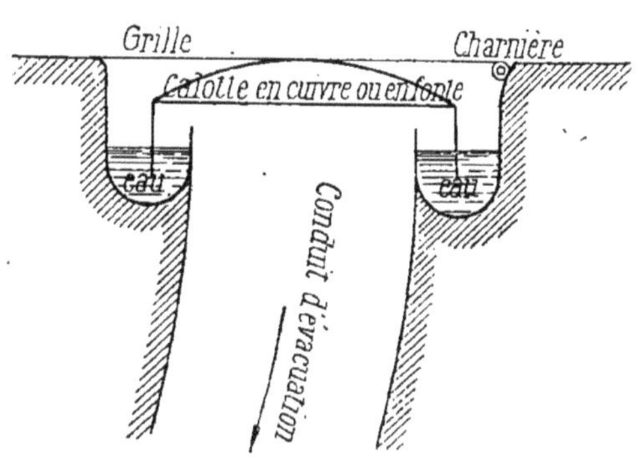

Fig. 126. — Bonde siphoïde.

Il existe plusieurs procédés d'évacuation des eaux résiduaires industrielles, mais ils sont loin d'offrir tous les mêmes avantages au point de vue hygiénique.

On doit éviter autant que possible de déverser les résidus liquides dans des puisards ou puits absorbants : les eaux résiduaires, en s'infiltrant dans le terrain environnant, risquent en effet de polluer les eaux potables.

Le système de l'égout collecteur est bien préférable, surtout lorsque les résidus liquides sont ensuite épurés par filtration à travers un terrain spécial, ainsi que nous l'avons indiqué pour l'évacuation des eaux-vannes provenant des habitations. Si au contraire l'égout débouche directement dans un fleuve ou une rivière, la flore et la faune aquatiques peuvent en souffrir et les populations riveraines sont parfois sérieusement incommodées.

Certains établissements se servent encore, pour l'écoulement de leurs eaux résiduaires, de fosses septiques analogues à celles que nous avons décrites au sujet des cabinets d'aisances.

Cabinets d'aisances. — Le texte qui réglemente leur installation est l'article 4 du décret du 29 novembre 1904, dont les dispositions sont les suivantes :

Art. 4. — Les cabinets d'aisances ne devront pas communiquer directement avec les locaux fermés où le personnel est exposé à séjourner. Ils seront éclairés et aménagés de manière à ne dégager aucune odeur. Le sol et les parois seront en matériaux imperméables ; les peintures seront d'un ton clair.

Il y aura au moins un cabinet pour cinquante personnes et des urinoirs en nombre suffisant.

Aucun puits absorbant, aucune disposition analogue ne pourra être établie qu'avec l'autorisation de l'administration supérieure et dans les conditions qu'elle aura prescrites.

Ces diverses prescriptions sont entièrement justifiées. Les cabinets d'aisances des usines et ateliers étant appelés à recevoir des visites fréquentes, il importe que des émanations désagréables ne se répandent pas dans les locaux de travail au moment des entrées et des sorties : c'est pourquoi le décret exige que les latrines soient séparées de ces locaux. Cette prescription n'est qu'une précaution complémentaire, puisque le texte ajoute que les cabinets d'aisances doivent être installés de façon à ne dégager aucune odeur.

Nous avons étudié en détail, dans le chapitre intitulé *Hygiène de l'habitation*, les moyens propres à obtenir ce résultat. Rappelons qu'au siège à la turque nous avons préféré le siège mobile en bois, pouvant être relevé, placé sur une cuvette en grès, faïence, etc., d'ouverture ovoïde et dont le fond, en forme de siphon, s'oppose au refoulement des gaz. C'est encore ce modèle que nous préconisons pour les ateliers.

Le nettoyage des cabinets ainsi disposés est assuré par la chute d'une colonne d'eau provenant d'un réservoir qui se vide par un cordon de tirage et se remplit ensuite automatiquement. En prévision de la négligence des visiteurs, on peut assurer le vidage automatique au moyen d'un dispositif spécial.

Toujours dans un but de propreté, le sol et les parois des latrines doivent être, d'après le décret lui-même, en matériaux imperméables qui permettent des lavages fréquents; le ton clair des peintures est non seulement avantageux au point de vue de l'éclairage, mais rend en outre plus visibles les souillures, que l'on peut ainsi faire disparaître plus facilement.

Les urinoirs seront de préférence en faïence ou autre matière analogue, on aura soin de les munir d'un siphon hydraulique et d'une chasse d'eau intermittente et automatique.

La loi veut éviter autant que possible, dans les établissements industriels, l'installation de puits absorbants pour l'évacuation des matières fécales. Lorsqu'on dispose d'un égout, il suffit d'y faire aboutir les tuyaux de descente des cabinets et urinoirs ; dans le cas contraire, on aura recours aux fosses septiques avec épurateurs biologiques dont nous avons décrit le fonctionnement.

Hygiène individuelle des ouvriers.

L'étude des causes d'insalubrité des établissements industriels nous a montré combien les ouvriers étaient exposés à recevoir, au cours du travail, des souillures et des poussières souvent infectieuses ou toxiques sur leur corps ou leurs vêtements. Aussi la propreté la plus rigoureuse s'impose-t-elle à eux d'une façon toute particulière ; c'est d'ailleurs ce qu'a prévu le décret du 29 novembre 1904 en disposant dans son article 8 :

Les ouvriers ou employés ne devront point prendre leurs repas dans les locaux affectés au travail.

Toutefois l'autorisation d'y prendre les repas pourra être accordée, en cas de besoin et après enquête, par l'inspecteur divisionnaire sous les justifications suivantes :

1° Que les opérations effectuées ne comportent pas l'emploi de substances toxiques ;

2° Qu'elles ne donnent lieu à aucun dégagement de gaz incommodes, insalubres ou toxiques, ni de poussières ;

3° Que les autres conditions d'hygiène soient jugées suffisantes.

Les patrons mettront à la disposition de leur personnel les moyens d'assurer la propreté individuelle, vestiaires avec lavabos, ainsi que de l'eau de bonne qualité pour la boisson.

L'interdiction de prendre les repas dans les locaux de travail est assez justifiée par les raisons qu'en donne l'article 8. On a voulu éviter le contact des aliments avec les substances toxiques qui peuvent souiller les mains des ouvriers, les tables ou les ustensiles, le dépôt sur ces aliments de poussières nuisibles et le séjour prolongé des travailleurs dans une atmosphère insalubre.

Vestiaires et lavabos. — Dès que l'ouvrier arrive à l'atelier, il doit immédiatement remplacer ses vêtements de ville par des vêtements de travail. Il disposera pour cela, dans un vestiaire spécial séparé des locaux de travail, d'une armoire personnelle fermant à clef et divisée en deux compartiments distincts. Sa tâche accomplie, il se lavera soigneusement au savon les mains et le visage. Dans ce but, seront installés des lavabos pourvus de cuvettes ou de robinets en nombre suffisant et d'eau en abondance. Chaque ouvrier devrait avoir sa serviette, qui serait remplacée au moins une fois par semaine.

Dans certaines industries, les travailleurs ont aussi la faculté de pouvoir prendre de temps en temps un bain chaud ou un bain-douche : l'ablution périodique et générale du corps est en effet l'une des meilleures mesures préventives contre les intoxications professionnelles.

Distribution d'eau potable. — Tous les établissements industriels doivent être pourvus d'eau potable, et nous savons quelles sont les conditions que doit remplir l'eau pour mériter cette qualification. Si l'eau dont on dispose est douteuse et si l'on ne peut s'en procurer d'autre, il convient de la stériliser soit par *ébullition*, soit par *filtration*. Bien que l'ébullition ait l'inconvénient de rendre l'eau fade et peu agréable à boire, c'est pourtant ce procédé qu'il faut employer en temps d'épidémie, afin d'être sûr de la destruction de tous les microbes.

Chaque atelier possédera des robinets en nombre suffisant pour permettre aux ouvriers d'étancher leur soif. Mais il faut rigoureusement proscrire le système du gobelet unique pour chaque robinet, qui favorise singulièrement la transmission des maladies contagieuses. On évite cet inconvénient par l'emploi de divers dispositifs : citons notamment celui qui consiste en un petit tube vertical d'où s'échappe un mince filet d'eau. L'ouvrier peut ainsi boire sans toucher l'appareil avec les lèvres.

II. — Mesures d'hygiène et de sécurité contre l'insalubrité et le danger des matières mises en œuvre.

1° Prophylaxie des intoxications professionnelles.

Si les mesures de propreté générale et d'hygiène individuelle que nous venons d'étudier doivent être prises dans tous les établissements industriels, elles acquièrent une importance capitale dans les ateliers où l'on manipule des substances toxiques. Nous allons voir en effet que la propreté des locaux comme celle des ouvriers est une des principales armes contre l'action nocive des poisons industriels.

Prophylaxie du saturnisme professionnel. — Pour prévenir l'intoxication plombique, le législateur a prescrit deux sortes de mesure : 1° l'interdiction de l'emploi de la céruse, le plus dangereux des composés du plomb ; 2° des précautions diverses dans les établissements où le personnel est exposé à l'intoxication saturnine.

Interdiction de l'emploi de la céruse. — Cette prohibition est formulée dans les articles 78, 79 et 80 du Code du travail et de la Prévoyance sociale, qui sont ainsi conçus :

ART. 78. — Dans les ateliers, chantiers, bâtiments en construction ou en réparation et généralement dans tout lieu de travail où s'exécutent des travaux de peinture en bâtiments, les chefs d'industrie, directeurs ou gérants sont tenus, indépendamment des mesures prescrites en vertu du chapitre premier du présent titre, de se conformer aux prescriptions suivantes :

ART. 79. — A partir du 1er janvier 1915, l'emploi de la céruse, de l'huile de lin plombifère et de tout produit spécialisé renfermant de la céruse est interdit dans tous les travaux de peinture, de quelque nature qu'ils soient, exécutés par les ouvriers peintres, tant à l'extérieur qu'à l'intérieur des bâtiments.

Art. 80. — Un règlement d'administration publique indique, s'il y a lieu, les travaux spéciaux pour lesquels il peut être dérogé aux dispositions précédentes.

La céruse sera remplacée, d'une façon générale, par le blanc de zinc, substance beaucoup moins toxique.

En attendant, son emploi est sévèrement réglementé par le décret du 18 juillet 1902. Ce texte ne visait tout d'abord que les travaux de peinture en bâtiments, mais ses prescriptions ont été étendues à tous les travaux de peinture par le décret du 15 juillet 1904.

Aux termes du décret du 18 juillet 1902, la céruse ne peut être employée qu'à l'état de pâte. Sont interdits : l'emploi direct avec la main des produits à base de céruse, le travail à sec au grattoir et le ponçage à sec des peintures au blanc de céruse. Dans tous les travaux de peinture à la céruse, les chefs d'industrie doivent mettre à la disposition de leurs ouvriers des surtouts exclusivement affectés au travail et dont ils assurent le lavage fréquent, ainsi que les objets nécessaires aux soins de propreté. Les engins et outils doivent être tenus en bon état de propreté et nettoyés sans grattage à sec.

Mesures particulières d'hygiène prescrites dans les industries où le personnel est exposé à l'intoxication saturnine. — Ces mesures sont imposées par le décret du 23 avril 1908 dans les industries désignées ci-après : métallurgie, coupellation du plomb argentifère, fabrication d'accumulateurs, cristallerie, fabrication des émaux plombeux, leur application, fabrication des poteries, décoration de la porcelaine et de la faïence, chromolithographie céramique, fabrication des alliages, des oxydes, des sels et des couleurs de plomb.

Dans les travaux du plomb ainsi énumérés, les chefs d'industrie, directeurs ou gérants, sont tenus, indépendamment des mesures générales prescrites par le décret du 29 novembre 1904, de prendre les mesures particulières de protection et de salubrité énoncées par le décret du 23 avril 1908.

Ces mesures visent :

1° L'évacuation des fumées (aération, installation de hottes, etc.);

2° La destruction ou la neutralisation des poussières (travail des oxydes et autres composés du plomb sur des matières à l'état humide, en appareil clos, étanche ou sous le vent d'une aspiration énergique; port de masques respiratoires);

3° Les précautions contre l'absorption du plomb par la voie cutanée (interdiction de la manipulation à main nue des oxydes et des autres composés plombiques);

4° La propreté des tables, du sol et des murs;

5° Les précautions contre l'absorption du plomb par les voies digestives (interdiction d'introduire dans les ateliers aucun aliment ou aucune boisson);

6° La propreté des vêtements et du corps des ouvriers. Cette dernière précaution hygiénique est formulée dans les articles 9, 10, 11 et 12 du décret du 23 avril 1908 dont voici la teneur :

ART. 9. — Les chefs d'industrie sont tenus de mettre à la disposition du personnel employé et d'entretenir gratuitement des surtouts ou vêtements exclusivement affectés au travail, indépendamment des gants et masques respiratoires.

ART. 10. — Dans une partie de la fabrique séparée des ateliers, sera établi, à l'usage des ouvriers exposés aux poussières ou aux émanations plombeuses, un vestiaire lavabo, soigneusement entretenu, pourvu de cuvettes ou de robinets en nombre suffisant, d'eau en abondance, ainsi que de savon et, pour chaque ouvrier, d'une serviette remplacée au moins une fois par semaine.

Ces vestiaires seront munis d'armoires ou de casiers fermés à clef ou par un cadenas, les vêtements de ville étant séparés des vêtements de travail.

ART. 11. — Un bain chaud ou un bain-douche sera mis chaque semaine à la disposition du personnel exposé aux poussières ou aux émanations plombeuses.

Un bain chaud ou un bain-douche sera mis chaque jour, après le travail, à la disposition de tout ouvrier chargé soit de vider ou de nettoyer les chambres et les carnaux de condensation, soit de réparer les fours dans les usines à plomb, soit de transporter le plomb sortant des fosses dans les fabriques de céruse, soit d'embariller du minium, soit enfin de pratiquer la pulvérisation des émaux plombeux et le poudrage à sec.

Art. 12. — Les chefs d'industrie sont tenus d'afficher, dans un endroit apparent des locaux de travail, un règlement d'atelier imposant aux ouvriers les obligations suivantes : se servir des outils, gants, masques respiratoires, vêtements de travail mis gratuitement à leur disposition ; n'introduire dans les ateliers ni nourriture, ni boisson. Veiller avec le plus grand soin, avant chaque repas, à la propreté de la bouche, des narines et des mains : prendre chaque semaine ou chaque jour les bains prévus à l'article 11.

Le décret du 28 décembre 1909 a organisé le service médical dans les industries où le personnel est exposé à l'intoxication saturnine.

Aucun ouvrier ne doit être admis aux travaux visés à l'article 1er du décret du 23 avril 1908, s'il n'est muni d'un certificat délivré par un médecin désigné par le chef d'établissement, et constatant qu'il ne présente aucun symptôme d'affection saturnine ni de maladie susceptible d'être aggravée dangereusement par le saturnisme.

Aucun ouvrier ne doit être maintenu aux mêmes travaux, si le certificat n'est pas renouvelé un mois après l'embauchage et ensuite une fois par trimestre.

Le chef d'établissement est en outre tenu de faire examiner par le médecin tout ouvrier qui se déclare indisposé par les travaux auxquels il est occupé ou qui exprime le désir d'être soumis à un examen médical.

La rémunération des visites du médecin est à la charge de l'entreprise.

Un registre spécial mis constamment à jour et tenu à la disposition de l'inspecteur du travail doit mentionner pour chaque ouvrier :

1° Les dates et durées d'absence pour cause de maladie quelconque ;

2° Les dates des certificats présentés pour justifier de ces absences, les indications d'ordre médical qu'ils contiennent et la mention du médecin qui les a délivrés ;

3° Les avis donnés par le médecin de l'établissement.

Notons enfin qu'une mesure prophylactique spéciale contre l'intoxication saturnine a été prescrite par le décret du 21 novembre 1902, dans l'industrie de la poterie d'étain fabriquée avec un alliage d'étain et de plomb. Ce texte interdit l'opération dite « pompage », consistant à aspirer avec la bouche à l'intérieur des pièces creuses pour s'assurer de leur étanchéité.

Les chefs d'industrie sont tenus de mettre à la disposition de leurs ouvriers les appareils nécessaires à l'essai des objets fabriqués.

Prophylaxie de l'hydrargyrisme professionnel. — La métallurgie du mercure donne lieu aux travaux les plus dangereux pour les ouvriers, et c'est dans les usines traitant les minerais de ce métal que l'on rencontre les empoisonnements les plus fréquents, les plus rapides et les plus graves. Or nous n'avons pas, en France, de gisements exploitables : tout le mercure utilisé dans notre pays nous arrive à l'état métallique d'Espagne, du Pérou, du Mexique, de Californie, de Chine ou du Japon. On peut donc dire que les dangers résultant du traitement des minerais de mercure n'existent pas chez nous.

Mais, nous l'avons vu, plusieurs utilisations industrielles du mercure exposent aussi les ouvriers à l'intoxication hydrargyrique ; la loi n'a cependant prescrit des mesures préventives spéciales que dans une seule de ces industries, la plus dangereuse, il est vrai, celle de la couperie de poils où l'on fait usage de nitrate acide de mercure pour le secrétage des peaux. Ces dispositions d'hygiène sont renfermées dans le décret du 2 juin 1911. Aux termes de ce texte, la préparation du nitrate acide de mercure (secret) doit être organisée de telle sorte que l'ouvrier chargé de ce travail ne respire pas de vapeurs nitreuses.

Les revêtements des tables de secrétage, des murs voisins et du sol doivent être imperméables ; ils seront, chaque semaine, lavés à grande eau.

Le nitrate liquide qui découle des peaux, des brosses et des tables à sécréter doit être recueilli directement dans des récipients. Des précautions sont encore ordonnées pour éviter le dégagement dans l'atelier des gaz et vapeurs provenant des étuves et des poussières produites par le brossage des peaux sécrétées.

Les ouvriers sont en outre tenus d'observer certaines mesures de propreté individuelle (port de blouses et couvre-têtes pendant les opérations les plus insalubres, protection des bras et des mains au moyen d'un tissu ou d'un enduit approprié, usage des vestiaires et lavabos mis à leur disposition). Aucun ouvrier ne doit être admis aux travaux du sécrétage, s'il n'est muni d'un certifical médical constatant qu'il ne présente pas de symptôme d'hydrargyrisme grave. Ce certificat est renouvelé une fois par trimestre.

Telles sont les dispositions de la loi relatives aux opérations du sécrétage des peaux; étudions maintenant les mesures prophylactiques générales que l'on peut employer dans tous les établissements où l'on travaille le mercure ou ses composés.

Ce métal, nous le savons, est surtout dangereux par les vapeurs qu'il émet, aussi les ateliers doivent-ils être ventilés avec grand soin. D'autre part, le refroidissement de l'air favorisant la condensation de ces vapeurs, on rafraîchira en été l'atmosphère des locaux de travail par arrosage ou pulvérisation d'eau. En hiver, on devra éviter les appareils de chauffage en fonte dont les parois s'échauffent rapidement. Dans les établissements où l'on traite à chaud les amalgames et dans les fabriques de baromètres, on a conseillé l'emploi de hottes protectrices munies d'un tuyau d'aspiration pour soustraire les ouvriers aux inconvénients de la volatilisation du mercure. On a également préconisé la neutralisation des vapeurs mercurielles par d'autres vapeurs capables de les fixer en les faisant entrer dans une combinaison inoffensive. La fleur de soufre, l'hypochlorite de chaux, l'ammoniaque peuvent être utilisés dans ce but.

Pour que ces diverses mesures prophylactiques produisent toute leur efficacité, il faut que les travailleurs soient soumis à une rigoureuse hygiène corporelle (bains sulfureux, savonnage des parties souillées après le travail, lavage de la bouche à l'eau chlorurée, nettoyage fréquent des dents). Certains auteurs recommandent, à titre prophylactique, l'emploi de certains médicaments (iodure de potassium, fleur de soufre, limonade sulfurique). Les ouvriers se serviront aussi utilement de masques préservateurs.

Le meilleur moyen d'éviter d'une façon complète l'intoxication hydrargyrique est de substituer au mercure une substance inoffensive toutes les fois qu'on peut le faire sans changer le résultat industriel. C'est ainsi que le procédé de l'argenture a remplacé actuellement celui de l'étamage des glaces au mercure ; de même plusieurs expériences ont été faites pour éviter l'emploi du nitrate acide de mercure dans les ateliers de sécrétage des peaux.

Prophylaxie du cuprisme professionnel. — La ventilation des ateliers et l'aspiration mécanique des poussières paraissent être d'excellentes mesures préventives contre l'intoxication par le cuivre. On préconise en outre l'arrosage fréquent des parquets pour éviter la dissémination des particules métalliques dans l'atmosphère. La plus grande propreté individuelle doit être exigée des ouvriers qui boiront du lait ou de l'eau albumineuse en cas de coliques ou de diarrhée cuprique.

Prophylaxie de l'arsenicisme professionnel. — Une seule industrie présentant des risques d'intoxication arsenicale a reçu une règlementation législative spéciale au point de vue prophylactique : c'est celle de la fabrication de l'acéto-arsénite de cuivre ou vert de Schweinfurt. Les mesures particulières de protection et de salubrité à prendre dans cette industrie sont énumérées par le décret du 29 juin 1895, qui impose les précautions suivantes : lavages fréquents du sol, des murs, des cuves ou autres vases servant aux opérations qui se font à une température inférieure à l'ébullition ; fermeture hermétique des appareils dans lesquels les liqueurs sont portées à l'ébullition ou installation de hottes au-dessus de ces appareils ; séchage du vert dans une étuve close ; mise à la disposition des ouvriers de masques, éponges mouillées ou autres moyens de protection efficaces des voies respiratoires ; emploi de gants de travail en toile ; lavages fréquents de ces gants, éponges et masques. Les chefs d'industrie sont en outre tenus de fournir de la poudre de talc ou de fécule pour que les ouvriers s'en couvrent les mains ainsi que les autres parties du corps particulièrement aptes à l'absorption des poussières ; ils doivent enfin procurer aux travailleurs des vêtements spéciaux susceptibles d'être serrés au col, aux poignets et aux chevilles.

Les mesures prophylactiques générales, applicables dans tous les établissements industriels où l'on manipule l'arsenic ou ses composés, se résument dans la sobriété et la propreté minutieuse de l'ouvrier. On a recommandé, pour le lavage des mains, l'emploi d'eau acidulée avec de l'acide chlorhydrique (1 partie d'acide pour 20 parties d'eau). Tout individu ayant les mains excoriées doit éviter avec soin le contact de l'arsenic.

Prophylaxie du sulfocarbonisme professionnel. — Il convient avant tout d'assurer la ventilation active des ateliers ou de travailler autant que possible sous des hangars ouverts. Les appareils seront hermétiquement clos et l'on n'emploiera que du sulfure de carbone parfaitement purifié. Les ouvriers seront invités à observer une grande sobriété.

Prophylaxie de l'hydrocarburisme professionnel. — Ici encore une large ventilation des locaux de travail est nécessaire. On s'efforcera de protéger les voies respiratoires des ouvriers contre les vapeurs dangereuses. Les alcooliques et les femmes nerveuses sont, dans cette industrie, particulièrement frappés, aussi doit-on éviter de les employer au travail des hydrocarbures.

Prophylaxie du phosphorisme professionnel. — L'industrie du phosphore a été réglementée pour la première fois par le décret du 19 juillet 1895. Mais, dès 1898, la France a remplacé les allumettes au phosphore blanc par un type au sesquisulfure de phosphore, produit beaucoup moins dangereux. La fabrication des allumettes étant la principale application industrielle du phosphore blanc, on peut dire que l'intoxication phosphorique n'existe plus dans notre pays. L'interdiction de l'emploi du phosphore blanc dans l'industrie des allumettes est en effet devenue chez nous officielle, par suite de l'adhésion de la France à la convention de Berne du 26 septembre 1906 où cette prohibition avait été acceptée par sept États. Le décret du 26 janvier 1910 a promulgué cette convention que d'autres textes ont étendue aux colonies françaises. Toutefois on continue, par précaution, de faire une sélection dans le choix des ouvriers et l'on écarte ceux qui ont une mauvaise dentition et les albuminuriques.

2° Prophylaxie des maladies professionnelles infectieuses.

Prophylaxie de la variole et de la morve professionnelles. — Nous ne nous attarderons pas sur la prévention de la variole professionnelle : les mesures prophylactiques générales étudiées au chapitre des maladies contagieuses et infectieuses s'imposent évidemment à ceux qui sont particulièrement exposés, par l'exercice de leurs métiers, à contracter la variole ; ils auront soin, notamment, de ne manipuler les objets ou matériaux souillés par des varioleux qu'après une désinfection complète.

Les mêmes précautions doivent être recommandées aux personnes qui sont appelées à être en contact avec des linges ou objets infectés par le virus de la morve. Les cochers, palefreniers et maquignons se montreront très prudents lorsque les premiers symptômes de cette maladie se manifesteront chez leurs chevaux, ânes ou mulets.

Prophylaxie du charbon professionnel. — Beaucoup plus importante au point de vue industriel, la prévention du charbon nous retiendra plus longtemps.

Les mesures particulières d'hygiène dans les établissements dont le personnel est exposé à l'infection charbonneuse sont prescrites par le décret du 22 août 1910, complété par deux arrêtés ministériels du 11 mars 1912.

Aux termes de l'article 1er du décret, ces établissements sont ceux où sont manipulés, à l'état brut, des peaux, poils, crins, soies de porcs, laines, cornes, os ou autres dépouilles provenant d'animaux susceptibles d'être atteints d'infection charbonneuse. Doivent être considérés comme à l'état brut les produits ou dépouilles qui n'ont pas subi les opérations ci-dessous :

Pour les crins, poils et soies de porcs : étuvage à 103° pendant une heure ou séjour de deux heures dans l'eau bouillante, ou blanchiment ;

Pour les peaux : tannage ;

Pour les laines : dégraissage industriel ;

Pour les os et cornes : étuvage à 103° pendant une heure ou séjour de deux heures dans l'eau bouillante, ou traitement par des antiseptiques actifs.

Les chefs d'industrie, directeurs ou gérants sont tenus de mettre à la disposition du personnel ouvrier des tabliers et jambières imperméables pour toutes les opérations où le corps est exposé à être mouillé par les eaux employées au travail des produits ou dépouilles désignés à l'article 1er.

Un médecin désigné par le chef d'établissement et rémunéré par l'entreprise examine les ouvriers atteints de boutons, de coupures, écorchures ou gerçures suspectes. Les constatations sont inscrites sur un registre.

Chaque établissement doit être pourvu d'une boîte de secours contenant les médicaments et objets de pansement prescrits par l'arrêté ministériel du 11 mars 1912.

Des précautions supplémentaires, énumérées par l'article 5 du décret du 22 août 1910, sont, en outre, prescrites dans les industries suivantes, quand elles mettent en œuvre des matières provenant des régions qui seront désignées par un arrêté du ministre du Travail et de la Prévoyance sociale, après avis du ministre du Commerce et de l'Industrie et du ministre de l'Agriculture :

1° La préparation des cuirs ;

2° Le délainage et le lavage, le triage des laines;

3° La mégisserie, la tannerie, la pelleterie;

4° Le triage et le travail des os et cornes.

Sont considérés également comme dangereux pour l'application du même article 5 : le déballage, les manutentions et les autres opérations effectuées à sec, avant désinfection, sur les matières énumérées à l'article 1er et provenant des régions déterminées par l'arrêté ci-dessus prévu.

Les précautions qui doivent être observées dans ces travaux sont :

1° Le lavage et la désinfection du sol, des murs, tables, établis et sièges. La désinfection fréquente des outils;

2° La désinfection des emplacements temporairement inutilisés dans les magasins où sont déposées les matières visées par l'article 1er ;

3° Les manipulations des laines, crins, soies de porcs et poils doivent être faites en vase clos ou dans des conditions qui permettent de recueillir tous les détritus et de les détruire ultérieurement;

4° Établissement d'un vestiaire-lavabo et d'armoires individuelles à deux compartiments pour les ouvriers;

5° Mise à la disposition des ouvriers de surtouts et de protège-nuque.

3° Prophylaxie des dermatoses professionnelles.

La première des précautions à prendre contre ces affections est de veiller avec soin à l'extrême propreté des parties du corps exposées au contact des produits irritants ou caustiques. Il faut soigner dès qu'elle apparaît la moindre lésion cutanée et lorsque les substances ou liquides manipulés sont particulièrement nocifs, se protéger les mains avec des gants imperméables.

MM. Jacquet et Jourdenet prétendent que la prédisposition individuelle des ouvriers à contracter des dermatoses dépend, avant tout, de leur régime alimentaire. Sur 27 malades observés par M. Jacquet à la Polyclinique de l'hôpital Saint-Antoine, 22 au moins présentaient des troubles gastriques et des signes d'intoxication. Parmi ceux-ci figuraient des alcooliques, des sujets intoxiqués par le café, d'autres abusant des condiments (poivre, vinaigre, moutarde) ; d'autres étaient gros mangeurs, d'autres enfin des tachyphages, c'est-à-dire mangeant trop vite et sans mastication suffisante. Tous ces sujets ont vu les lésions cutanées professionnelles disparaître dès qu'ils ont été soumis à un régime rationnel comportant une mastication lente et minutieuse, la suppression du café, de l'alcool, des apéritifs, du vin et des épices, l'abstention d'aliments susceptibles de provoquer des intoxications digestives : poissons, mollusques, crustacés, charcuterie.

4° Dispositions tendant à éviter les incendies et les explosions.

Précautions à prendre contre l'incendie. — Le danger d'incendie dans les ateliers provient aussi bien des substances inflammables manipulées que des opérations industrielles et des appareils de chauffage et d'éclairage ; aussi, le décret du 29 novembre 1904, relatif à l'hygiène et à la sécurité du travail des ouvriers et employés, formulait-il dans ses articles 16 et 17 des prescriptions minutieuses pour diminuer les chances d'incendie, assurer en cas de sinistre l'évacuation facile des locaux et permettre, le cas échéant, de combattre efficacement le fléau.

Les dispositions de ces articles, modifiées une première fois par le décret du 22 mars 1906, sont actuellement remplacées par celles du décret du 2 juin 1911.

Ce texte vise : 1° les sorties ; 2° les escaliers ; 3° l'éclairage et le chauffage ; 4° les consignes pour le cas d'incendie.

Sorties. — Les portes des ateliers, bureaux et magasins de dépôt où séjournent plus de dix employés ou ouvriers et, quelle que soit l'importance du personnel, les portes des ateliers, magasins, bureaux où sont manipulées des matières inflammables, celles des magasins de vente, doivent s'ouvrir de dedans en dehors, soit qu'elles assurent la sortie sur les cours, vestibules, couloirs, escaliers et autres dégagements intérieurs, soit qu'elles donnent accès à l'extérieur.

Les sorties doivent être assez nombreuses pour permettre l'évacuation rapide de l'établissement ; on veillera à ce qu'elles soient toujours libres. Les chemins qui y conduisent seront indiqués par des inscriptions très visibles.

Dans les ateliers, magasins ou bureaux où sont manipulées des matières inflammables, aucun poste habituel de travail ne doit se trouver à plus de 10 mètres d'une sortie ; si les fenêtres sont munies de grilles ou grillages, il est nécessaire que ceux-ci puissent s'ouvrir facilement de l'intérieur.

Escaliers. — Les escaliers desservant les locaux de travail sont construits soit en matériaux incombustibles, soit en bois hourdé de plâtre sur 3 centimètres au moins d'épaisseur, ou protégés par un revêtement d'une efficacité équivalente.

Ces escaliers doivent être en nombre suffisant pour permettre l'évacuation immédiate des locaux de travail ; leur largeur varie avec l'importance du personnel employé. Il en est de même pour la largeur des passages ménagés à l'intérieur des pièces et celle des couloirs conduisant aux escaliers. Ces passages et ces couloirs seront toujours libres de tout encombrement.

Éclairage et chauffage. — Il est interdit d'employer, pour l'éclairage et le chauffage, aucun liquide émettant, au-dessous de 35°, des vapeurs inflammables, à moins que l'appareil contenant le liquide ne soit solidement fixé pendant le travail ; la partie de cet appareil contenant le liquide doit être étanche, de manière à éviter tout suintement.

Les tuyaux de conduite amenant le gaz aux appareils d'éclairage et de chauffage sont soit en métal, soit enveloppés de métal, soit protégés efficacement par une matière incombustible.

Des précautions spéciales sont prises pour que les flammes des appareils d'éclairage ou de chauffage portatifs n'entrent pas en contact avec des matières combustibles ; dans ce but, les flammes doivent être distantes de toute partie combustible de la construction, du mobilier ou des marchandises en dépôt, d'au moins 1 mètre verticalement et d'au moins 30 centimètres latéralement. Des distances moindres sont tolérées en ce qui concerne les murs et plafonds moyennant l'interposition d'écrans incombustibles. Il sera fait usage, si la nécessité en est reconnue, de verres, de globes ou de réseaux de toiles métalliques pour entourer les flammes.

Tous les liquides inflammables, ainsi que les chiffons et cotons imprégnés de ces substances ou de substances grasses, doivent être enfermés dans des récipients métalliques clos et étanches.

Consignes pour le cas d'incendie. — Les chefs d'établissement doivent prendre les précautions nécessaires pour que tout commencement d'incendie puisse être rapidement et efficacement combattu, dans l'intérêt du sauvetage du personnel.

Une consigne affichée dans chaque local de travail indique le matériel d'extinction et de sauvetage qui doit s'y trouver et les manœuvres à exécuter en cas d'incendie avec le nom des personnes désignées pour y prendre part.

La consigne doit prescrire des visites et essais périodiques destinés à constater que le matériel est en bon état et que le personnel est préparé à en faire usage.

Cette consigne doit être communiquée à l'inspection du travail ; le chef d'établissement doit veiller à son exécution.

Mesures de sécurité contre le danger des substances explosibles. — Des lois, ordonnances et décrets visent la fabrication, la conservation, le transport et les modes d'emploi des matières explosibles (arrêté du ministre de la Guerre du 24 septembre 1812, décret du 13 mars 1813, ordonnances des 30 octobre 1836, 21 mai 1838 et 15 novembre 1846, décrets des 17 juin 1865 et 13 novembre 1873, arrêté ministériel du 1er décembre 1814, décret du 31 juillet 1875, loi du 8 mars 1875, décret du 24 août 1875, etc.).

D'autre part, la loi du 13 fructidor an V a conféré à l'État le monopole de la fabrication des poudres, qui se justifie par des considérations déduites de la sécurité publique et de la défense nationale. Toutefois, la fabrication de la dynamite et des autres explosifs à base de nitroglycérine a été concédée à l'industrie privée (loi du 8 mars 1875).

Sans entrer dans le détail de la réglementation imposée par les divers textes que nous venons d'énumérer, voici les principales mesures de sécurité applicables dans les industries fabriquant ou employant des matières explosibles.

L'usine doit être complètement isolée de toute habitation et même éloignée des routes et chemins. On évitera les agglomérations d'ouvriers dans les mêmes bâtiments et l'on aura soin de ne pas effectuer plusieurs opérations dangereuses dans un même local. Les divers ateliers seront isolés les uns des autres et disposés par groupes d'opérations similaires. Ils ne seront pas élevés de plus d'un étage au-dessus du rez-de-chaussée; on les construira de façon à éviter le danger d'incendie et les projections en cas d'explosion. Chaque bâtiment dangereux doit être entouré d'une forte levée ou *merlon* de terre. Les locaux où l'on manipule des produits explosibles à l'état sec seront pourvus d'un plancher en bois sans interstices ni pièces apparentes en métal ou en pierre.

L'ordre et la propreté doivent régner dans les locaux de travail ; il faut procéder régulièrement au balayage du sol et au nettoyage des vases ayant contenu des produits explosibles. Les tables. bancs, étagères, etc., ne doivent présenter aucune partie métallique apparente; le fer et l'acier seront également écartés des outils.

Aucune matière inflammable ne séjournera dans les établissements ; le chauffage sera assuré par l'eau ou la vapeur, les foyers étant placés en dehors des merlons qui les protègent ; l'éclairage sera fourni par des fanaux fixés à l'extérieur des ateliers, dans lesquels ils projetteront leur lumière au travers de doubles glaces. Défense expresse de fumer. Des réservoirs d'eau doivent être disposés à proximité des ateliers dangereux autour desquels circuleront des conduites extérieures ; les ouvriers auront auprès d'eux des bassins où ils pourront plonger toute substance accidentellement enflammée. Ces travailleurs porteront des vêtements dont le tissu aura été rendu incombustible et des souliers sans clous.

Il convient enfin d'enlever sans retard les matières fabriquées qui seront emmagasinées dans une enceinte spéciale hors des établissements de travail.

III. — Prévention des déformations et stigmates professionnels.

Ces déformations et stigmates étant dus en général au travail manuel, le meilleur moyen de les prévenir est de substituer le plus possible les machines à la main de l'homme. Mais, a-t-on dit, l'emploi des machines restreint considérablement le personnel nécessaire et prive maints ouvriers de leur gagne-pain; on a répondu à cette objection que l'agriculture manquant de bras accueillerait certainement les travailleurs chassés de l'industrie par le développement du machinisme et que, d'autre part, le consommateur et le bien-être général gagneraient à l'extension du travail mécanique, puisque les objets de consommation seraient fabriqués en plus grande quantité et à meilleur marché. Nous bornant à constater un simple fait au point de vue hygiénique, nous ne pouvons évidemment entrer dans ces discussions.

Notons encore qu'on peut, à l'aide de coussins protecteurs, pallier les effets de quelques compressions locales produites par les outils.

IV. — Mesures de sécurité contre le danger provenant des instruments de travail.

Mesures de sécurité contre les accidents de machines. — Ces accidents sont dus, nous l'avons vu, aux organes moteurs, aux organes de transmission ou aux appareils élévateurs.

Le législateur s'est préoccupé d'éviter le plus possible ces diverses sortes d'accidents, aussi a-t-il prescrit à ce sujet une série de mesures préventives dans le décret du 29 novembre 1904 et dans le Code du Travail et de la Prévoyance sociale ; ce dernier renferme en effet une disposition générale aux termes de laquelle « les machines, mécanismes, appareils de transmission, outils et engins doivent être installés et tenus dans les meilleures conditions possibles de sécurité » (art. 66, § 3, modifié par la loi du 31 décembre 1912). Le décret du 29 novembre 1904 entre dans le détail de la réglementation protectrice.

Prévention des accidents causés par les organes moteurs. — Le décret du 29 novembre 1904 dispose, dans son article 10, paragraphe 1er :

Les moteurs à vapeur, à gaz, les moteurs électriques, les roues hydrauliques, les turbines ne seront accessibles qu'aux ouvriers affectés à leur surveillance. Ils seront isolés par des cloisons ou barrières de protection.

Ces précautions se justifient parfaitement : le moteur constitue en effet, dans une usine, l'organe le plus important, puisque tous les autres dépendent de lui, et les accidents dont il peut être la cause ont généralement une gravité exceptionnelle. Il importe donc de n'en confier la conduite qu'à des hommes d'une grande expérience et d'en interdire l'approche à tous les autres ouvriers.

L'article 10 ajoute dans ses paragraphes 2 et 3 :

Les passages entre les machines, mécanismes, outils mus par ces moteurs auront une largeur d'au moins 80 centimètres : le sol des intervalles sera nivelé.

Les escaliers seront solides et munis de fortes rampes.

Pour éviter le contact des ouvriers avec les différentes pièces en mouvement, l'article 12 du décret du 29 novembre 1904 formule les prescriptions suivantes.

ART. 12. — Toutes les pièces saillantes mobiles et autres parties dangereuses des machines, et notamment les bielles, roues, volants, les courroies et câbles, les engrenages, les cylindres et cônes de frictions ou tous autres organes de transmission qui seraient reconnus dangereux seront munis de dispositifs protecteurs, tels que gaines et chéneaux de bois ou de fer, tambours pour les courroies et les bielles, ou de couvre-engrenage, garde-mains, grillages.

Les figures 127 et 128 montrent des exemples d'appareils protecteurs des organes moteurs. La figure 127 représente la protection d'une bielle et d'une manivelle par un garde-corps. La hauteur de ce garde-corps est de $0^m,90$ environ. Il est vissé sur le plancher de manière à pouvoir s'enlever facilement en cas de réparations à faire à la machine. Le panneau placé devant la manivelle peut être rempli par une tôle pleine.

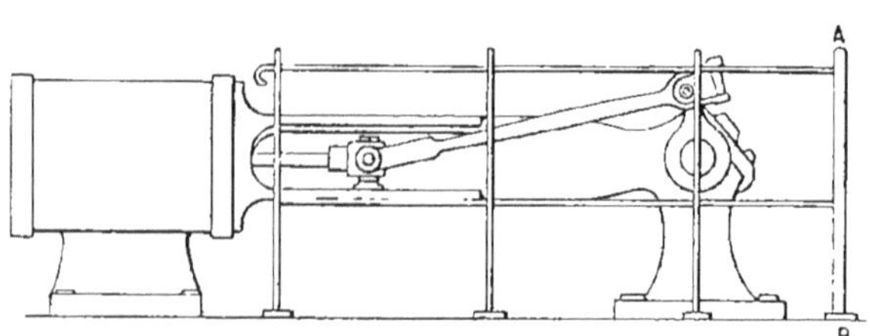

Fig. 127. — Protection d'une manivelle et d'une bielle par un garde-corps (en AB, le garde-corps se retourne d'équerre devant la manivelle).

Les volants sont aussi protégés par des garde-corps d'une hauteur de $1^m,50$ à $1^m,60$ environ et constitués le plus souvent par un fort grillage métallique solidement établi (*fig.* 128).

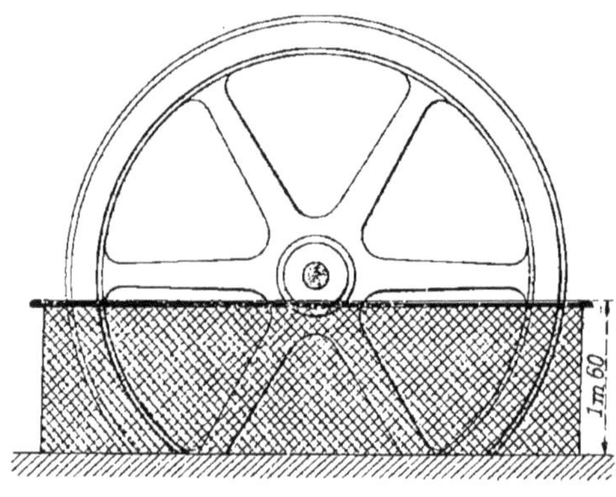

Fig. 128. — Garde-corps d'un volant.

Des dispositions spéciales doivent encore être prises pour la mise en mouvement et l'arrêt des machines. Ces deux opérations sont obligatoirement précédées d'un signal convenu (art. 13); d'autre part, l'appareil d'arrêt des machines motrices doit être toujours placé sous la main des conducteurs qui dirigent ces machines, et en dehors de la zone dangereuse (art. 14). Ajoutons que divers systèmes d'arrêt rapide des moteurs sont en usage dans les usines et peuvent rendre de grands services en cas d'accidents.

Prévention des accidents causés par les organes de transmission. — Ces accidents sont certainement les plus nombreux de tous ceux dont sont victimes les ouvriers travaillant dans les ateliers et fabriques; aussi faut-il prendre, pour les éviter, les plus grandes précautions.

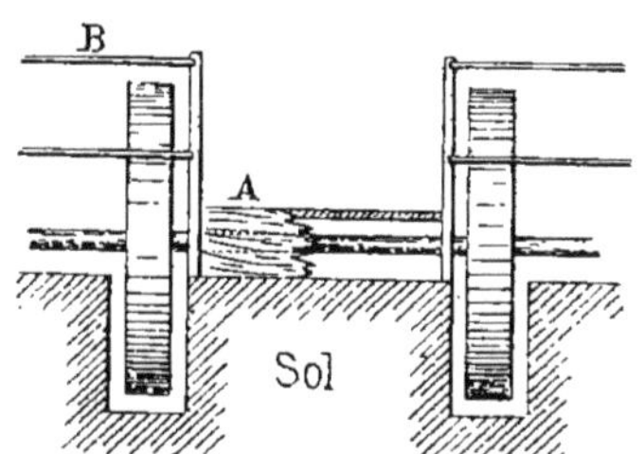

FIG. 129. — Protection d'un arbre au ras du sol.

A, boîte en bois ou tôle enveloppant l'arbre ; B, garde-corps entourant l'arbre et les poulies.

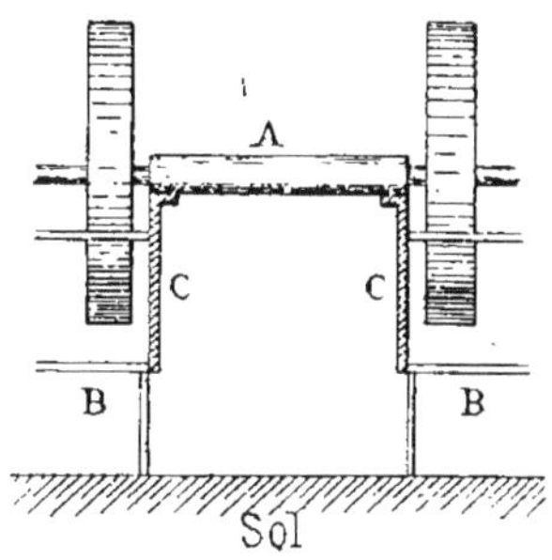

FIG. 130. — Protection d'un arbre à peu de hauteur au-dessus du sol.

A, fourreau en tôle en deux parties, avec charnières, enveloppant l'arbre au-dessus d'un passage ; B, garde-corps entourant l'arbre et les poulies ; C, tôle de protection de chaque côté du passage et portant le fourreau.

Nous venons de voir que l'article 12 du décret du 29 novembre 1904 prescrivait l'emploi de dispositifs protecteurs pour tous les organes de transmission reconnus dangereux. Voici les dispositifs le plus généralement employés :

Les arbres de transmission placés au ras du sol sont recouverts d'un tambour en bois ou en tôle solidement établi et qui les isole parfaitement (*fig.* 129). S'il s'agit d'arbres dont la hauteur au-dessus du sol est de 1 mètre environ, on devra les isoler par un garde-corps qui en défendra l'accès; lorsque la hauteur au-dessus du sol varie entre 1 et 2 mètres, on les entourera d'un fourreau fixe en bois ou en tôle, qui s'attachera aux points d'appui dont on pourra

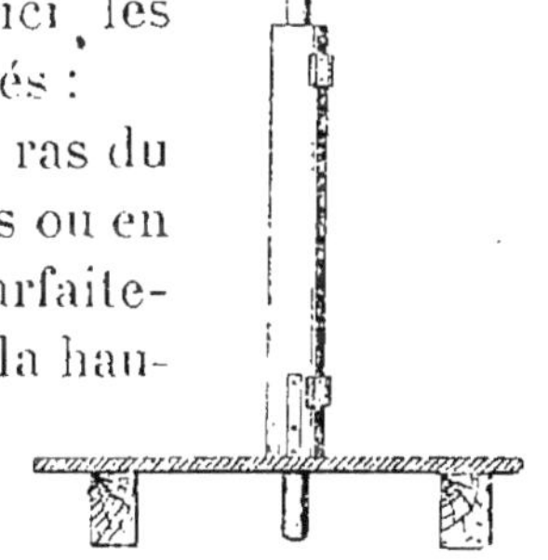

FIG. 131. — Entourage d'arbre vertical avec fourreau en tôle.

disposer (*fig.* 130). Une gaine de même nature doit entourer les arbres verticaux et monter jusqu'à 1m,80 ou 2 mètres au-dessus du sol (*fig.* 131).

Le nettoyage des arbres de transmission ne devrait se faire en principe qu'à l'arrêt, mais si, pour une cause quelconque, on veut nettoyer l'arbre pendant la marche, on se servira d'une longue perche portant à son extrémité un crochet en tôle entouré de vieilles cordes et présentant la courbure de l'arbre (*fig.* 132). L'ouvrier se place au-dessous de la transmission le long de laquelle il promène ce crochet.

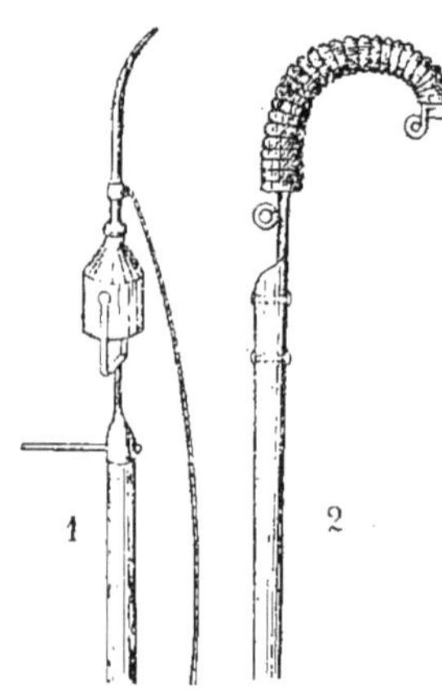

Fig. 132.
1, burette à huile à bascule; 2, perche pour nettoyer les transmissions.

Pour graisser les arbres de transmission en marche, on emploie une burette à bascule montée au bout d'une perche (*fig.* 132); mais le graissage automatique est bien préférable.

Ces divers dispositifs de sûreté sont prescrits par l'article 15 du décret du 29 novembre 1904.

Les roues d'engrenage sont la cause de nombreux accidents et l'on ne saurait apporter trop de soins pour les protéger. Suivant les dimensions des engrenages et l'emplacement qu'ils occupent, on peut les entourer par un encoffrement complet en bois ou en tôle (*fig.* 133), ou les protéger par un simple couvre-engrenage métallique (*fig.* 134).

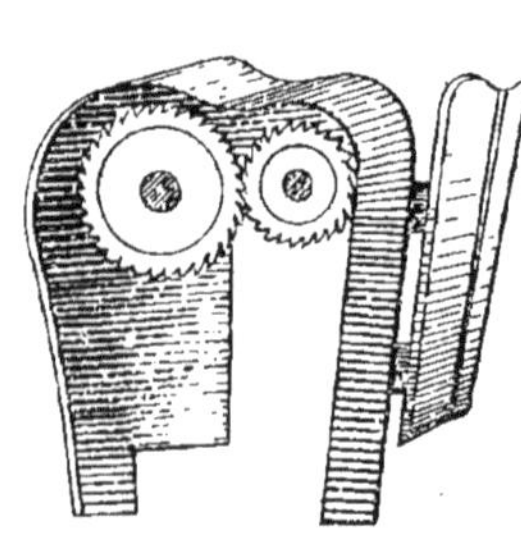

Fig. 133. — Couvre-engrenage avec porte à charnière.

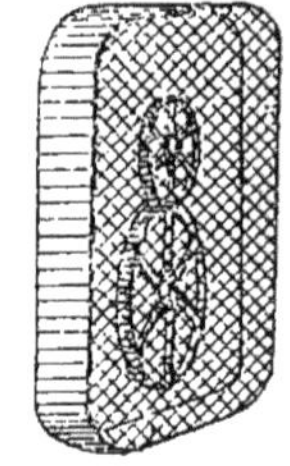

Fig. 134. — Couvre-engrenage en grillage.

Les dangers d'entraînement que présentent les courroies obligent à les protéger lorsque les ouvriers peuvent se trouver en contact avec elles. On emploie dans ce but, selon les cas, soit des gaines en bois ou en tôle, soit des balustrades.

De plus, le maniement de ces courroies exige des précautions spéciales ; sauf le cas d'arrêt du moteur, il devra toujours être fait par le moyen de systèmes, tels que monte-courroies, porte-courroies, évitant l'emploi direct de la main (art. 12, § 3). Il existe un porte-courroies très simple formé par une perche à crochet (*fig.* 135), qui sert à maintenir les courroies isolées de l'arbre pendant toute la durée d'une réparation ou à les monter sur leurs poulies. Cette dernière opération peut aussi être effectuée au moyen d'appareils spéciaux qui ont reçu le nom de *monte-courroies fixes* et qui permettent de remonter les courroies pendant la marche du moteur, en tirant simplement une poignée (*fig.* 136).

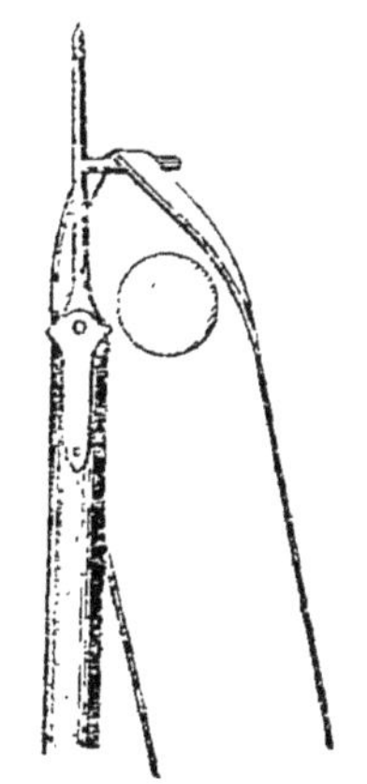

Fig. 135. Courroie isolée avec la perche à crochet.

Il convient enfin de faire, au sujet du costume des ouvriers, une remarque des plus importantes : les vêtements trop amples sont la cause de fréquents accidents, car ils peuvent être facilement happés par un engrenage, une courroie ou un arbre de transmission. Il faut donc veiller à ce que les ouvriers en général et surtout ceux employés aux transmissions ne portent que des vêtements courts, boutonnés et collants. Les cravates à bouts flottants et les tabliers flottants doivent être formellements interdits. Les femmes feront bien, dans certains cas, de se munir de serre-tête.

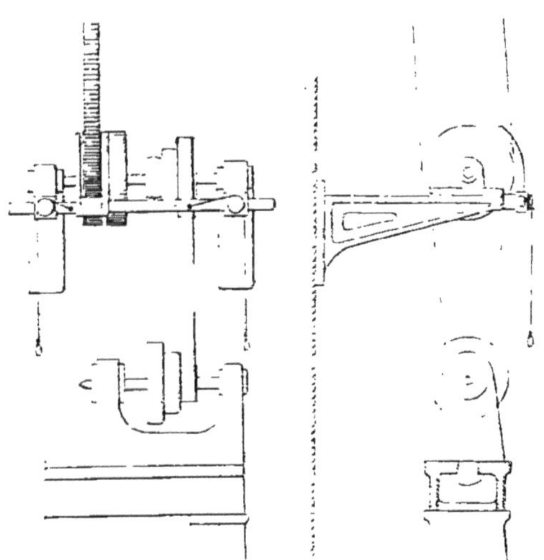

Fig. 136. — Modèle d'embrayage à distance.

Prévention des accidents causés par les monte-charges. — Les mesures de sécurité applicables aux monte-charges sont formulées dans l'article 11 du décret du 29 novembre 1904, qui est ainsi conçu :

Art. 11. — Les monte-charges, ascenseurs, élévateurs seront guidés et disposés de manière que la voie de la cage du monte-charge et des contrepoids soit fermée ; que la fermeture du puits à l'entrée des divers étages ou galeries s'effectue automatiquement ; que rien ne puisse tomber du monte-charge dans le puits.

Pour les monte-charges destinés à transporter le personnel, la charge devra être calculée au tiers de la charge admise pour le transport des marchandises, et les monte-charges seront pourvus de freins, chapeaux, parachutes ou autres appareils préservateurs.

Les appareils de levage porteront l'indication du maximum de poids qu'ils peuvent soulever.

Mesures de sécurité applicables à quelques machines spéciales d'un usage courant. — *Machines-outils à instruments tranchants tournant à grande vitesse.* — Les machines à scier, fraiser, raboter, découper, hacher, les cisailles, coupe-chiffons et autres engins semblables, doivent être disposés de telle sorte que les ouvriers ne puissent, de leur poste de travail, toucher involontairement les instruments tranchants (art. 12, § 2, du décret du 29 novembre 1904).

Pour répondre au vœu de la loi, une multitude d'appareils protecteurs, de types très divers, sont en usage dans les usines et ateliers. Nous ne pouvons évidemment songer à en donner ici ni l'énumération ni la description. Qu'il nous suffise d'en citer deux exemples.

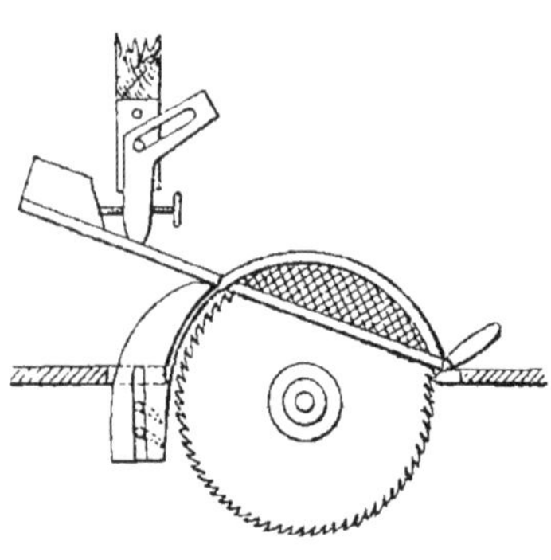

Fig. 137. — Couvre-scie réglable à la main.

La figure 137 représente un couvre-scie circulaire réglable à la main qui permet à la table de scie de recevoir des plateaux de différents diamètres. Nous reproduisons dans la figure 138 le dispositif Carstens pour dégauchisseuses ; l'arbre porte-couteaux était antérieurement carré ou polygonal, de sorte qu'à certains moments, au-dessus des arrêtes des deux tables, existait un vide de certaine importance dans lequel pouvait pénétrer la main de l'ouvrier. M. Carstens a imaginé de substituer à l'arbre carré ou polygonal un arbre *rond*. Avec ce dernier, les doigts ne peuvent plus être entraînés dans la machine. Si la main glisse, elle s'appuie sur le cylindre et les blessures se réduisent à de simples éraflures.

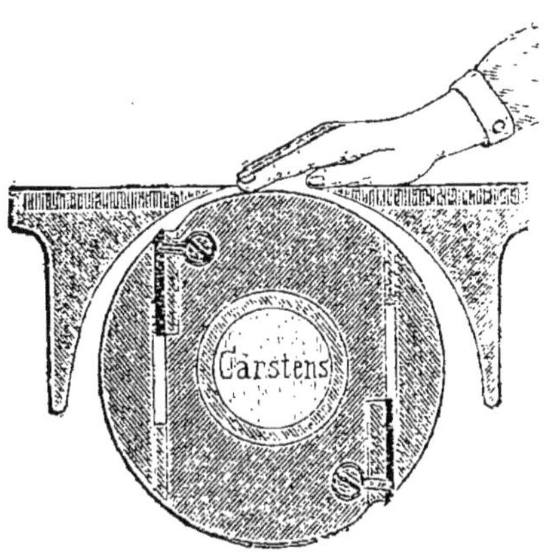

Fig. 138. — Arbre de sûreté pour dégauchisseuse.

Meules tournant à grande vitesse. — Les mesures de sécurité concernant les meules sont édictées par l'article 12 paragraphes 4, 5 et 6 du décret du 29 novembre 1904, qui dispose :

On devra prendre autant que posssible des dispositions telles qu'aucun ouvrier ne soit habituellement occupé à un travail quelconque dans le plan de rotation ou aux abords immédiats d'un volant, d'une meule ou de tout autre engin pesant ou tournant à grande vitesse.

Toute meule tournant à grande vitesse devra être montée ou enveloppée de telle sorte qu'en cas de rupture ses fragments soient retenus, soit par les organes de montage, soit par l'enveloppe.

Une inscription très apparente placée auprès des volants, des meules et de tout autre engin pesant et tournant à grande vitesse, indiquera le nombre de tours par minute qui ne doit pas être dépassé.

La figure 139 représente l'enveloppe protectrice pour meules en composition, construite par la société *Fabriques réunies d'émeri et de machines*. C'est un protecteur en tôle ondulée constitué par plusieurs couches de tôle minces et superposées les unes aux autres. Il présente donc une grande élasticité qui, en cas de rupture de la meule, amortit d'autant plus facilement la puissance vive des fragments projetés. Une partie de cette puissance est d'ailleurs absorbée pour déformer l'enveloppe.

On adapte souvent aussi aux meules des collecteurs de poussières.

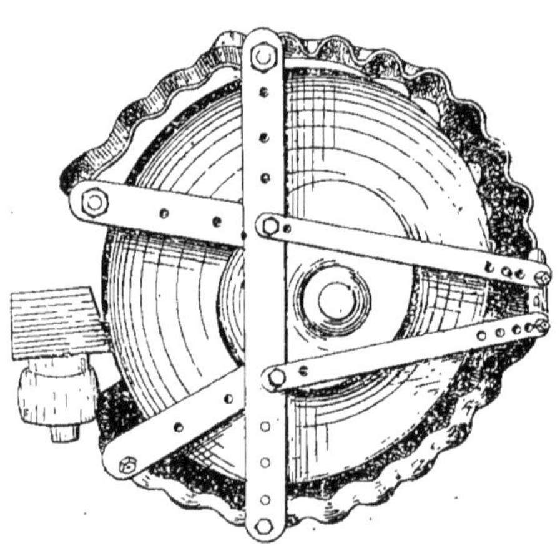

Fig. 139. — Protecteur ondulé pour meule.

Prévention des accidents causés par la vapeur. — Les mesures de sécurité concernant les machines à vapeur autres que celles placées sur les bateaux sont prescrites par le décret du 9 octobre 1907, modifié par celui du 25 décembre 1910.

Le contrôle des appareils à vapeur est confié aux ingénieurs des mines.

Aucune chaudière neuve ne peut être mise en service qu'après avoir subi une épreuve réglementaire consistant à la soumettre à une pression hydraulique supérieure à la pression effective qui ne doit point être dépassée dans le service. Le renouvellement de l'épreuve peut être exigé de celui qui fait usage d'une chaudière : 1° lorsque la chaudière, ayant déjà servi, est l'objet d'une nouvelle installation; 2° lorsqu'elle a subi une réparation notable; 3° lorsqu'elle est remise en service après un chômage de plus d'un an; 4° lorsque dix années se sont écoulées depuis la dernière épreuve.

Après qu'une chaudière ou partie de chaudière a été éprouvée avec succès, il y est apposé un ou plusieurs timbres indiquant, en kilogrammes par centimètre carré, la pression effective que la vapeur ne doit pas dépasser.

Chaque chaudière est munie :

1° De deux soupapes de sûreté chargées de manière à laisser la vapeur s'écouler dès que sa pression effective atteint la limite maximum indiquée par le timbre réglementaire;

2° D'un manomètre en bon état placé en vue du chauffeur et gradué de manière à indiquer en kilogrammes par centimètre carré la pression effective de la vapeur dans la chaudière. Une marque très apparente indique sur l'échelle du manomètre la limite que la pression effective ne doit point dépasser;

3° D'un appareil de retenue, soupape ou clapet, fonctionnant automatiquement et placé au point d'insertion du tuyau d'alimentation qui lui est propre;

4° D'une soupape ou d'un robinet d'arrêt de vapeur, placé, autant que possible, à l'origine du tuyau de conduite de vapeur, sur la chaudière même;

5° De deux appareils indicateurs du niveau de l'eau, indépendants l'un de l'autre et placés en vue de l'ouvrier chargé de l'alimentation. L'un au moins de ces appareils indicateurs est un tube en verre, disposé de manière à pouvoir être facilement nettoyé et remplacé au besoin. Des précautions doivent être prises contre le danger provenant des éclats de verre en cas de bris des tubes, au moyen de dispositions qui ne fassent pas obstacle à la visibilité du niveau (*fig.* 140).

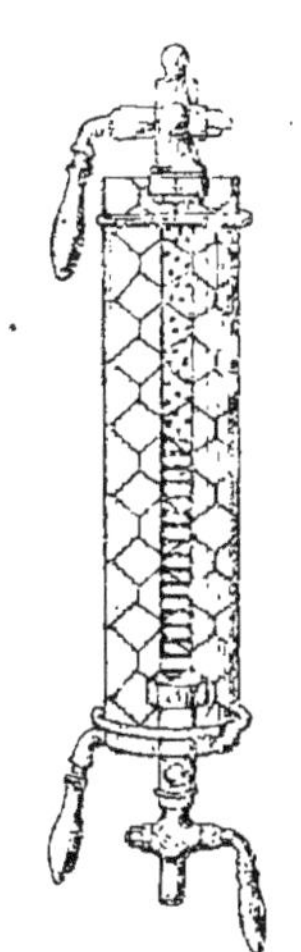
Fig. 140. — Protecteur de niveau d'eau.

Sur toute chaudière à vapeur, ainsi que sur tout réchauffeur d'eau, sécheur ou surchauffeur de vapeur, les orifices des foyers, les boîtes à tubes et les boîtes à fumée sont pourvues de fermetures solides établies de manière à empêcher, en cas d'avarie, les retours de flamme ou les projections d'eau ou de vapeur sur les ouvriers.

Les chaudières et récipients à vapeur en activité, ainsi que leurs appareils et dispositifs de sûreté, doivent être constamment en bon état d'entretien et de service. La conduite des chaudières à vapeur ne doit être confiée qu'à des agents sobres et expérimentés. L'exploitant est tenu d'assurer en temps utile les nettoyages, les réparations et les remplacements nécessaires. A l'effet de reconnaître l'état de chaque appareil à vapeur et de ses accessoires, il doit faire procéder, par une personne compétente, aussi souvent qu'il est nécessaire et au minimum une fois chaque année, à une visite complète des appareils, tant à l'intérieur qu'à l'extérieur.

Les tuyauteries des appareils à vapeur ne sont pas réglementées par le décret du 9 octobre 1907, mais une circulaire ministérielle du 13 novembre 1912 a décidé qu'on devait les considérer comme rentrant dans l'ensemble de ce qui constitue les appareils à vapeur, dont la surveillance ressortit exclusivement au service des mines, sous l'autorité du ministre des Travaux publics.

Protection des travailleurs dans les établissements qui mettent en œuvre des courants électriques. — Cette matière fait l'objet du décret du 11 juillet 1907, modifié par celui du 13 août 1912.

Aux termes de ces textes, les installations électriques doivent comporter des dispositifs de sécurité en rapport avec la plus grande tension de régime existant entre les conducteurs et la terre. Suivant cette tension, les installations électriques sont classées en deux catégories :

1re CATÉGORIE. — A. *Courant continu.* — Installations dans lesquelles la plus grande tension de régime entre les conducteurs et la terre ne dépasse pas 600 volts.

B. *Courant alternatif.* — Installations dans lesquelles la plus grande tension efficace entre les conducteurs et la terre ne dépasse pas 150 volts.

2e CATÉGORIE. — Installations comportant des tensions respectivement supérieures aux tensions ci-dessus.

Les mesures de sécurité prescrites par les décrets susmentionnés visent :

1° *Les installations de machines, appareils et lampes électriques* (mise à la terre ou isolement électrique des bâtis et pièces conductrices non parcourues par le courant, dans les installations de la 2e catégorie ; protection des machines par des garde-corps dans les mêmes installations ; mesures de sécurité contre l'incendie dans les locaux destinés aux accumulateurs et ceux pouvant renfermer des gaz détonants ou des corps explosifs) :

2° *Les tableaux de distribution et locaux* (isolements et écartements suffisants des conducteurs pour les tableaux de distribution de courants appartenant à la 1re catégorie ; isolement électrique du plancher de service pour les tableaux de distribution portant des appareils et pièces métalliques de la 2e catégorie ; précautions à prendre dans les locaux où le sol et les parois sont très conducteurs, etc.) ;

3° *L'installation des canalisations* (établissement des canalisations nues appartenant à une installation de la 2e catégorie, hors de la portée de la main ; marque apparente sur les canalisations nues d'une installation de la 1re catégorie, établies à l'intérieur ; isolement des autres canalisations ; précautions à prendre pendant les travaux sur des conducteurs de 1re et 2e catégories, etc.) ;

4° *L'affichage de certaines mesures de sécurité* (interdiction de toucher aux pièces métalliques ou conducteurs soumis à une tension de la 2e catégorie, même avec des gants en caoutchouc, ou de se livrer à des travaux sur ces pièces ou conducteurs même avec des outils à manche isolant, etc.) (art. 13).

Ce dernier article a été complété comme suit par le décret du 13 août 1912 :

Les chefs d'industrie, directeurs ou gérants sont en outre tenus dans chacune des salles contenant des installations de la 2e catégorie, de placer et de tenir prêts à servir pour parer aux accidents électriques des crochets à manches isolants et un tabouret de bois verni avec pieds terminés par des pièces de porcelaine ou de verre.

Telles sont les mesures préventives prescrites par la loi dans les établissements qui mettent en œuvre des courants électriques. Mais, d'autre part, les ouvriers doivent être tenus de faire usage des appareils et vêtements de sûreté mis à leur disposition (gants de caoutchouc, tabourets de verre, chaussures garnies de caoutchouc épais, outils à manches isolants).

Notons enfin que l'Association des Industriels de France a adopté l'appareil Miet, sorte d'électroscope à feuilles d'aluminium muni d'une poignée isolante, qui sert à révéler dans les câbles la présence d'un courant dès que ce dernier atteint 300 volts et permet ainsi d'éviter des accidents.

V. — Protection de l'ouvrier contre les causes d'insalubrité qui tiennent à lui-même.

Réglementation légale du travail des enfants et des femmes. — Les enfants et les femmes étant particulièrement exposés, par leur constitution même, à ressentir les influences nocives du milieu industriel et n'ayant pas la force suffisante pour accomplir certains travaux pénibles, devaient attirer d'une façon toute spéciale l'attention du législateur ; aussi le Code du Travail et de la Prévoyance sociale leur réserve-t-il plusieurs de ses dispositions.

Les enfants ne peuvent être employés, ni être admis dans les usines, manufactures, mines, minières et carrières, chantiers, ateliers et leurs dépendances, de quelque nature que ce soit, publics ou privés, laïques ou religieux, même lorsque ces établissements ont un caractère professionnel ou de bienfaisance, avant l'âge de treize ans révolus.

Sont exceptés les établissements où ne sont employés que les membres de la famille sous l'autorité soit du père, soit de la mère, soit du tuteur (art. 1er).

Toutefois les enfants munis du certificat d'études primaires institué par la loi du 28 mars 1882, peuvent être employés à l'âge de douze ans, mais ils doivent pour cela présenter un certificat d'aptitude physique.

Les inspecteurs du travail peuvent toujours requérir un examen médical de tous les enfants au-dessous de seize ans déjà admis dans les établissements susvisés, à l'effet de constater si le travail dont ils sont chargés excède leurs forces.

Les enfants, ouvriers ou apprentis, âgés de moins de dix-huit ans et les femmes ne peuvent être employés à aucun travail de nuit dans lesdits établissements ; ce travail est celui qui est compris entre neuf heures du soir et cinq heures du matin. Cependant, pour certains établissements, des tolérances plus ou moins étendues sont admises.

Les filles et les femmes ne peuvent être employées aux travaux souterrains des mines, minières et carrières. Des règlements d'administration publique déterminent les conditions spéciales des travaux des enfants de treize à dix-huit ans du sexe masculin, dans les travaux souterrains ci-dessus visés.

Enfin le Code du Travail et de la Prévoyance sociale consacre un chapitre spécial au travail des enfants et des femmes, qui fait l'objet des articles 71 à 76.

Il nous paraît intéressant de reproduire intégralement ces dispositions :

Art. 71. — Les établissements visés à l'article premier et leurs dépendances dans lesquels sont employés des enfants, ouvriers ou apprentis âgés de moins de dix-huit ans, ou des femmes, doivent être tenus dans un état constant de propreté, convenablement éclairés et ventilés. Ils doivent présenter toutes les conditions de sécurité et de salubrité nécessaires à la santé du personnel.

Dans tout établissement contenant des appareils mécaniques, les roues, les courroies, les engrenages ou tout autre organe pouvant offrir une cause de danger sont séparés des ouvriers de telle manière que l'approche n'en soit possible que pour les besoins du service.

Les puits, trappes et ouvertures de descente doivent être clôturés.

Les patrons ou chefs d'établissement doivent, en outre, veiller au maintien des bonnes mœurs et à l'observation de la décence publique.

Art. 72. — Pour tous les établissements désignés à l'article premier et à l'article 65 [1], les différents genres de travaux présentant des causes de danger, ou excédant les forces, ou dangereux pour la moralité, qui sont interdits aux enfants de moins de dix-huit ans et aux femmes, sont déterminés par des règlements d'administration publique.

Art. 73. — Les enfants, ouvriers ou apprentis âgés de moins de dix-huit ans et les femmes ne peuvent être employés dans les établissement insalubres ou dangereux rentrant dans les catégories visées par l'article premier, où l'ouvrier est exposé à des manipulations ou

[1] Les établissements désignés à l'article 65 sont ceux où doivent être appliquées les mesures générales d'hygiène et de sécurité ; nous les avons énumérés au début de ce chapitre.

à des émanations préjudiciables à sa santé, que sous les conditions spéciales déterminées par des règlements d'administration publique pour chacune de ces catégories de travailleurs.

Art. 74. — Par dérogation au paragraphe 3 de l'article premier, les articles 71, 72 et 73 sont applicables dans les établissements visés à l'article premier, où ne sont employés que les membres de la famille sous l'autorité, soit du père, soit de la mère, soit du tuteur, si le travail s'y fait à l'aide de chaudière à vapeur ou de moteur mécanique, ou si l'industrie exercée est classée au nombre des établissements dangereux ou insalubres.

Art. 75. — Le maître ne doit jamais employer l'apprenti, même dans les établissements non visés à l'article premier et à l'article 65, à des travaux qui seraient insalubres ou au-dessus de ses forces.

Art. 76. — Les magasins, boutiques et autres locaux en dépendant dans lesquels les marchandises et objets divers sont manutentionnés ou offerts au public par un personnel féminin, doivent être, dans chaque salle, munis d'un nombre de sièges égal à celui des femmes qui y sont employées.

Mesures tendant à éviter la fatigue et le surmenage. — *Limitation des heures de travail.* — La journée de l'ouvrier dans les manufactures et usines ne peut pas excéder douze heures de travail effectif ; elle doit être de dix heures dans les établissements énumérés dans l'article 1er du Code du Travail et de la Prévoyance sociale, qui emploient dans les mêmes locaux des hommes adultes et des personnes visées par ledit article (art. 6 et 7 du Code du Travail et de la Prévoyance sociale).

La journée des ouvriers employés à l'abatage dans les travaux souterrains des mines de combustibles ne doit pas dépasser huit heures (art. 9).

Dans les établissements énumérés à l'article 1er, les enfants, ouvriers ou apprentis âgés de moins de dix-huit ans et les femmes ne peuvent être employés à un travail effectif de plus de dix heures par jour, coupées par un ou plusieurs repos dont la durée ne peut être inférieure à une heure et pendant lesquels le travail est interdit (art. 14).

En dehors des établissements visés à l'article 1er, la durée du travail effectif des enfants âgés de moins de quatorze ans, placés en apprentissage chez un fabricant, un chef d'atelier ou un ouvrier, ne peut dépasser dix heures par jour. Pour les apprentis âgés de quatorze à seize ans, elle ne peut dépasser douze heures (art. 18).

Repos hebdomadaire et des jours fériés. — Les employés ou ouvriers occupés dans un établissement industriel ou commercial ou dans ses dépendances doivent bénéficier d'un jour de repos par semaine, et ce repos hebdomadaire doit être donné le dimanche.

Toutefois, lorsque le fonctionnement normal de l'établissement l'exige, le repos peut être donné, soit constamment, soit à certaines époques de l'année seulement :

a) Un autre jour que le dimanche à tout le personnel de l'établissement ;

b) Ou bien du dimanche midi au lundi midi ;

c) Ou encore le dimanche après-midi avec un repos compensateur d'une journée par roulement et par quinzaine ;

d) Enfin par roulement à tout ou partie du personnel.

Lorsqu'un établissement quelconque veut bénéficier de l'une de ces exceptions, il est tenu d'adresser une demande au préfet du département.

Certaines dérogations aux prescriptions sur le repos hebdomadaire sont admises, mais plusieurs d'entre elles ne sont pas applicables aux enfants de moins de dix-huit ans et aux filles mineures.

Les enfants, ouvriers ou apprentis âgés de moins de dix-huit ans et les femmes ne peuvent être employés dans les établissements énumérés à l'article 1er les jours de fêtes reconnus par la loi, même pour rangement d'atelier.

Les enfants placés en apprentissage chez un fabricant, un chef d'atelier ou un ouvrier, ne peuvent être tenus dans aucun cas, vis-à-vis de leur maître, à aucun travail de leur profession les dimanches et jours de fêtes reconnues ou légales.

Alimentation. — Le problème de l'alimentation des ouvriers est résolu par la création de cantines où les travailleurs peuvent trouver, à un prix peu élevé, des aliments sains et bien préparés. Il est à souhaiter que les industriels se préoccupent d'installer, à proximité des cantines où se préparent les aliments, de vastes réfectoires, clairs, aérés, tenus constamment dans un état de rigoureuse propreté où les ouvriers pourront prendre leurs repas en commun. Ces réfectoires doivent être précédés de lavabos où les travailleurs procéderont à la toilette minutieuse des mains et du visage, non seulement pour satisfaire aux lois de l'élémentaire propreté, mais surtout pour éviter l'absorption des matières toxiques qu'ils sont appelés à manipuler et éviter ainsi les empoisonnements dont nous avons précédemment parlé. Déjà plusieurs établissements industriels ont réalisé ces intéressantes innovations, et l'Association des Industriels de France cite notamment à ce sujet le réfectoire de l'usine de Viviez (Société de la Vieille-Montagne).

Habitation. — L'insalubrité des quartiers formés dans les grandes villes par les agglomérations ouvrières a imposé aux pouvoirs publics l'étude de la question des habitations ouvrières. Le manque absolu d'hygiène compromet en effet non seulement la santé des malheureux qui habitent ces logements sans air et sans soleil, mais aussi celle des individus domiciliés dans leur voisinage immédiat.

L'initiative privée, les associations philanthropiques ont également cherché à porter remède à cette situation par leur collaboration avec l'action législative.

Certains chefs d'industrie pourvoient au logement des travailleurs en édifiant des habitations salubres, mettant l'ouvrier à portée de son travail. Il est logé mieux et meilleur marché que partout ailleurs. C'est le cas des habitations ouvrières construites à Clermont-Ferrand par la Société anonyme des habitations à bon marché Michelin.

En raison du grand nombre d'ouvriers occupés par cette importante maison, le problème du logement du personnel se posa avec urgence, la nouvelle population ayant dû chercher asile dans des rues étroites, des logis humides sans air et sans lumière, sans water-closets et souvent sans eau.

La Société fit l'acquisition de vastes terrains en dehors de l'octroi, à proximité des usines, et édifia 220 logements disposés par deux ou par quatre en 60 bâtiments.

Les logements comprennent trois ou quatre pièces et sont loués à des prix variant de 180 à 260 francs, suivant l'étendue du jardin attenant.

Les caves sont établies sur toute la surface du bâtiment, isolant ainsi le rez-de-chaussée de l'humidité du sol. Les cuisines sont carrelées, peintes à l'huile, avec évier émaillé et siphonné, eau potable, éclairage et chauffage au gaz. Les chambres sont parquetées et les murs sont peints à l'huile. Les water-closets sont en grès cérame et les tuyaux de chute aboutissent à des fosses septiques dont l'eau est reçue, après épuration, dans des égouts.

D'autres associations ont pour but de fournir à l'ouvrier un logement hygiénique dont il devient peu à peu propriétaire en payant par annuités une certaine somme, généralement peu élevée, en plus de son loyer.

Dans les grandes villes, de louables efforts sont accomplis en vue de l'amélioration des logements ouvriers et, à Paris même, le Dr Henri de Rothschild a fait édifier de vastes immeubles très confortables et très hygiéniques où les ouvriers trouvent un abri agréable et réellement réconfortant après les fatigues de la journée.

La loi favorise par diverses mesures les sociétés de construction d'habitations à bon marché (création de comités de patronage départementaux des habitations à bon marché, immunités fiscales, prêts de l'État, des départements et des communes, etc.).

Un grand nombre de textes législatifs sont intervenus à ce sujet (lois des 30 novembre 1894, 31 mars 1896, 12 avril 1906, décrets du 10 janvier 1907, lois des 24 août 1908, 26 décembre 1908) 5 et 8 avril 1910, 13 juillet 1911, 17 août 1912, etc.).

Hygiène. — On ne saurait trop recommander aux ouvriers d'observer méticuleusement les mesures d'hygiène qui leur sont prescrites et dont nous avons maintes fois parlé au cours de notre ouvrage. Il faut qu'ils comprennent que, si on les invite à s'y conformer, c'est dans leur propre intérêt. Toutes les précautions prises pour assurer la salubrité des établissements industriels perdraient une grande partie de leur efficacité si les ouvriers négligeaient de suivre les conseils d'hygiène qu'on leur donne.

Alcoolisme et excès divers. — Nous savons que l'alcoolisme prépare pour les maladies de toutes sortes, et spécialement pour les affections professionnelles, un terrain des plus propices. Un corps sain et robuste peut en effet résister souvent victorieusement à l'action répétée des agents nocifs industriels, tandis qu'un organisme délabré par la boisson est bientôt vaincu et irrémédiablement ruiné. Le travailleur doit donc considérer l'alcool comme son plus grand ennemi ; s'il sait être sobre, et éviter les excès de toutes sortes, bien des maux lui seront épargnés.

État moral. — En fixant à treize ans l'âge d'admission des enfants dans l'industrie ou en les admettant à douze ans s'ils ont leur certificat d'études primaires, la loi a voulu non seulement éviter aux enfants trop jeunes des travaux trop pénibles, mais encore favoriser la fréquentation scolaire.

C'est en effet par l'instruction que l'on peut relever le niveau moral de la classe ouvrière ; tel est d'ailleurs le but principal vers lequel tendent les sociétés d'enseignement populaire dont on souhaiterait voir grandir toujours plus le nombre des auditeurs.

CHAPITRE III

ACCIDENTS DU TRAVAIL

Réparation des accidents du travail. — Loi du 9 avril 1898. — Cette loi a introduit le principe du risque professionnel dans notre législation, en mettant à la charge du chef d'entreprise la réparation de tous les accidents survenus par le fait du travail ou à l'occasion du travail, à condition que l'incapacité ait duré plus de quatre jours.

Pour les accidents entraînant une incapacité temporaire, l'ouvrier a droit à une indemnité journalière égale à la moitié du salaire. Dans le cas d'incapacité partielle et permanente, il a droit à une rente égale à la moitié de la réduction que l'accident a fait subir au salaire ; pour l'incapacité absolue et permanente, à une rente égale aux deux tiers de son salaire annuel.

En cas de mort, des pensions d'importance définie par la loi sont servies à partir du décès aux ayants droit.

Les blessés ont droit aux soins médicaux et pharmaceutiques. *Ils peuvent toujours faire choix de leur médecin.*

Pour toutes les instances relatives à la détermination de leurs diverses indemnités, ils bénéficient de l'assistance judiciaire.

Les chefs d'entreprise se déchargent généralement des responsabilités moyennant une prime basée sur les salaires payés, et sur les risques de l'entreprise, prime qu'ils versent à des Compagnies d'assurances assujetties au contrôle de l'État.

Instructions sur les premiers soins à donner en cas d'accidents.

Il résulte de l'étude que nous venons de faire sur les ateliers et sur tous les dangers que présentent les diverses industries, que les causes des accidents qui peuvent atteindre les travailleurs sont extrêmement nombreuses et diffèrent les unes des autres par la nature même du travail effectué. De là une variété considérable de blessures qui peuvent intéresser les différents systèmes de l'économie. Nous allons donner quelques conseils pratiques que doivent bien retenir toutes les personnes que leur profession ou les circonstances mettront en présence d'un accident, de façon à éviter l'aggravation de l'état du blessé faute de premiers soins donnés à propos. De l'opportunité d'un secours raisonné dépend souvent la vie d'un homme et, sans nous attarder à des détails inutiles, nous indiquerons ce qu'il est sage de faire. Les premiers soins d'urgence ne sont destinés qu'à mettre le blessé dans les meilleures conditions en attendant la venue de l'homme de l'art, qui doit être immédiatement appelé, et il est aussi dangereux de faire preuve de trop de savoir que d'exposer le patient à supporter les tentatives nuisibles dans lesquelles l'ignorance ou les préjugés routiniers se donnent d'autant mieux libre carrière que l'assistance est généralement nombreuse et maladroitement empressée.

Brûlures.

Les brûlures sont des lésions produites par l'action exercée sur nos tissus par une *chaleur trop vive*, comme c'est le cas dans les incendies, le contact d'une flamme avec les vêtements, un jet de vapeur ou d'eau bouillante ; ou par des *agents chimiques*, une *explosion de gaz*, etc.

La première indication est de soustraire immédiatement le blessé à l'action des flammes ou des liquides qui imprègnent les vêtements ; dans le premier cas, on entoure rapidement le blessé de couvertures destinées à étouffer les flammes ; dans le cas de brûlures par de l'eau chaude ou des acides, il faut le déshabiller avec d'infinies précautions, pour éviter que l'agent caustique n'occasionne une brûlure plus profonde par son contact prolongé avec la peau. Si l'épiderme est soulevé, il faut avoir soin de ménager les phlyctènes qui sont formées, et ne pas déchirer davantage les parties décollées.

Les brûlures sont des blessures qui non seulement sont souvent très graves, pouvant amener la mort du blessé, même lorsqu'elles sont superficielles, par la suppression des fonctions d'élimination de la peau, mais qui, dans tous les cas, sont très douloureuses et arrachent aux brûlés des cris déchirants. On pourra soulager très efficacement le blessé en le plongeant dans une baignoire d'eau tiède. Si on se trouve dans l'impossibilité de baigner, on isolera les brûlures de l'action froide et douloureuse de l'air par l'application de compresses tièdes d'eau bouillie, qui auront de plus l'avantage d'isoler les plaies et de les soutraire aux chances secondaires d'infection. Les boîtes de secours des usines doivent contenir des solutions faibles d'acide picrique qui atténuent sensiblement les douleurs et influencent heureusement la marche des brûlures vers la guérison ; on peut aussi enduire des compresses soigneusement bouillies de vaseline pure qui calme également les souffrances, en attendant l'arrivée du médecin.

Morsures, piqûres.

On désigne sous le nom de morsures des blessures ou des contusions produites par les dents de l'homme ou des animaux. Réduites quelquefois à de simples écrasements sans lésions de la peau, elles sont le plus souvent accompagnées de déchirures des téguments ou des parties sous-jacentes ; les plus graves en elles-mêmes sont les morsures de cheval, qui non seulement arrachent la peau, mâchonnent les parties molles, mais même écrasent les os et occasionnent des hémorragies souvent inquiétantes par la dilacération des gros vaisseaux.

Les morsures sont des blessures graves qui sont plus que les autres exposées aux complications inflammatoires et à la suppuration. De plus elles peuvent souvent servir de porte d'entrée à des maladies virulentes telle que la *rage* (morsures de chiens) ou infectieuses : *tétanos*, *morve*, etc.

En cas de morsures, il faut prendre les précautions indispensables à toutes les plaies ordinaires, lavage de la plaie à l'eau bouillie, désinfection avec les solutions antiseptiques et surtout cautérisation avec des agents énergiques : alcali, teinture d'iode, permanganate de potasse en solution concentrée 1 0/0 pour détruire les germes infectieux avant qu'ils aient le temps de pénétrer dans l'économie. Dans le cas où l'animal serait soupçonné d'être atteint de rage, il faudrait cautériser la plaie au fer rouge.

Le même traitement s'applique également aux piqûres d'insectes ou de serpents. On liera le membre au-dessus et au-dessous de la piqûre, on cautérisera cette dernière comme il a été dit plus haut, et on pourra faire un pansement avec une compresse imbibée d'alcool, qui non seulement assure la propreté de la région, mais encore apaise considérablement les douleurs, généralement très vives.

Contusions.

Les contusions sont des lésions produites par le choc de corps à surfaces mousses qui ne déterminent aucune plaie cutanée, mais donnent naissance à des épanchements sanguins plus ou moins étendus appelés *ecchymoses*.

Elles sont caractérisées par un gonflement de la région atteinte, qui prend rapidement une coloration violacée, et par une douleur vive d'abord, sourde et persistante par la suite, avec gêne fonctionnelle considérable. Lorsque les contusions portent sur des régions délicates, tête, thorax, etc., elles peuvent s'accompagner de perte de connaissance.

Lorsqu'on est en présence d'une contusion, il faut mettre le blessé au repos complet, appliquer des compresses froides et même glacées et des liquides dits résolutifs (arnica, eau-de-vie camphrée). Si l'épanchement sanguin est considérable et forme une bosse sanguine, on peut faire un pansement ouaté légèrement compressif en prenant bien soin de ne pas entraver la circulation de la région blessée.

Plaies.

Les plaies sont des solutions de continuité des téguments produites par un agent extérieur. On les divise en plaies proprement dites produites par un instrument tranchant, elles sont nettes et linéaires, et en *plaies contuses* faites par des instruments mousses; ces dernières sont irrégulières, déchiquetées et entourées de zones contusionnées.

La gravité d'une plaie dépend de la violence avec laquelle s'est exercée l'action de l'instrument, de la région sur laquelle a porté cet instrument et des complications dont elle peut être le siège. Indépendamment des hémorragies consécutives aux blessures des vaisseaux, aux sections de tendons, d'os, aux lésions d'organes qui sont le fait des plaies graves, il ne faut pas oublier qu'une des voies de pénétration des microbes dans l'organisme est la solution de continuité de la surface cutanée.

Toutes les plaies, même les plus insignifiantes, peuvent être infectées par l'instrument vulnérant lui-même, qui peut être souillé par le séjour dans un milieu malpropre ou par la matière mise en œuvre (instruments couverts de rouille, de cambouis, ciseaux en contact avec des matières organiques, etc.); mais d'une façon générale elles sont souillées par le voisinage immédiat de tout ce qui les entoure (terre, eaux sales, vêtements et linges suspects, etc.).

Sans s'occuper autrement de l'importance de la plaie, à la condition qu'elle ne soit pas le siège d'une hémorragie inquiétante, il importe non seulement de soulager le blessé, mais de pratiquer un nettoyage sérieux de manière à éviter la pénétration des germes et les chances secondaires d'infection. Lorsque les plaies ne sont pas pansées d'une façon correcte, elles peuvent en effet occasionner les troubles les plus graves, depuis la suppuration localisée à la plaie elle-même jusqu'à l'infection générale, qui peut non seulement frapper tout un membre, mais même amener la mort.

Lorsqu'on est appelé à donner les premiers soins à un blessé porteur d'une plaie, il est bon de se rappeler qu'il est de toute nécessité d'avoir les mains rigoureusement propres. Il faut donc se laver soigneusement les mains avec du savon, se nettoyer les ongles, les brosser énergiquement et les imbiber soit d'alcool pur, soit d'une solution antiseptique forte (sublimé corrosif à 1/1.000, acide phénique à 3 0/0), soit simplement de teinture d'iode fraîche, l'expérience des dernières guerres ayant démontré l'efficacité remarquable de ce produit comme microbicide.

Dès ce moment toute autre personne n'ayant pas pris les mêmes précautions ne doit pas être admise à toucher la plaie, ses mains auraient-elles même l'apparence de la propreté.

On procède alors au nettoyage de la plaie à l'aide d'une compresse bouillie, de coton stérilisé ou d'une éponge imbibée de solution antiseptique ; un savonnage léger, mais soigneux, débarrassera la région des impuretés grossières et adhérentes, comme c'est le cas pour les ouvriers blessés à la main, puis on la lavera à l'alcool et à l'éther, ou bien avec une des solutions antiseptiques signalées ci-dessus, et dans les cas de plaies anfractueuses, qu'on est en droit de supposer infectées, on badigeonnera soigneusement dans les coins et replis avec de la teinture d'iode.

Ces précautions prises et la plaie étant ainsi rendue *aseptique*, il importe de la mettre à l'abri des souillures environnantes par l'application d'une compresse imbibée de sublimé, sur laquelle on disposera un carré de tissu imperméable et une couche de coton. Le pansement sera maintenu par une bande qui l'immobilisera sans comprimer la région.

Le pansement des plaies contuses tient à la fois du pansement des plaies proprement dites et du pansement des contusions : nettoyage complet de la plaie, application de compresses révulsives à un titre plus faible que pour les contusions, pansement compressif.

Il serait dangereux de croire que toutes les mesures que

nous conseillons de prendre à l'égard des plaies constituent un luxe de précautions et qu'on pourrait s'affranchir de soins en apparence aussi compliqués. On acquiert rapidement l'habitude des règles élémentaires de l'*antisepsie*, qui depuis sa découverte par Lister a si heureusement modifié l'évolution des plaies, et on serait fondé d'accuser de négligence coupable toute personne qui prétendrait faire un pansement sans le faire aussi rigoureusement complet que les circonstances et les ressources du milieu le permettront. Or il est toujours facile d'avoir du savon, de l'alcool, de la teinture d'iode et de l'eau bouillie; il doit en tout cas y en avoir toujours dans les milieux industriels. Ces recommandations permettent de ne pas insister non seulement sur les inconvénients, mais même sur les dangers des cataplasmes, onguents, etc., que l'on appliquait autrefois conjointement avec la terre mouillée, les toiles d'araignées, et qui déterminaient des complications d'ordre infectieux qu'il est aisé de concevoir.

Hémorragies.

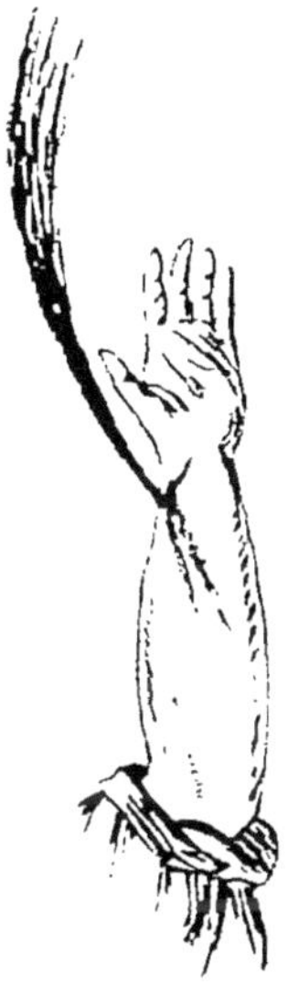

Fig. 141. Hémorragie artérielle.

Quand une artère ou une veine sont coupées, le sang s'écoule au dehors et donne lieu à une hémorragie. Les hémorragies sont des blessures qui doivent être soignées le plus rapidement possible, car celles qui proviennent des grosses artères peuvent amener la mort en quelques instants.

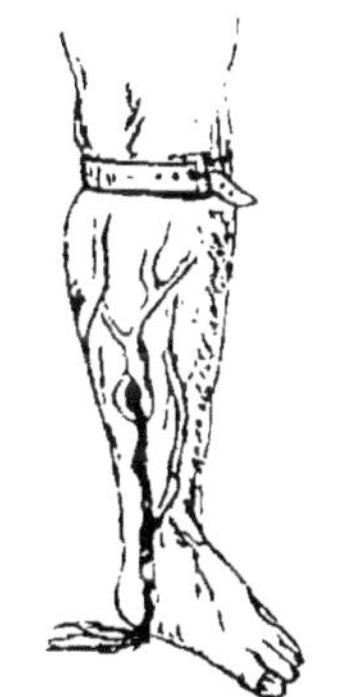

Fig. 142. Hémorragie veineuse.

L'hémorragie artérielle se reconnaît à ce que le sang sort par jets saccadés (*fig.* 141); sa couleur est rouge, étant chargé d'oxygène. Elle s'arrête lorsqu'on comprime le vaisseau dont elle provient entre la plaie et le cœur. L'hémorragie veineuse est caractérisée par un sang noir chargé d'acide carbonique et qui s'écoule bavant par les lèvres de la plaie (*fig.* 142). On l'arrête en

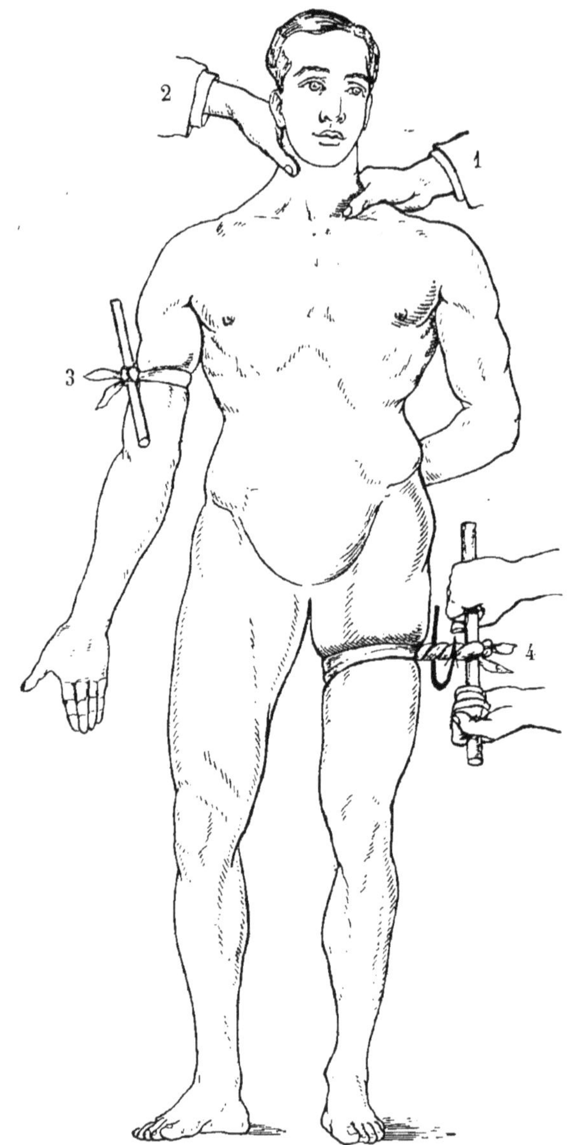

Fig. 143. — Points de compression des gros vaisseaux.
1, sous-clavière (pouce); 2, carotide (pulpe des doigts); 3, humérale (garrot); 4, fémorale (garrot).

comprimant la veine entre la plaie et l'extrémité du membre.

Manière d'arrêter les hémorragies artérielles. — On peut arrêter provisoirement les hémorragies artérielles : 1° En comprimant le vaisseau dans la plaie même directement avec le doigt lavé et propre ; 2° en introduisant dans la plaie soit un linge propre, soit un tampon d'ouate que l'on maintiendra par un bandage improvisé et compressif ; 3° en pratiquant la compression digitale sur les gros troncs artériels. Comme cette compression est fatigante et que les crampes qui surviennent dans les doigts l'empêchent rapidement d'être efficace, on fait une compression sur le trajet de l'artère blessée à l'aide d'une pelote que l'on fixe soit par un tour de bande fortement serrée, soit par un garrot : on entoure le membre blessé avec un lien quelconque (foulard, serviette) placé entre le cœur et la plaie. On glisse alors un bâtonnet entre le membre et le lien et on effectue des mouvements de torsion jusqu'à ce que l'hémorragie soit arrêtée (*fig.* 143). Il ne faut pas laisser ces appareils trop longtemps en place parce qu'ils arrêtent complètement la circulation et pourraient amener la gangrène du membre ; 4° enfin on peut arrêter les hémorragies par la flexion forcée d'un segment de membre sur l'autre : la flexion de l'avant-bras sur le bras liés ensemble par un mouchoir arrête les hémorragies de la main et de

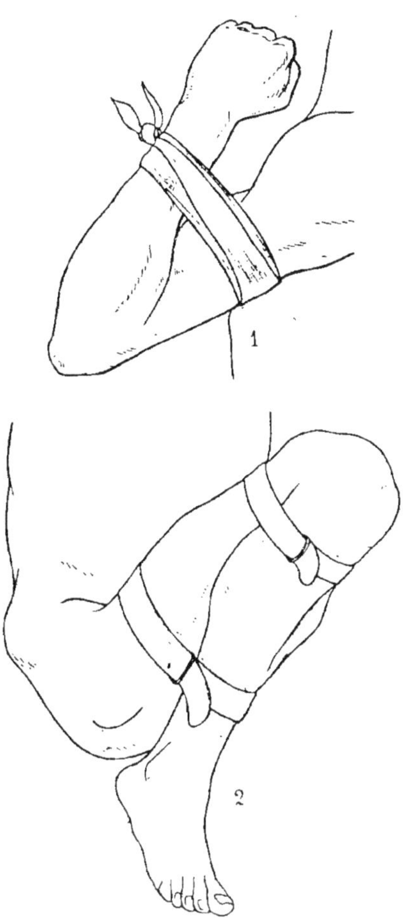

FIG. 144. — Traitement provisoir des hémorragies par flexion des membres.
1, au bras ; 2, à la jambe.

l'avant-bras ; l'artère humérale étant pliée au coude, le sang s'arrête (*fig.* 144). De même dans les hémorragies de la jambe et du pied, on fléchit la jambe en arrière et on la fixe à la cuisse par les liens de toile (*fig.* 144).

Points de compressions des diverses artères. — La sous-clavière se comprime sur la première côte en plaçant le pouce dans le creux situé au-dessus de la clavicule.

La carotide, en comprimant sur les côtés du larynx et contre la colonne vertébrale.

L'humérale, le long de la partie interne du biceps.

La fémorale, au milieu du pli de l'aine.

Hémorragies veineuses. — Les hémorragies veineuses s'arrêtent très facilement. Le sang venant des extrémités au cœur, on comprime le membre en plaçant une bande circulaire entre l'extrémité du membre et la plaie et en faisant sur la plaie bien nettoyée un pansement antiseptique bien serré.

Lorsque l'hémorragie provient des capillaires, comme c'est le cas pour la plupart des plaies, on l'arrête facilement par le lavage à l'eau très froide. On fait ensuite un bandage compressif bien serré.

Entorses. — Luxations. — Fractures.

1° **Entorses.** — Les *entorses* sont des lésions déterminées par les mouvements forcés qu'exercent sur une articulation soit les muscles contractés trop énergiquement, soit une violence extérieure. C'est ce qui arrive dans les faux pas ou les mouvements brusques. Les ligaments articulaires sont tiraillés, détachés, arrachés même sans qu'il existe de déplacement permanent des surfaces articulaires ni de déchirure cutanée. Les entorses sont caractérisées par un gonflement considérable et une douleur vive, survenant brusquement dans les conditions que nous avons indiquées.

On soulage provisoirement les personnes atteintes d'entorses en appliquant sur l'articulation douloureuse des compresses d'eau froide, en plongeant l'extrémité blessée dans un bain froid. Si on dispose de liquide comme la *teinture d'arnica* ou l'*eau blanche*, on peut en imbiber des compresses et faire un bandage assez serré en attendant l'arrivée du médecin.

2° **Luxations.** — Les *luxations* sont constituées par le déplacement anormal et permanent des surfaces articulaires à la suite d'une violence extérieure. Les signes des luxations sont nombreux et ont des similitudes avec ceux des fractures, et il est souvent difficile de distinguer les unes des autres.

Sans s'attarder à rechercher les différents symptômes des luxations, on devra s'attacher, dès qu'on sera en présence d'un traumatisme ayant porté sur une articulation, à immobiliser complètement le membre blessé ; c'est une manœuvre sage, prudente et qui supprime la douleur. Au médecin seul il appartient de déterminer à quel genre de blessure on a affaire.

3° **Fractures.** — Les *fractures* sont des solutions de continuité des os produites par une action brusque et violente. Elles sont caractérisées par des signes nombreux dont les plus certains sont : la douleur, l'impotence du membre et sa mobilité anormale, la déformation.

Les fractures peuvent être simples ou compliquées de plaies. Dans le cas de fracture compliquée, on arrête s'il y a lieu l'hémorragie, on protège la plaie par un pansement propre ; ceci fait, on procède comme s'il s'agissait d'une fracture simple : on fait l'immobilisation du membre blessé.

On immobilise les membres fracturés pour épargner de la douleur au patient et pour éviter de lui faire subir des mouvements qui peuvent transformer des fractures simples en compliquées en faisant sortir les fragments osseux à travers la peau. C'est pour cette même raison qu'il ne faut pas essayer de redresser un membre fracturé qui résiste : le médecin seul au moment de poser l'appareil définitif, doit faire la réduction de la fracture. C'est encore pour cela, quand on relève quelqu'un qui vient de tomber, qu'il faut être prudent avant de l'inviter à marcher et à faire effort avec le pied sur le sol.

L'immobilisation dans les cas de fractures de l'épaule, du

bras, du coude, de l'avant-bras et de la main, s'effectue par des écharpes avec lesquelles on soutient l'avant-bras, le bras étant fixé au corps par un bandage circulaire (*fig.* 145).

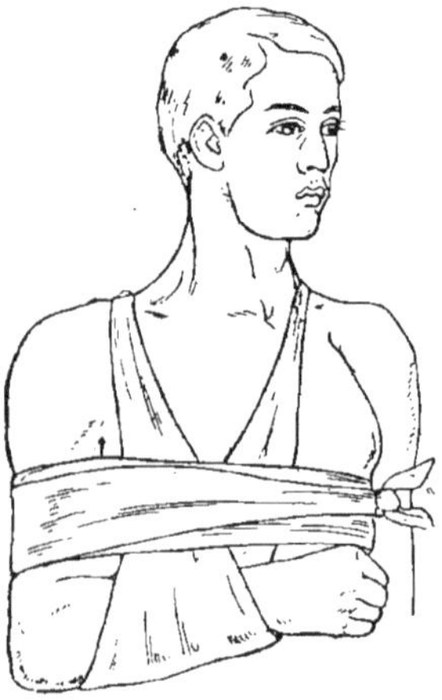

FIG. 145. — Immobilisation du membre supérieur.

Les fractures du membre inférieur s'immobilisent provisoirement au moyen d'appareils de fortune (planchettes, bâtons, etc.) que l'on applique sur les côtés interne et externe du membre blessé et que l'on fixe au moyen de liens, bandes ou mouchoirs placés au niveau du pied et à la partie supérieure du fragment de membre fracturé (*fig.* 146).

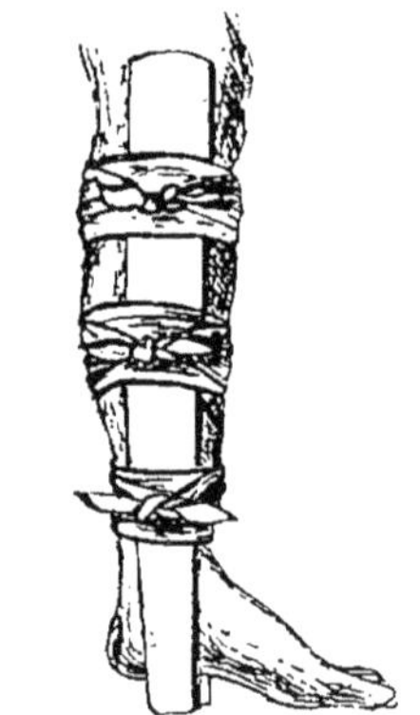

FIG. 146. — Fracture de jambe immobilisée provisoirement.

Le transport des blessés ne pouvant pas marcher, comme c'est le cas dans les fractures de jambes, nécessite trois personnes ; les deux premières soulèvent le malade, la troisième s'occupe uniquement du membre fracturé en le soutenant d'une main près de la fracture, du côté de la racine du membre, de l'autre au milieu de la partie inférieure du membre brisé de façon à l'empêcher de faire la bascule (*fig.* 147) ; on évitera aussi les déchirures des parties internes et la perforation des téguments par les extrémités des fragments osseux.

Si le transport du blessé à bras était trop douloureux, on le placerait sur une civière ou, à défaut, sur une porte ou un volet faisant office de civière. On prendrait soin de bien assujettir le membre fracturé avec des coussins ou une couverture roulée. Les porteurs devront marcher doucement de façon à éviter au blessé les souffrances occasionnées par les secousses. Lorsque le blessé reposera sur son lit, on le déshabillera en décousant ses vêtements, en les déchirant même, au lieu de les enlever comme d'habitude.

Il est extrêmement difficile dans beaucoup de cas de distinguer si l'on a affaire à une entorse, à une luxation ou à une

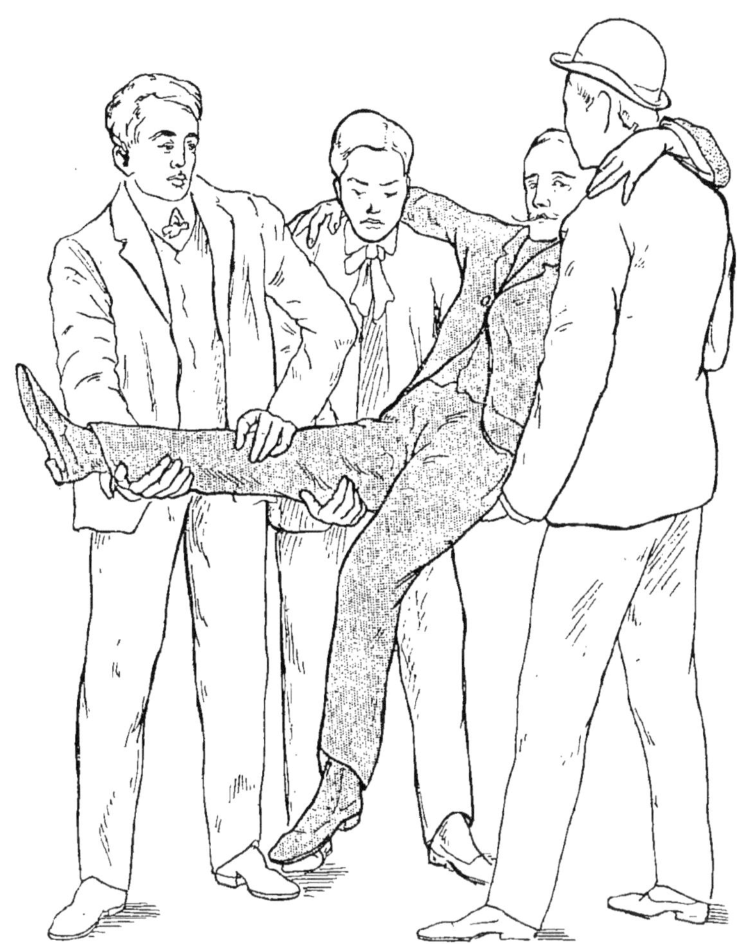

Fig, 147. — Manière de porter un blessé atteint de fracture de la jambe (droite).

fracture, et il est sage de ne pas se livrer à des manœuvres dangereuses, de crainte de transformer une simple entorse en une fracture. Immobiliser, attendre le médecin, telle est, dans le cas douteux, la seule conduite à tenir qui ne portera pas préjudice au blessé.

Syncopes, asphyxies, secours aux noyés, aux électrocutés.

Syncope. — Le blessé peut être en état de syncope, c'est-à-dire dans un état de mort apparente, caractérisé par la perte de la connaissance, l'insensibilité, la pâleur de la face, la sueur froide, le refroidissement des extrémités, le ralentissement ou même un arrêt momentané du pouls et de la respiration.

Il importe d'employer rapidement tous les moyens pour le faire revenir à lui. Dans ce but on commencera par lui donner de l'air en ouvrant largement les fenêtres ou mieux encore en le transportant au dehors. On desserrera les vêtements, on dégagera le cou et la ceinture et on le couchera sur un plan horizontal, la tête même un peu plus basse que le corps. Faire respirer du vinaigre, de l'éther et asperger le visage avec de l'eau froide. Frictions sèches avec un tampon d'étoupe ou un linge de grosse toile neuve. Si ces moyens ne donnent pas de résultat, frictionner les membres avec de l'eau de Cologne ou de l'alcool, les réchauffer par des applications de bouteilles d'eau chaude. Ne jamais chercher à faire boire le blessé avant qu'il ait repris connaissance, de crainte que le liquide pénétrant dans les voies aériennes, ne provoque, par suite de l'absence du mouvement de déglutition, des accidents de suffocation parfois mortels. Dès que le malade revient à lui, faire prendre un cordial, vin chaud sucré, grog, etc.

Asphyxie. — L'*asphyxie* est la conséquence d'un arrêt de la circulation et de la respiration. Elle est occasionnée par l'*inspiration d'un air insuffisamment oxygéné* ou *contenant des gaz toxiques*, par un *obstacle empêchant l'entrée de l'air dans les poumons* corps étrangers dans les voies aériennes, pendaison, strangulation, submersion). Il convient d'ajouter aussi les accidents occasionnés par le froid, la chaleur, l'électricité qui produisent l'asphyxie par arrêt des réflexes circulatoires et respiratoires et peuvent occasionner la mort par manque d'oxygénation du sang.

Soins généraux à donner aux asphyxiés. — Dans tous les cas d'asphyxie, il importe d'agir rapidement et de prolonger les soins avec patience pendant plusieurs heures s'il le faut, de véritables résurrections ayant été obtenues par une persévérante application.

Il faut placer immédiatement le malade sur un lit ou sur une table, le déshabiller rapidement en coupant les effets et le recouvrir d'une couverture chaude, en laine de préférence.

Ouvrir la bouche en introduisant entre les dents un bouchon, un morceau de bois, une cuillère entourée de linge. Attirer la langue au dehors et débarrasser la bouche, les narines ou la gorge des mucosités qui peuvent les encombrer.

Pendant ce temps d'autres personnes s'occuperont de réchauffer le malade et de rétablir la circulation en promenant des briques chaudes, des fers à repasser, des bouillottes sur toutes les parties du corps. Frictions sèches au gant de crin ou avec un linge imbibé d'alcool, d'eau de Cologne, etc. Cataplasmes sinapisés aux jambes.

Si ces soins méthodiquement administrés ne suffisaient pas à ranimer le malade, il faut recourir à la *respiration artificielle*.

La respiration artificielle peut se faire de plusieurs manières :

1° *Par l'insufflation d'air dans les poumons*, soit directement de bouche à bouche, soit à l'aide d'un tuyau rigide fixé dans une des narines que l'on comprime avec les doigts. Après avoir placé une main à plat sur la bouche pour empêcher la sortie de l'air envoyé dans le nez, on souffle dans le tuyau et les poumons se gonflent. En faisant pression avec les deux mains sur la base de la poitrine, on fait ressortir l'air pénétré dans les poumons et on renouvelle cette manœuvre d'inspiration et d'expiration aussi longtemps qu'il le faut. Ce procédé est d'ailleurs médiocre, car l'air que l'on insuffle ainsi est de l'air expiré, pauvre en oxygène et chargé d'acide carbonique. Il est préférable de faire pénétrer l'air à l'aide d'une poire en caoutchouc sur laquelle on exerce une douce pression.

2° *Par les manœuvres qui ont pour but de stimuler la respiration anormale* en produisant l'inspiration et l'expiration par des pressions alternatives du thorax et l'élévation des bras et des épaules.

On emploie aujourd'hui le procédé ci-après, qui se rapproche du procédé dit de Sylvester.

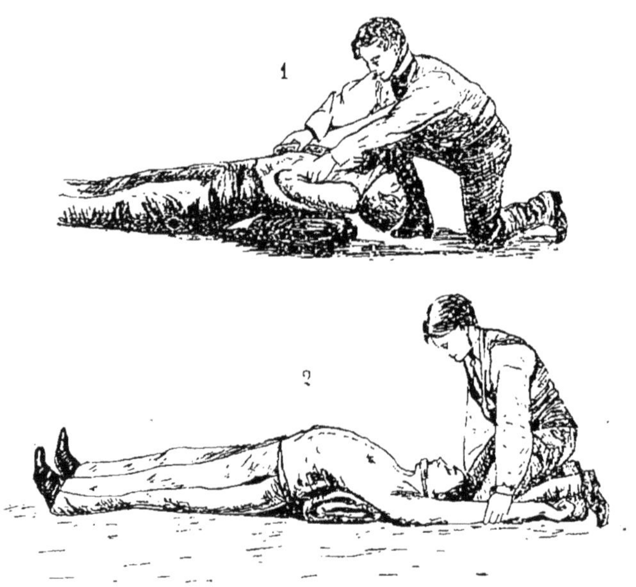

Fig. 148. — Respiration artificielle.
1, premier temps ; 2, deuxième temps.

Le malade étant couché sur le dos, on place en dessous, sous les omoplates, un rouleau fait avec une couverture, des vêtements roulés ou un traversin, de façon à faire bomber le thorax. On se place à la tête du malade, une deuxième personne sur l'un ou l'autre des côtés.

Premier temps. — La personne placée derrière la tête saisit à pleine main les bras et les avant-bras par les coudes, et les applique vigoureusement sur les côtés du thorax qu'elle comprime d'une façon continue pour chasser l'air des poumons et jouer ainsi le rôle des muscles expirateurs.

La deuxième personne comprime, à l'aide de la paume des mains, les faces latérales de la poitrine et refoule en haut les paroisabdominales dans la région épigastrique, remplissant ainsi le rôle de diaphragme.

DEUXIÈME TEMPS. — La première personne ramène les bras du blessé par-dessus la tête jusqu'à leur faire toucher les oreilles en leur faisant décrire un arc de cercle qui provoque la dilatation de la cavité thoracique, pendant que la deuxième personne cesse de refouler les organes abdominaux en éloignant les mains de la région épigastrique.

Par ces deux mouvements, le vide qui est fait dans le poumon est aussitôt comblé par l'air extérieur comme dans la respiration normale. On recommence avec la même régularité ces mouvements, à raison de dix-huit à vingt fois par minute.

Si on ne disposait d'aucun aide et qu'il faille agir seul, on exécuterait la manœuvre indiquée pour la première personne (*fig.* 148).

3° *Par les tractions rythmées de la langue.* — Cette méthode réussit souvent à elle seule. mais mieux encore si elle est pratiquée en même temps que les manœuvres ci-dessus.

Les mâchoires étant suffisamment écartées, on saisit la langue en la maintenant entre le pouce et l'index recouverts d'un linge pour éviter le glissement, ou mieux encore avec des pinces spéciales qui doivent se trouver dans les boîtes de secours des ateliers. On tire la langue fortement hors de la bouche, puis on l'y fait rentrer de façon à imiter les mouvements respiratoires à intervalles réguliers, quinze à vingt fois par minute.

Lorsque les tractions sont faites en même temps que les manœuvres de respiration artificielle, il faut combiner les mouvements de façon à ce que la langue soit tirée au dehors pendant l'inspiration et qu'elle soit refoulée dans la bouche quand on comprime le thorax.

Traitement des asphyxies toxiques. — *Oxyde de carbone.* — Porter le malade au grand air, l'asseoir la tête relevée pour diminuer l'arrivée du sang vicié au cerveau, dégager le cou et la poitrine.

Ablutions froides, sinapismes et, si ces moyens ne réussissent pas, tractions rythmées de la langue et respiration artificielle. Pendant ce temps, si on est à la ville, envoyer chercher à la pharmacie un ballon d'oxygène et pratiquer des *inhalations prolongées d'oxygène.*

Acide carbonique. — Moins dangereuse que la précédente, bien que le malade ait le teint livide, l'asphyxie par l'acide carbonique est combattue avec succès par la *respiration artificielle à l'air libre.* En prolongeant les manœuvres, il est possible de rétablir des asphyxiés qui semblent complètement morts.

Gaz d'éclairage. — Comme pour l'intoxication par l'oxyde de carbone avec la même importance pour les inhalations d'oxygène.

Hydrogène sulfuré (égoutiers, vidangeurs, fabriques de produits chimiques). — Asphyxie très grave, presque toujours mortelle, le gaz paralysant le système nerveux.

Transport à l'air libre, ablutions froides, respiration artificielle. En cas d'extrême urgence, faire respirer l'asphyxié à travers un mouchoir trempé dans du vinaigre et largement saupoudré de chlorure de chaux.

Secours aux noyés. — Il faut tout de suite dépouiller le noyé de ses vêtements. Pour expulser l'eau des organes, ne jamais suspendre le blessé la tête en bas, mais exercer à trois ou quatre reprises des pressions assez fortes sur les côtés de la poitrine. Le coucher ensuite sur le dos, la tête tournée de côté pour faciliter l'écoulement de l'eau. Écarter les dents, maintenir la bouche ouverte à l'aide d'un morceau de bois ou d'un bouchon, nettoyer la bouche, la gorge et le nez avec le doigt entouré d'un linge propre, ou avec les barbes d'une plume en provoquant si possible le vomissement.

Réchauffer le noyé avec des boules d'eau chaude, des briques chaudes, des couvertures, faire des frictions énergiques sèches ou avec des liquides excitants, pratiquer la respiration artificielle et des tractions rythmées de la langue.

Les soins que l'on donne à un noyé doivent être prolongés pendant plusieurs heures; il y a des exemples de noyés rappelés à la vie au bout de ce temps, après être restés longtemps sous l'eau.

Secours aux électrocutés. — Le sauvetage d'un blessé électrocuté exige la connaissance de quelques notions importantes.

On croit, d'une façon générale, que le danger des courants existe seulement lorsqu'on touche les deux fils conducteurs; cette idée est absolument erronée, même dans le cas d'un isolement parfait des lignes, si le corps n'est pas lui-même absolument isolé du sol.

Dans ces conditions, il faut encore distinguer les courants continus et les courants alternatifs :

1° *Sur une ligne à courant continu* parfaitement isolée du sol, il n'y aurait aucun danger à toucher un seul conducteur de la ligne ;

2° *Sur une ligne à courants alternatifs de haute fréquence*, il y aurait toujours danger à toucher un seul conducteur. Le danger est d'autant plus grand que la capacité de la ligne est plus grande.

Voici les conclusions qui ont été rédigées par une commission instituée au ministère des Travaux publics sous la présidence du Dr Weiss pour étudier le sauvetage des électrocutés :

« Il faut soustraire le plus rapidement possible la victime aux effets du courant. L'humidité rend le sauvetage particulièrement difficile.

« Pour les courants alternatifs de moins de 150 volts, ou continus de moins de 600 volts, le sauvetage ne présente pas de dangers, pourvu que le sauveteur se serve d'une main seulement, entourée au moins de linges secs, et qu'il se trouve placé sur un sol sec, ou mieux sur une plate-forme isolante de fortune formée d'une planche reposant sur des bouteilles, des verres ou des bols en faïence.

« Pour les courants de tension supérieure aux précédentes et inférieures à 6.000 volts, le sauvetage peut encore se faire à la condition de s'isoler du côté de la victime et du côté de la terre par une plate-forme de fortune.

« Pour les accidents qui se produisent avec des courants au-dessus de 6.000 volts, le sauvetage est toujours très dangereux, la moindre négligence peut provoquer une catastrophe. Dans les installations domestiques où on a, à coup sûr, affaire à un courant de basse tension, il suffit que le sauveteur ne touche pas directement les conducteurs, qu'il s'enveloppe les mains de linges secs, qu'il monte sur un siège de bois et n'opère le sauvetage qu'avec une main. »

Après isolement du courant, on doit pratiquer pendant longtemps la respiration artificielle et les tractions rythmées de la langue.

Empoisonnements.

On donne le nom d'empoisonnements aux troubles qui résultent, dans l'organisme, de l'absorption des *poisons*, les poisons étant des substances qui donnent la mort ou altèrent gravement la santé par leur action sur les tissus et les liquides de l'organisme.

Les signes des empoisonnements varient avec la nature du poison absorbé.

Les poisons, en particulier les poisons violents (acides, alcalis, métalloïdes, métaux), provoquent des douleurs violentes dans tout le tube digestif, une sensation de brûlure dans l'estomac. Des coliques violentes torturent le ventre, des vomissements pénibles épuisent le malade, l'haleine est fétide, la bouche est brûlante, la gorge est serrée, la soif est intense. Dans les cas plus graves, la figure pâlit, le teint devient plombé, la pupille est fortement dilatée, le front se couvre de sueurs froides, et, si des soins éclairés ne sont pas activement prodigués, le malade meurt rapidement.

D'autres poisons constitués par les alcaloïdes ou principes actifs des végétaux (l'atropine de la belladone, la morphine de l'opium tiré du pavot, la strychnine de la noix vomique) provoquent surtout des phénomènes nerveux consistant, suivant la nature particulière du poison, en stupéfaction, somnolence, délire, convulsions, évanouissement, syncope, etc.

Les empoisonnements peuvent être aigus, lorsqu'ils sont consécutifs à l'absorption accidentelle d'un toxique, ou chroniques, lorsqu'ils sont le fait de l'action lente et continue d'un corps sur l'organisme, comme c'est le cas pour les empoisonnements professionnels que nous avons étudiés en détail ; ces empoisonnements exigent un long traitement médical que nous n'avons pas à indiquer ici. Les empoisonnements aigus, au contraire, réclament des secours immédiats que tout le monde peut donner en attendant l'arrivée du médecin.

Premiers soins. — Quelle que soit la nature du poison, il importe toujours :

1° De faire évacuer le poison en provoquant le vomissement par des chatouillements de la gorge ou l'ingestion de grandes quantités d'eau tiède ;

2° D'administrer au malade des boissons capables d'enrayer les accidents toxiques. Chaque poison doit être combattu par des *antidotes* particuliers que le médecin prescrira suivant le cas. En attendant son arrivée et si on a pu approximativement connaître la nature du poison, on peut agir d'une façon efficace :

1° Dans les cas d'empoisonnements par des acides, en donnant à boire une solution alcaline (bicarbonate de soude ou magnésie) ou de l'eau de chaux pour les neutraliser ;

2° Dans les cas d'empoisonnements par les alcalis, en donnant de l'eau additionnée de vinaigre, de jus de citron, etc.

Les métalloïdes et métaux n'étant dangereux que sous la forme d'une combinaison soluble, se comporter avec les divers sels métalliques comme avec les acides dont ils dérivent ; tâcher de les précipiter, de les rendre insolubles pour qu'ils ne puissent être absorbés.

On protège la bouche, l'arrière-bouche, l'estomac contre les effets caustiques des poisons en faisant absorber des boissons huileuses et adoucissantes, telles que : l'*eau albumineuse* (battre quatre œufs dans un litre d'eau), la décoction de graines de lin, et surtout en faisant prendre au malade du lait à volonté.

Ces boissons sont adoucissantes, émollientes : si elles ne

constituent pas des contrepoisons proprement dits, elles diluent fortement le poison et réduisent l'activité de son action irritante sur la muqueuse digestive.

3° Si le poison absorbé est un poison végétal stupéfiant, il faut s'efforcer de tenir le malade éveillé en lui parlant et en le secouant ; on doit lui donner à boire du café ou du thé très forts.

Pendant l'administration de ces remèdes, on ne doit pas perdre de vue l'état général du malade. Si les extrémités se refroidissent, les réchauffer par des applications de linges chauds, de briques chaudes ou de bouillottes; si le malade a des tendances à la syncope, on fera des frictions énergiques avec des liquides alcooliques, et on pourra enfin avec des chances de succès pratiquer la respiration artificielle.

TABLE DES MATIÈRES

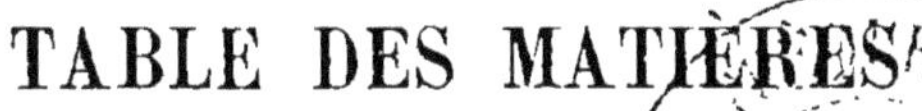

PARTIE PRÉPARATOIRE

CHAPITRE PREMIER

FONCTIONS DE NUTRITION

CHAPITRE II

FONCTIONS DE RELATION

PREMIÈRE PARTIE

HYGIÈNE GÉNÉRALE

CHAPITRE PREMIER

HYGIÈNE DE L'ALIMENTATION

CHAPITRE II

HYGIÈNE DU VÊTEMENT

CHAPITRE III

HYGIÈNE DE L'HABITATION

CHAPITRE IV

CHAPITRE V

CHAPITRE VI

DEUXIÈME PARTIE

HYGIÈNE INDUSTRIELLE

CHAPITRE PREMIER

CHAPITRE II

CHAPITRE III

ACCIDENTS DU TRAVAIL

Tours. — Imprimerie Deslis Frères et Cie.

BIBLIOTHÈQUE

DE

L'ENSEIGNEMENT TECHNIQUE

Les volumes de cette collection sont édités avec le plus grand soin.

Rédigés par des Professeurs de l'Enseignement technique, avec la collaboration de personnalités éminentes de cet Enseignement, ils seront mis utilement entre les mains des élèves des établissements d'enseignement technique et professionnel officiels et privés.

49 volumes sont parus, les autres paraîtront prochainement.

PARIS

H. DUNOD & E. PINAT, ÉDITEURS

47 et 49, Quai des Grands-Augustins

Décembre 1912

Tous les volumes se vendent séparément.

ÉLÉMENTS DE PHYSIQUE

PAR

J. CHAPPUIS
Professeur à l'Ecole centrale
des Arts et Manufactures

A. JACQUET
Professeur à l'Ecole pratique
de Commerce et d'Industrie de Maubeuge

Paru. *Deuxième édition.* In-16 de VIII-270 pages, avec 234 figures. **3 50**

COURS DE CHIMIE INDUSTRIELLE

PAR

D. TOMBECK
Docteur ès sciences
Ancien professeur à l'École supérieure pratique de Commerce et d'Industrie de Paris

E. GOUARD
Professeur à l'École pratique d'Industrie
de Boulogne-sur-Mer

Paru. In-16 de VIII-334 pages, avec figures **3 75**

COURS DE MÉCANIQUE INDUSTRIELLE

PAR

E. GOUARD
Professeur de l'Ecole pratique d'Industrie
de Boulogne-sur-Mer

G. HIERNAUX
Licencié ès sciences mathématiques
Professeur à l'Ecole pratique d'Industrie
de Reims

Préface de **M. FARJON**, ancien élève de l'Ecole Polytechnique
Inspecteur de l'Enseignement technique

Paru. Tome I. In-16 de VIII-320 pages, avec 334 figures............ **4 »**
— — II. In-16 de 359 pages, avec 327 figures..................... **4 50**
— — III. In-16 de 182 pages, avec 127 figures.................... **2 50**

COURS D'ÉLECTRICITÉ INDUSTRIELLE

PAR

P. ROBERJOT
Ancien élève de l'Ecole supérieure d'Electricité
Professeur à l'Ecole pratique d'Industrie de Reims

Préface de **M. P. JANET**
Professeur à l'Université de Paris, Directeur de l'Ecole supérieure d'Electricité

Paru. In-16 de X-352 pages, avec 368 figures......................... **4 50**

TRAVAUX PRATIQUES D'ÉLECTRICITÉ INDUSTRIELLE

PAR

P. ROBERJOT
Ancien élève de l'Ecole supérieure d'Electricité
Professeur à l'Ecole pratique d'Industrie de Reims

Paru. Tome I. **Mesures industrielles.** In-16 de X-238 p., av. 258 fig. **3 »**
Paru. Tome II. **Machines électriques.** In-16 de 276 p., av. 227 fig. **3 5**
Tome III et dernier. **Les Installations électriques.**
(Paraîtra en 1913)

COURS DE TECHNOLOGIE

PAR

J. LOMBARD
Chef de travaux à l'École d'Arts et Métiers de Paris

MASVIEL
Chef de travaux à l'École d'Arts et Métiers de Paris

Paru. Tome I. **Bois.** *Généralités, etc.* In-8° de VI-153 p., av. 358 fig. **4 50**
Paru. Tome II. **Bois.** *Travail mécanique.* In-8° de 205 p. av. 285 fig. **5 »**
Tome III. **Industries du bois.** (Paraîtra en 1913)
Tome IV. **Métaux.** (Paraîtra en 1913)

LÉGISLATION OUVRIÈRE ET INDUSTRIELLE

PAR

DUPIN
Docteur en Droit
Professeur à l'École supérieure pratique de Commerce et d'Industrie de Paris

DESVAUX
Inspecteur du Travail
Professeur à l'École pratique de Commerce et d'Industrie de Limoges

Paru. In-16 de XXIV-280 pages **3 50**

COURS D'HYGIÈNE INDUSTRIELLE

PAR LE

Dr P. BATAILLER
Professeur à l'Ecole pratique de Commerce et d'Industrie de Cette

(En préparation)

COURS DE GÉOGRAPHIE INDUSTRIELLE

PAR

M. GRIGAUT
Professeur à l'Ecole d'Arts et Métiers de Paris

Paru. In-16 de VIII-319 pages, avec nombreuses cartes dans le texte et 9 cartes hors texte **4 50**

COURS D'HISTOIRE CONTEMPORAINE

PAR

Paul RISSON
Agrégé de l'Université, Professeur à l'Ecole supérieure pratique de Commerce et d'Industrie de Paris

G. MOUSSET
Professeur à l'Ecole pratique de Commerce et d'Industrie de Dijon

Paru. **Tome I. La France de 1789 à 1848.** In-16 de VII-242 pages, avec cartes **2 50**

Paru. **Tome II. La France et le monde de 1848 à 1910. — Instruction civique.** In-16 de VI-292 pages, avec cartes .... **3 »**

SECTION COMMERCIALE

COURS D'ARITHMÉTIQUE ET DE CALCUL ALGÉBRIQUE

PAR

P. PHILIPPE
Professeur agrégé de l'Université
Examinateur à l'École supérieure pratique de Commerce et d'Industrie de Paris

F. DAUCHY
Professeur à l'École pratique de Commerce et d'Industrie de Maubeuge

(En préparation)

NOTIONS DE PHYSIQUE

PAR

J. CHAPPUIS
Professeur à l'École centrale des Arts et Manufactures

A. JACQUET
Professeur à l'École pratique de Commerce et d'Industrie de Maubeuge

Paru. In-16 de VI-261 pages, avec 238 figures .... 3 »

COURS DE CHIMIE

PAR

E. CHARABOT
Docteur ès sciences
Inspecteur de l'Enseignement technique
Professeur à l'École des Hautes Études Commerciales

E. MILHAU
Professeur à l'École pratique de Commerce et d'Industrie de Béziers

Préface de **M. HALLER**, membre de l'Institut

Paru. In-16 de VIII-360 pages, avec figures .... 4 »

COURS DE MARCHANDISES

PAR

TOMBECK
Ancien professeur à l'École supérieure pratique de Commerce et d'Industrie

BROTTET, JACQUET, MARTIN, SON
Professeurs d'Écoles pratiques de Commerce et d'Industrie

Paru. Tome I. — **Bois, Matériaux de construction, Combustibles, Eaux minérales et gazeuses.** In-16 de VI-232 pages avec fig. 3 »

Paru. Tome II. — **Métallurgie, Métaux.** In-16 de VI-248 pages, avec 215 figures .... 3 »

Paru. Tome III. — **Produits chimiques.** In-16 de VI-100 pages, avec figures .... 2 »

Paru. Tome IV. — **Matières alimentaires.** In-16 de VI-184 pages, avec figures 2 50

Paru. Tome V. — **Matières grasses, textiles et diverses.** In-16 de VI-268 pages, avec figures 3 25

COURS DE GÉOGRAPHIE COMMERCIALE

PAR

E. BERTRAND
Professeur à l'École pratique de Commerce et d'Industrie de Bordeaux

Préface de **M. MÉTIN**
Professeur au Conservatoire national des Arts et Métiers

Paru. In-16 de XVI-360 pages, avec 42 figures et 1 pl. hors texte... 4 »

TEINTURE DU COTON

PAR

L. SERRE

Ingénieur-Chimiste, Licencié ès sciences
Professeur à l'École pratique de Commerce et d'Industrie de Roanne

Paru. In-16 de x-292 pages, avec 62 figures et 9 planches.......... **5 fr.**

INDUSTRIE DU MEUBLE

PAR

J. BOISON

Chef de travaux à l'École Boulle
Ancien fabricant de meubles

Paru. In-16 de 414 pages, avec 185 figures.................... **4 50**

COMPTABILITÉ COMMERCIALE

PAR

Léon BATARDON

Comptable-vérificateur

Paru. TOME I. *La comptabilité à la portée de tous.* In-16 de VI-240 p. **4 50**
Paru. TOME II. *Les procédés modernes. La méthode centralisatrice.* In-16 de VIII-188 pages, avec 2 tableaux........................... **3 50**
Paru. TOME III. *La tenue des livres sur feuillets mobiles.* In-16 de 96 pages, avec 8 figures.. **2 50**

L'ART DE FAIRE DES AFFAIRES

PAR LETTRE ET PAR ANNONCE

PAR

Sherwin CODY

TRADUIT ET ADAPTÉ PAR

L. CHAMBONNAUD

Professeur à l'École supérieure pratique de Commerce et d'Industrie de Paris.

Paru. In-16 de 292 pages.................................. **4 50**

SIMPLES NOTIONS

SUR

LES CHANGES ÉTRANGERS

PAR

Gabriel FAURE

Paru. In-16 de VI-90 pages.................................. **2 50**

TOURS, IMPRIMERIE DESLIS FRÈRES ET Cie.

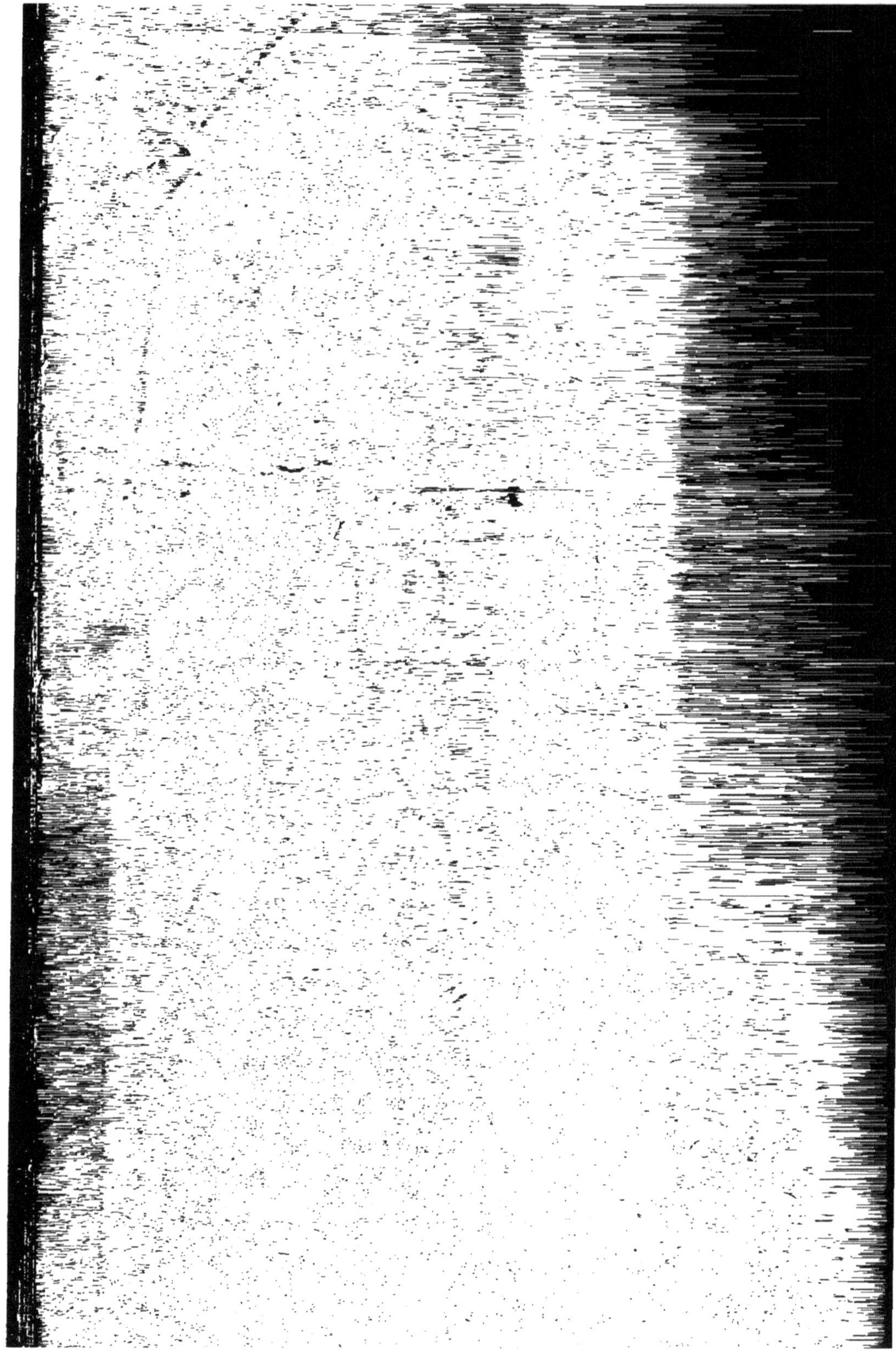

www.ingramcontent.com/pod-product-compliance
Ingram Content Group UK Ltd.
Pitfield, Milton Keynes, MK11 3LW, UK
UKHW022325190726
13856UKWH00001B/222